全国高等职业教育康复治疗技术专业"十三五"规划教材

作业治疗技术

（供康复治疗技术专业使用）

主　编　陆建霞　章　琪

副主编　孟令杰　张　雪　焦　龙

编　者　（以姓氏笔画为序）

马小晴（无锡市惠山区康复医院）

王　琼（苏州卫生职业技术学院）

刘　样（湖南中医药高等专科学校）

刘福泉（沧州医学高等专科学校）

张　雪（广州卫生职业技术学院）

陆建霞（江苏医药职业学院）

孟令杰（郑州铁路职业技术学院）

崔志慧（宁波卫生职业技术学院）

章　琪（宁波卫生职业技术学院）

彭丽丽（盐城市第一人民医院）

焦　龙（昆山市康复医院）

中国健康传媒集团·北京
中国医药科技出版社

内 容 提 要

　　本教材为"全国高等职业教育康复治疗技术专业'十三五'规划教材"之一。本教材系统介绍了作业治疗的基础理论和实践技能。其中基础理论共十二章，内容包括：作业治疗概论、作业治疗评定、治疗性作业活动、感觉与运动障碍的作业治疗、认知功能障碍的作业治疗、知觉功能障碍作业治疗、感觉统合障碍的作业治疗、日常生活活动训练、职业活动训练、辅助技术、压力治疗和社区与家庭环境改造。实践指导部分包括十一个实训。本教材为书网融合教材，即纸质教材有机融合电子教材、教学配套资源（PPT、微课、视频等）、题库系统、数字化教学服务（在线教学、在线作业、在线考试），使教学资源更加多样化、立体化。

　　本教材可供全国高职高专院校康复治疗技术专业的师生教学使用，也可作为从事作业治疗工作者的参考用书。

图书在版编目（CIP）数据

作业治疗技术 / 陆建霞，章琪主编. —北京：中国医药科技出版社，2019.12（2025. 8 重印）.

全国高等职业教育康复治疗技术专业"十三五"规划教材

ISBN 978-7-5214-1460-8

Ⅰ. ①作…　Ⅱ. ①陆…　②章…　Ⅲ. ①康复医学–高等职业教育–教材　Ⅳ. ①R49

中国版本图书馆 CIP 数据核字（2019）第 268511 号

美术编辑　陈君杞

版式设计　易维鑫

出版　**中国健康传媒集团** | 中国医药科技出版社

地址　北京市海淀区文慧园北路甲 22 号

邮编　100082

电话　发行：010-62227427　邮购：010-62236938

网址　www.cmstp.com

规格　889×1194mm　1/16

印张　20 1/4

字数　441 千字

版次　2019 年 12 月第 1 版

印次　2025 年 8 月第 3 次印刷

印刷　三河市万龙印装有限公司

经销　全国各地新华书店

书号　ISBN 978-7-5214-1460-8

定价　**59.00 元**

获取新书信息、投稿、为图书纠错，请扫码联系我们。

数字化教材编委会

主　编　陆建霞　章　琪

副主编　孟令杰　张　雪　焦　龙

编　者　（以姓氏笔画为序）

马小晴（无锡市惠山区康复医院）

王　琼（苏州卫生职业技术学院）

刘　样（湖南中医药高等专科学校）

刘福泉（沧州医学高等专科学校）

张　雪（广州卫生职业技术学院）

陆建霞（江苏医药职业学院）

孟令杰（郑州铁路职业技术学院）

崔志慧（宁波卫生职业技术学院）

章　琪（宁波卫生职业技术学院）

彭丽丽（盐城市第一人民医院）

焦　龙（昆山市康复医院）

全国高等职业教育康复治疗技术专业"十三五"规划教材

出版说明

为深入贯彻《现代职业教育体系建设规划（2014－2020 年）》以及《医药卫生中长期人才发展规划（2011－2020 年）》文件的精神，满足高职高专康复治疗技术专业培养目标和其主要职业能力的要求，不断提升人才培养水平和教育教学质量，在教育部、国家卫生健康委员会及国家药品监督管理局的领导和指导下，在全国卫生职业教育教学指导委员会康复治疗技术专业委员会有关专家的大力支持和组织下，在本套教材建设指导委员会主任委员江苏医药职业学院陈国忠教授等专家的指导和顶层设计下，中国医药科技出版社有限公司组织全国 80 余所高职高专院校及其附属医疗机构近 150 名专家、教师历时 1 年精心编撰了"全国高等职业教育康复治疗技术专业'十三五'规划教材"，该套教材即将付梓出版。

本套教材包括高等职业教育康复治疗技术专业理论课程主干教材共计 13 门，主要供全国高等职业教育康复治疗技术专业教学使用。

本套教材定位清晰、特色鲜明，主要体现在以下方面。

一、紧扣培养目标，满足职业标准和岗位要求

本套教材的编写，始终坚持"去学科、从目标"的指导思想，淡化学科意识，遵从高等职业教育康复治疗技术专业培养目标要求，对接职业标准和岗位要求，培养能胜任基层医疗与康复机构的康复治疗或相关岗位，具备康复治疗基本理论、基本知识，掌握康复评定和康复治疗的基本技术及其应用能力，以及人际沟通、团队合作和利用社会康复资源能力的高端技能型康复治疗技术专门人才，教材内容从理论知识的深度、广度和技术操作、技能训练等方面充分体现了上述要求，特色鲜明。

二、体现专业特色，整体优化，紧跟学科发展步伐

本套教材的编写特色体现在专业思想、专业知识、专业工作方法和技能上。同时，基础课、专业基础课教材的内容与专业课教材内容对接，专业课教材内容与岗位对接，教材内容着重强调符合基层岗位需求。教材内容真正体现康复治疗工作实际，紧跟学科和临床发展步伐，具有科学性和先进性。强调全套教材内容的整体优化，并注重不同教材内容的联系与衔接，避免了遗漏和不必要的交叉重复。

三、对接考纲，满足康复（士）资格考试要求

本套教材中，涉及康复医学治疗技术初级（士）资格考试相关课程教材的内容紧密对接《康复医学治疗技术初级（士）资格考试大纲》，并在教材中插入康复医学治疗技术初级（士）资格考试"考点提示"，有助于学生复习考试，提升考试通过率。

四、书网融合，使教与学更便捷更轻松

全套教材为书网融合教材，即纸质教材与数字教材、配套教学资源、题库系统、数字化教学服务有机融合。通过"一书一码"的强关联，为读者提供全免费增值服务。按教材封底的提示激活教材后，读者可通过 PC、手机阅读电子教材和配套课程资源（PPT、微课、视频等），并可在线进行同步练习，实时反馈答案和解析。同时，读者也可以直接扫描书中二维码，阅读与教材内容关联的课程资源，从而丰富学习体验，使学习更便捷。教师可通过 PC 在线创建课程，与学生互动，开展在线课程内容定制、布置和批改作业、在线组织考试、讨论与答疑等教学活动，学生通过 PC、手机均可实现在线作业、在线考试，提升学习效率，使教与学更轻松。此外，平台尚有数据分析、教学诊断等功能，可为教学研究与管理提供技术和数据支撑。

编写出版本套高质量教材，得到了全国知名专家的精心指导和各有关院校领导与编者的大力支持，在此一并表示衷心感谢。出版发行本套教材，希望受到广大师生欢迎，并在教学中积极使用本套教材和提出宝贵意见，以便修订完善，共同打造精品教材，为促进我国高等职业教育康复治疗技术专业教育教学改革和人才培养做出积极贡献。

中国医药科技出版社

2019 年 11 月

全国高等职业教育康复治疗技术专业"十三五"规划教材

建设指导委员会

前 言
Foreword

作业治疗是康复医学的重要手段之一，是提高康复对象的日常生活自理能力、工作和学习能力以及娱乐休闲能力，促进病（伤）者回归家庭、重返社会的重要纽带和桥梁，在康复治疗中发挥着不可替代的作用。作业治疗自 20 世纪 80 年代随现代康复医学引入我国，经过 30 多年的发展，取得了长足进步。2018 年 5 月中国康复医学会作业治疗专业委员会成为 WFOT 正式会员，更将作业治疗专业的发展推到了前所未有的高度。

作业治疗技术是高职高专康复治疗技术专业的核心技能课程之一。主要内容包括作业治疗基本理论、作业治疗评定、治疗性作业活动、感觉与运动障碍作业治疗、认知功能障碍作业治疗、知觉功能障碍作业治疗、感觉统合障碍作业治疗、日常生活活动训练、职业活动训练、辅助技术、压力治疗、社区与家庭环境改造等，系统介绍了作业治疗的基础理论和实践技能。

本教材编写遵循"三基""五性""三特定"的原则。围绕高职高专康复治疗技术专业人才培养目标，与康复治疗技术士资格考试大纲衔接，并结合国际作业治疗师教育标准，构建教材的框架体系和内容体系。全书体现以下几个特点。第一，在框架体系上以作业治疗实践框架为核心，确立教材编写整体框架。第二，在内容体系上围绕作业治疗的基础理论、基本知识和技能，以"必需、够用"为原则选择合适内容，同时吸纳作业治疗领域国际前沿理念、知识和技术。内容编排注重内在逻辑联系，又尽量避免各章节及与本套其他教材内容的重复。第三，在内容表述上力求科学严谨、简明扼要、可理解性强，符合专业和层次特点。第四，在体例设计上设置"案例讨论""知识拓展""考点提示""本章小结""自测题"等模块，注重培养学生对知识技能的综合运用能力及临床思维能力。理论部分之后还有 11 个实训指导。本教材配有配套的数字化资源，便于学生及时查阅，进行自主学习和自测学习效果，也可供教师教学参考。本教材为书网融合教材，即纸质教材有机整合电子教材、数学配套资源（PPT、微课、视频等）、题库系统、数字化教学服务（在线教学、在线作业、在线考试），使教学资源更加多样化、立体化。

本教材理论部分共 12 章，各编者执笔章节如下：第一章、第二章，陆建霞；第三章，刘样；第四章，彭丽丽；第五章，王琼；第六章，马小晴；第七章，崔志慧；第八章，章琪；第九章，张雪；第十章，孟令杰；第十一章，焦龙；第十二章，刘福泉。编写团队中既有高职高专院校教学经验丰富的教学骨干，又有临床实践经验丰富的作业治疗骨干，使教材内容紧贴临床实际。本教材主要适用于高职高专院校康复治疗技术专业学生，也可作为从事作业治疗工作者的参考书。

感谢各位编者的辛勤付出与不懈努力。本教材在编写过程中参阅了有关专家、学者的著作和文献，也得到了各编者所在单位的大力支持，在此一并致谢！

尽管我们高度重视本书的编写，对书稿进行了反复的核对和修改，但由于能力和水平有限，难免有不尽如人意之处。恳切希望广大师生在使用本教材过程中提出宝贵意见，以便再版时修正。

编 者

2019 年 6 月

目 录
Contents

第一章

作业治疗概论

学习目标 ·:·:·:

1. **掌握** 作业的定义；作业活动的范畴及内容；作业治疗的定义；作业治疗流程及常用干预方法。

2. **熟悉** 作业的层次；作业表现的定义；作业治疗与物理治疗的比较；作业治疗的项目分类；作业治疗常用实践模式的基本观点及应用。

3. **了解** 作业治疗工作的场所及内容；作业治疗师的专业守则；作业治疗发展简史。

4. 学会对作业活动进行范畴分类，分析作业的层次，能初步运用作业治疗实践模式的理论对个案进行分析。

5. 具有基本的作业治疗思维与素养。

第一节 概　　述

一、作业

（一）定义

作业是作业治疗关注的核心领域，作业治疗中的"作业（occupation）"也称作业活动。作业的英文名称 occupation 是动词 occupy 的名词形式，occupy 一词是指占用时间、空间、物品，捕捉心灵等意思，其名词形式 occupation 可以理解为占用时间、空间、物品等充实人们身心的事物。简言之，作业是人们利用时间、空间和自身能力所完成的一切事情的总称，是构成个体每日生活的所有组成内容，包括照顾自己，享受生活，对个体有意义、有价值的任何事情。作业一般被视为对个人具有独特的意义和目的的活动，没有特定形式，只要符合对人类个体"有意义"（包括对生理、心理、生活和社会状态等任何方面）的活动即可被称为作业。

> 📋 **知识拓展** -
>
> 世界作业治疗师联盟（world federation of occupational therapy，WFOT）对作业的定义（2012 年）："In occupational therapy，occupations refer to the everyday activities that people do as individuals，in families and with communities to occupy time and bring meaning and purpose to life. Occupations include things people need to，want to and are expected to do."

扫码"学一学"

1

扫码"看一看"

中文意思大概是：在作业治疗中，作业是指人们每天在家庭和社区中作为个体去参与的有意义、有目的的活动。作业包括人们需要做、愿意做、期待做的各种活动。

（二）作业的范畴

作业活动的形式多种多样，关注生物－心理－社会的范畴，包括生物学、心理及社会三个维度的特征。作业的范畴包括三个方面：日常生活活动（daily activity of living，ADL）、工作/生产力（work/productivity）及休闲（leisure）。

1. 日常生活活动 是人们为了生存而每日必须进行的作业活动。

（1）基础性日常生活活动 指日常生活中最基本的活动，包括个人自理和躯体活动两类。个人自理主要包括进食、洗澡、修饰、更衣、如厕等。躯体活动主要包括床上活动、坐、站、转移、步行、上下楼和驱动轮椅等。

（2）工具性日常生活活动 指为了在家庭和社区中独立生活所进行的日常生活活动，相对较复杂，对功能要求较高，大多需要借助工具，可分室内活动和户外活动两类。室内活动主要包括家庭卫生、烧水沏茶、洗衣、做饭、家庭财政、理财行为等，也包括照顾子女类的活动、哺乳、换尿布、照看幼儿、辅导类活动，照顾老年人及患者、照顾宠物等。户外活动包括乘车、骑车或驾车、购物、去银行处理账单、去政府机构打理有关事物、社区活动交际、旅游等。

（3）睡眠活动 指平时的夜间睡眠、午睡等活动，也包括间歇的休息。由于人在这段时间不做任何的东西，睡眠及休息是否包含在日常生活活动方面意见仍不一致。

2. 工作与生产力活动 是人们作为社会个体，为社会创造价值必须进行的作业活动。

（1）付薪工作（paid work） 是人为了生活的需要而进行的、目的在于获得经济收入的工作，如全日制工作、兼职工作、业余打工等。

（2）不付薪工作（unpaid work） 一般是指不获取经济报酬、以志愿者形式进行的工作，如当义工、社工、志愿者或参加社会活动，例如小区集会、公益活动、宗教活动等。

（3）学业活动（school work） 可看作一种特殊的工作活动。包括校内活动和校外活动，校内活动如上课、参加社团、运动会及其他学校活动。校外活动如完成家庭作业、家中自学或温习、去补习班补习等。

3. 休闲活动 是人们为了放松身心，拓宽人际交往所进行的作业活动，也称游戏与娱乐活动。

（1）主动式休闲（active leisure） 是需要主动参与度比较高的休闲活动。如打太极、练气功、茶道等养生活动，球类、跑步、游泳等体育活动，还有逛街、散步、钓鱼、下棋、打麻将等放松活动。

（2）被动式休闲（passive leisure） 是被动享受为主的休闲活动。如听音乐、看电影、看电视、听广播、看书、读报刊杂志等。

（3）交际活动（socialization） 是拓宽交往范围，增加社会参与的活动。包括与家人、朋友、亲属等的交际活动，也包括约会、闲聊、打电话、聚会等活动。

（4）艺术活动（arts） 包括弹琴、画画、书法、摄影等活动。

以上是通常的作业活动的分类方法，但在实际应用时，同样的作业活动可能会归属于不同的类型。例如：弹钢琴、画画、摄影等艺术活动，可以是休闲活动，但对于钢琴家、画家、摄影师等艺术家来说这些活动是他们的工作，就属于工作与生产力活动范畴；同样，运动对运动员来说属于工作与生产力活动，而对于普通人在工作之余进行运动以放松身心，则属于娱乐与休闲活动范畴；吃饭通常归类于日常生活活动的项目中，但是跟朋友在约会时的吃饭活动则归类于娱乐与休闲活动中的交际活动。因此，对于某个个体来说，某项作业活动归属于哪类范畴，要考虑该个体的个别需要、进行作业活动的环境以及特殊的生活情景等。作业活动在不同年龄的人群中也有不同的演变，例如，游戏对小孩的成长发育极为重要，可以说是小孩的学习活动，可以归属于工作与生产力活动范畴。但是，当他们长大为成年人以后，游戏往往成为他们的休闲娱乐活动。另外，跟日常生活活动不一样，在不同年龄阶段，人的工作与游戏的时间分配比例不同。小孩和老年人游戏或娱乐所占比例会多一些，而成年人则是工作所占比例多。

考点提示 　人类作业的范畴和内容。

（三）作业的层次

1997 年，Christiansen 和 Baum 将作业由上而下分五个层次：角色（roles）–任务（tasks）–活动（activities）–行为（actions）–能力/技巧（abilities/skills）（图 1–1），对作业活动进行清楚的层次表达。

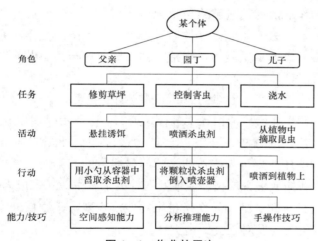

图 1–1　作业的层次

每个人都承担着多种角色，任何角色均由任务群组成。例如，家庭主妇的角色可能包括准备食物、打扫、洗衣和整理等。任务由一系列相关活动组成。例如，园丁的一项任务就是控制害虫。完成这一任务的活动可能包括悬挂诱饵、喷洒杀虫剂以及从植物中摘取昆虫。每一项活动都由更小的行为单元组成，例如喷洒杀虫剂这项活动可能包括打开包装，将颗粒状杀虫剂倒入喷壶器，喷洒到植物上等行为单元。执行每一个行为需要具备一定的能力和技巧，如空间感知能力、分析推理能力、手操作技巧等。

（四）作业表现

作业表现是指人在参与作业的过程中所呈现出的状态和技能水平。作业表现会受个体及环境等多方面因素的影响。人的生理和心理障碍会影响其作业表现。例如，慢性病患者因自身生理功能下降而无法参与体育活动，抑郁症患者因心理因素影响其参与社交等活动。环境会对人的作业表现产生正面或负面的影响。当环境对人造成负面影响时，人的作业参与遭到限制，则作业表现受限。例如，缺乏无障碍设施的公共环境，使坐轮椅的脊髓损伤患者无法独自外出参与社会生活。

二、作业治疗

（一）定义

作业治疗（occupational therapy，OT）与物理治疗（physical therapy，PT）一样是相对独立的康复治疗专业，也是康复医学的重要组成部分。

随着社会和环境的变化，作业治疗的概念经历了数次修改。以往作业治疗被定义为：利用有意义的活动作为治疗媒介，提高残疾人在自理、工作及休闲活动上的独立能力，同时也非常注重利用环境改良方法减轻残疾及残障，以求达到增进患者生存质量的目的。

2002 年，WHO 颁布新的《国际损伤、残疾和障碍分类》（ICIDH－2），并将其定名为《国际功能、残疾和健康分类》（ICF）。随后，作业治疗的定义修改为：协助残疾者和患者选择、参与、应用有目的和意义的活动，以达到最大限度地恢复躯体、心理和社会方面的功能，增进健康，预防能力的丧失及残疾的发生，以发展为目的，鼓励他们参与及贡献社会。

2012 年，世界作业治疗师联盟（WFOT）将作业治疗定义为：以服务对象为中心，通过有意义和有目的的作业活动促进健康与福祉的一门医疗卫生专业，其主要目标是协助人们参与到日常生活活动中去，作业治疗师通过与个人和社区的合作，或者通过活动调整或环境改造来提高服务对象的参与能力，支持他们更好地参与其想做的、必须做的或期望做的作业活动，实现治疗目标。

各阶段作业治疗的定义基本上都包含以下几方面的含义。第一，作业治疗是一门专业，必须在受过专业训练的作业治疗师指导下进行。第二，作业治疗以作业活动作为治疗媒介，即作业可以作为作业治疗的方法。第三，作业治疗针对的是日常生活作业功能，包括自我照顾、工作及休闲，即作业也可作为作业治疗的最终目的。第四，要求患者主动参与治疗活动、学习或再学习新的或失去的技能，使其在行为上发生改变，成为有作业意义的个体。第五，作业治疗的最终目的包括预防伤病带来的残疾和残障，维持健康、促进生活独立、提升生活质量，使人可参与及对社会做出贡献。

考点提示 作业治疗的定义。

（二）作业治疗与物理治疗的比较

在国外，由于分工细化，作业治疗师和物理治疗师是分专业培养的，两者均有其各自明确的职业定位。我国目前仍以综合性的康复治疗人才培养为主，所以很多人仍不能清楚区分物理治疗和作业治疗。这里将作业治疗与物理治疗进行比较，弄清楚两者的区别和联系。澄清目前关于 PT 和 OT 认识上的某些误区。

OT 和 PT 有很多差异，但是也有交叉。例如，OT 经常参与教育人们如何预防和避免伤害，以及关于愈合过程的知识，PT 也会通过教育和培训帮助人们提高日常活动的能力，两者之间存在着交叉，但它们都发挥着各自非常重要的作用，并且各有所长。在许多情况下，两类的专业人员都参与损伤恢复。例如，针对一名膝关节置换手术后患者的康复。PT 可能会通过各种锻炼，以改善新的人工膝关节的活动性，并缓解手术后的疼痛和僵硬。OT 可能教他如何在恢复早期阶段使用轮椅，然后指导他如何上下楼梯。通常，PT 和 OT 密切合作，帮助患者实现完全康复。但是，PT 侧重于功能的恢复，针对于疾病或者残疾本身，而 OT 是考虑疾病或残疾的状态下如何最大程度实现其生活的目标。两者的比较具体见下表（表 1 – 1）。

表 1 – 1 作业治疗（OT）与物理治疗（PT）的比较

	作业治疗（OT）	物理治疗（PT）
治疗目的	侧重认知、操作、生活能力	侧重运动功能
治疗范围	躯体和心理功能障碍	躯体功能障碍
治疗手段	治疗性作业活动 辅助器具（自助具、假肢、矫形器等） 环境改造	运动疗法，如医家操作、耐力训练、促通技术 物理因子/方法，如电、光、声、磁、水、蜡、压力等
治疗重点	提高 ADL 能力 增强精细动作和协调能力 提高感觉、认知及知觉功能 增强工作能力 改善情绪，调整心态 适应环境	增强肌力、ROM 增强和改善运动的协调性 改善机体对运动的耐力 改善机体的平衡姿势控制 矫正步态 消炎、止痛、解痉，改善血液循环
患者参与	患者主动参与	患者主动为主，被动为辅
趣味性	强，寓教于乐	弱，较单调，枯燥
介入时间	较晚	较早

考点提示 作业治疗与物理治疗的比较。

（三）作业治疗的项目分类

作业治疗根据分类的方式不同有不同的项目分类。

1. 按作业治疗的名称分类 日常生活活动训练，手工艺作业，文书类作业，治疗性游戏作业，园艺作业，木工作业，黏土作业，皮工作业，编织作业，金工作业，制陶作业，工作装配与维修，认知作业，计算机操作、书法、绘画作业等。

2. 按治疗的内容分类 日常生活活动训练，工艺治疗，文娱治疗，园艺治疗，自助具、矫形器制作及训练和假肢训练，就业前功能评估和功能性作业活动等。

3. 按治疗目的和作用分类 减轻疼痛的作业，增强肌力的作业，改善关节活动度的作业，增强协调性的作业，增强肌肉耐力的作业，改善步行的作业，改善整体功能的作业，调节心理、精神和转移注意力的作业，提高认知能力的作业等。

4. 按作业治疗的功能分类

（1）功能性作业治疗 也称日常生活活动训练或 ADL 训练，主要是促进患者生活自理，为患者回归社会提供前提条件，是患者康复治疗中非常重要的环节，包括基础性 ADL 训练（如进食、穿衣、转移、个人清洁卫生、上厕所、洗澡等）及工具性 ADL 训练（如家务劳动、社区生活技能等）。

（2）职业作业治疗 包括职业前评定、职业前训练和职业训练三个部分。职业前评定主要包括通过室内模拟工作测验和实地工作观察进行的工作能力评定和对搬运能力、心肺功能等的身体功能评定。职业前评定要对患者的身体和精神方面能力进行全面测定和评估。职业前训练主要针对患者拟重返的工作岗位进行就业前的工作任务训练。职业训练主要包括庇护工场、辅助就业和职业技巧训练等。

（3）娱乐活动 包括娱乐及游戏活动评估和娱乐及游戏活动治疗两部分。

（4）作业宣教和咨询　疾病康复过程中，为患者及其家庭提供宣教咨询，帮助患者通过学习改变不利于健康的不良行为并坚持这种变化，以实现预期的、适合各个患者自身健康水平的目标。健康知识是教育的主要内容，而教和学是贯穿整个教育过程的两个基本方面。

（5）环境干预　环境影响人的行为，人的行为也改变着环境。在临床康复过程中，需关注环境，通过环境干预可达到意想不到的疗效。

（6）辅助技术　包括矫形器配置和使用训练、辅助器配置和使用训练以及假肢使用训练等。

1）矫形器配置和使用训练　通过合理配置矫形器并进行使用训练，预防、矫正畸形，治疗骨骼、关节、肌肉和神经疾患并补偿其功能。这也是作业治疗的治疗内容之一。

2）辅助器配置和使用训练　患者康复辅助器的选购、设计、改造和使用都需要作业治疗师加以指导，以产生积极的康复辅助作用。

3）假肢使用训练　主要包括根据残疾者具体情况向康复工程师提出有关假肢处方的建议；对穿戴机械假手者训练其假肢的协调动作；对穿戴下肢假肢者进行负重与平衡训练、平地行走和上下台阶训练等。

考点提示　按作业治疗的功能分类。

（四）作业治疗流程

作业治疗流程是指作业治疗师工作时所遵循的过程，是作业治疗最基本的步骤，作业治疗师必须熟悉掌握。作业治疗流程全程应注意以"服务对象为中心"的原则，具体步骤可归纳为"评估－干预－成效"的循环过程（图1－2）。

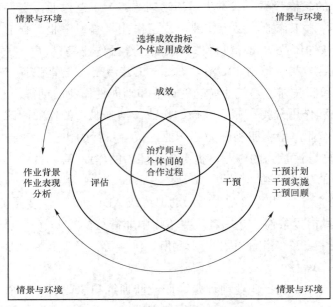

图1－2　作业治疗流程

1. 评估　包括了解作业背景和分析作业表现。

（1）了解作业背景　是作业治疗流程的第一步。包括了解服务对象作业历史、生活方式、兴趣、价值观和个人需求以及服务对象对其身处环境的感受，了解其寻求作业治疗服务的原因，分析服务对象恢复作业表现的阻碍或促进因素，确定服务对象个人目标的优先级。该步骤多以半结构性访谈的方式进行，即按照一个粗线条式的访谈提纲而进行非正式的访谈。访谈时既系统同时又留有开放空间。了解服务对象的作业背景，一方面可以帮助作业治疗师构建良好的医患沟通基础，另一方面，可以更有效地形成治疗目标与制订治疗计划。

（2）分析作业表现　是指作业治疗师更具体地评估作业表现上的优势与限制。通过了解作业背景，作业治疗师初步形成对服务对象特定领域的工作侧重点，再通过选择恰当的评估工具和真实情景中的观察，对服务对象的作业表现进行定量定性的分析。作业治疗师将服务对象放入其身处的环境进行考虑，评估与分析服务对象在特定环境下的作业表现以及完成作业活动的情况。

2. 干预　作业治疗干预包括干预计划的形成、实施和回顾三个步骤。

（1）干预计划形成　包括确定恰当的治疗目标、预计完成的方法和产生的效果。作业治疗目标需满足"SMART"原则，即具体（specific）、可测量（measurable）、可达成（achievable）、现实可行（realistic）和时间性（time－based）。如"服务对象能够在2周内使用辅助筷子用右手完成进食活动"。作业治疗师根据评估结果与服务对象共同制定目标，确定完成目标所需的方法，并进行疗效的预测。

（2）干预计划实施　是作业治疗师利用作业活动对服务对象实施干预，并监测和记录其反应的过程。

（3）干预计划回顾　是作业治疗师在实施干预计划一段时间后，对治疗过程和疗效的回顾。作业治疗师通过回顾，对干预计划做出修改或对治疗目标进行调整。回顾往往穿插于计划实施过程中，并不断重复。

3. 成效评估　是指作业治疗师对作业治疗干预后的成效评估。通过参与作业来维持健康与生活参与。包括选择成效指标和个体的应用成效。作业治疗师通过与服务对象的面谈和重复第一阶段的评估过程，进行干预前后的比较，以确定治疗目标是否达成。作业治疗师根据效果评估的结果，决定服务对象是否需要进入新的作业治疗流程接受后续服务。

（五）作业治疗常用的干预方法

作业治疗常用的干预手段包括：①治疗性自我使用；②治疗性作业活动；③教育和培训；④小组干预；⑤活动分析和组合；⑥非人类环境。

1. 治疗性自我使用　自我使用是有计划的利用治疗师或治疗对象本身与另一个人的相互作用，目的是为了减轻恐惧或忧虑。可以是提供辅导，或提供必要的信息或建议，帮助其他个人获得更多的欣赏，发挥及使用其潜在的内部能力。这种关系可以提升发展，改进并保持既往功能，是应对生活压力的一种有用手段。

2. 治疗性作业活动　根据患者的客观情况和主观意愿，设计有针对性的治疗性作业活动是作业治疗师常用的手段之一。治疗性作业活动是按照治疗对象或患者在感觉、肢体活动、认知、社交及技能方面需要来发展，并能反映出他们的社会和相关文化价值的活动。

3. 教育和培训　教育是传授有关作业、健康、福利和参与等方面的知识和信息，使服务对象能够获得有用的行为、习惯和常规，这些在干预期间可能需要也可能不需要应用。例如，为痴呆症患者的配偶或家庭成员提供关于家庭和活动调整的教育，以支持最大程度的独立。培训是促进在现实生活中为实现具体目标所需技能的获得。培训与教育的区别在于它的目标是提高表现，而不是增强理解，尽管这些目标通常是密切相关的。例如，指导服务对象使用便携电子设备和应用程序来回忆和管理每周的活动和用药。

4. 小组干预 可以作为一种作业治疗服务的提供方法。运用独特的知识和领导技巧，通过群体和社会互动的动态过程，促进学习和技能的获得。目的是帮助共同关心有关作业问题的治疗对象或患者，让他们面对或知道他们类似的问题，增强他们的信心和某种程度的彼此信赖。小组可以是开放或封闭式，或因应不同的需要以不同的结构及主题组合。

5. 活动分析和组合 活动分析旨在区分与检查活动组成部分。活动组合是针对治疗对象或患者的能力及需要的活动而进行有机的组织分析，再结合环境的过程，以便设计一项适合有关评定或者干预的作业活动。

6. 非人类环境 包括自然环境，如光线、草木，不同的建筑物、设施及公共机关，物体等。作业治疗中，可针对不同类型残疾评估环境的安全性，进行环境改良，配合无障碍环境设施，使残疾人士或患者能独立及安全地生活。环境改良包括几个范畴：建筑环境改造、辅助技术、轮椅驱动。

（1）建筑环境 可成为残疾人独立生活的最大障碍。治疗师可通过随访，评估由环境导致的问题，并提供环境改造意见，为患者解决家居及工作上的障碍。作业治疗师会就不同的残疾情况提供适合的环境策略。

（2）辅助技术 是运用科技、辅助器具或系统增强残疾人功能的一类器具。辅助技术不但能减轻照顾者的负担，而且能增强残疾人士的工作及生产能力，使他们成为独立经济个体。辅助技术可分：①助具和适应性设备；②常用的辅助装置及日常生活辅助器具；③坐姿及干预；④坐垫及轮椅；⑤康复支架；⑥压力衣及压力垫。另外，信息技术/计算机辅助康复是辅助技术新的发展成果，包括：①环境控制；②辅助沟通方法（AAC）和适应性开关/玩具；③OT 项目的软/硬件设计和开发；④多媒体程序和软件设计；⑤虚拟现实（VR）等。

> **考点提示** 作业治疗常用的干预手段。

（六）作业治疗的场所及内容

作业治疗的应用范围非常广泛。根据作业治疗工作地点、服务对象及工作内容，一般可分为普通科作业治疗、社会心理作业治疗和发育性作业治疗。

1. 普通科作业治疗 工作地点主要包括普通医院（包括急诊、康复、门诊等部门），康复中心、社区中心及日间训练中心。主要服务对象包括：①伤残所致功能障碍，包括骨折、关节损伤、颅脑及脊髓损伤等，截肢、断肢再植等；②神经肌肉系统疾病，如脑卒中、共济失调，进行性肌营养不良，震颤麻痹、脑瘫、截瘫、四肢瘫、老年性痴呆、周围神经损害、脊髓灰质炎后遗症等；③骨关节系统疾病，如风湿、类风湿关节炎，强直性脊柱炎，退行性骨关节炎，肩周炎等；④肿瘤的相对稳定期，⑤其他，如肺心病、冠心病、糖尿病等。

（1）促进机体功能的恢复 包括肌力、肌张力、耐力、关节活动度、知觉、认知、柔顺性、协调性和灵敏性等。作业治疗师可通过作业活动条件的变化，要求患者进行活动时必须完成相应的动作。如站立时双手做砂磨板活动，扩大关节的活动范围，增加负荷，改变动作复杂性，使患者的肌力，关节活动度、协调性、体力、耐力及平衡能力等各方面得到提高。

（2）神经发育疗法 包括 Bobath 疗法、运动再学习法等，去促进脑部学习与肢体的正常发展。

（3）促进残余功能最大限度地发挥　通过训练并安装假肢等，使残余功能最大限度地发挥。还可以预防肌肉萎缩，减轻或预防畸形的发生，提高对疼痛的忍受力等。

（4）改善精神状况　减轻残疾者或患者的抑郁、恐惧、愤怒、依赖等心理异常和行为改变。

（5）帮助日常生活能力的提高　特别在 ADL 训练中，可以提高其翻身、起坐、穿衣、进食个人卫生，行走等生活自理能力。

（6）促进工作能力的恢复　患者要恢复正常生活和工作能力，必须经过一段时间的调整和适应过程，作业治疗则是恢复他们这方面独立性的好形式。

（7）就业前功能评测　可帮助确定比较合适的工种，增加就业机会。

2. 社会心理作业治疗　工作地点主要包括精神病医院（包括急诊、康复、疗养及门诊等部门）、康复中心、社区中心及日间训练中心。主要服务对象：包括精神病，例如精神分裂症、抑郁症、躁狂症、思觉失调等，人格异常及其他心理障碍等。

（1）改善患者心理社交状态　作业治疗可以根据患者的不同情况，将各种心理及社交技能或要求巧妙地贯穿到丰富多彩的活动中，对患者进行治疗。例如，对长期精神分裂症患者，作业治疗师利用治疗性活动，培养工作习惯，促进他们恢复意志力，再学习已失去的生活自理能力及工作技能。

（2）改善患者行为　利用行为疗法，减少不适当的社会行为，促进适当行为的发生。

（3）改善患者情绪　给予患者精神上的支持，减轻患者的不安与烦恼，或给患者提供一个发泄不良情绪的条件。如利用木工、皮革工艺等带有反复敲打动作的作业活动。设法创造条件，与患者进行文流，改善患者情绪。

（4）对肢体伤残者提供心理支持性治疗　例如完全性脊髓损伤患者，因从目前医学发展角度不可能实现完全独立自主行走，而患者却在极力期待着，这个时期称为障碍适应时期。患者在不同时期会表现出自责、不安、急躁、抑郁、悲观等各种复杂的心理状态，均需要心理支持性治疗，帮助患者尽早适应残疾现状。

（5）工作训练　通过提供工作训练，促进工作能力的恢复，利用就业前功能评测，帮助确定较合适的工种，增加就业机会。

3. 发育性作业治疗　工作地点主要包括普通医院儿科、儿童医院（包括康复、疗养及门诊等部门）、儿童康复中心、儿童福利院及早期教育或训练中心。主要服务对象包括脑瘫，学习行为异常，智力（认知）障碍，儿童发展障碍，如自闭症、多动症、专注力失调等。

（1）通过功能训练，如感知运动训练、感觉统合训练、认知训练、Bobath 疗法等，促进儿童及发育障碍者的正常发展。

（2）通过游戏及娱乐活动，恢复儿童应有的作业功能。

（3）提供引导式教育，促进儿童及发育障碍者正常发展。

（4）设计、制作及应用支架及辅助器具。

（5）用特别设计的工艺、书写、绘画及肢体活动等，提高儿童作业技能，例如手部功能、读写能力等。

（6）教会儿童因发育障碍而未达到的日常生活技能。

（7）提供职前训练、工作训练。

三、作业治疗师

（一）定义

作业治疗师是经过专业培训，具有作业治疗从业资格，为服务对象提供作业治疗服务的专业人员。作业治疗师是康复跨学科团队中的重要成员，专长于以"全人"的观念看待服务对象，运用作业治疗模式思考问题，侧重关注因疾病、创伤以及发育障碍造成日常生活中的困难和障碍以及适应社会生活环境的整体表现。运用专业知识进行评估与方案设计，通过作业活动解决服务对象的功能障碍，促进其参与生活，提高个人及社会全体的生活质量。

（二）作业治疗师的职责与角色

作业治疗师的服务范围十分广泛，涵盖从新生儿到老年的整个生命周期，工作地点因服务对象特点而异，包括综合性医院、康复中心、健康中心、社区、家庭、职业场所、学校等。作业治疗师的职责和角色可归纳为以下四个主要的方面。

1. 管理者　协助管理与患者作业行为和作业表现相关的个人内在因素、时间因素、作业活动、环境因素等。

2. 教授者　教导患者完成各种作业活动所需技能，以满足患者完成家庭、工作、学习以及休闲娱乐活动所需的技能要求。

3. 赋能者　促进患者能够从事有意义、有目的的作业活动，使其更好地恢复及保持良好的功能状态。

4. 推动者　关注服务对象良好的健康状态和福祉。

考点提示　作业治疗师的主要角色。

（三）作业治疗师专业守则

不同国家对作业治疗师的从业资格要求不同，目前学士学位已是大部分国家的基本要求，而在美国及加拿大，作业治疗师的教育已发展到硕士准入甚至博士准入。我国作业治疗师培训教育起步晚，要达到此种教育水平尚需假以时日。由于独立培养作业治疗师的学校有限，目前中国作业治疗师还没有严格的学历准入要求。未来，随着作业治疗教育的发展，必将形成完善的职业准入标准和体系。在此，借鉴中国香港注册职业治疗师专业守则，对我国作业治疗师提出以下规范。

1. 作业治疗师应尊重所有人士的权利和尊严，服务不分地位、文化程度、宗教、政治、种族及国籍。

2. 作业治疗师应全心全意工作，随时随地保持最高的专业水平，并坚持不懈地改进和提升其专业知识及技能。

3. 作业治疗师必须清楚自己专业技能的范围及局限，提供自身专业能力以内的服务，并在需要时将患者转介给其他适合的健康专业人员。

4. 作业治疗师在实施服务时，严守职业操守，尊重患者隐私，患者的问题仅限于和负责其治疗工作的其他医疗人员讨论。

5. 作业治疗师应当尊重 OT 同行和其他专业相关人士，善于合作，在适当的情况下，根据医疗判断提供治疗服务。

6. 作业治疗师应当对计划和提供社会服务保持积极的兴趣。

7. 作业治疗师必须确保专业尊严不受牟利动机影响，有责任向有关部门举报非法活动或不道德行为。

8. 确保不将任何需要具备作业治疗师技术、知识及判断的工作交由资质不符人士，并确保其监管或聘请的人士具备相应的工作能力。

第二节 作业治疗的发展简史

扫码"学一学"

一、欧美国家作业治疗的起源和发展简史

作业治疗的起源最早可追溯到古希腊时期。公元前 100 多年，古希腊医生 Asclepiades 利用水浴、按摩、体操和音乐对患有精神疾病的病人进行治疗。后来，罗马科学家、医学家 Celsus 通过音乐、旅行、谈话和体操治疗他的患者。医学家希波克拉底也用乘骑、劳动等方法来治病。到 18 世纪，Philippe Pinel 和 Johann Christian Reil 等医生将严格的工作和休闲活动作为治疗精神疾病患者的方法，这也是作业治疗的起源。

而现代作业治疗作为一门专业学科则是自 20 世纪初起源于美国。美国约翰霍普金斯大学医学院的主管 Dr. Adolf Meyer（1866—1950）主张利用有意义和有目的性的活动治疗精神疾病患者，是现代作业治疗发展的启蒙者。1893 年，美国精神科医生 William Rush Dunton 在费城一所医院建立"康复治疗工场"，利用作业活动治疗精神患者，并提出了较完整的治疗原则，并于 1915 年写了《作业治疗——护士手册》一书。1910 年，Susan Tracy 编著出版最早的作业治疗教科书——《伤兵的作业治疗》。1914 年，美国建筑师 George Barton 提出作业治疗（occupational therapy）的名称。1917 年 3 月 15 日，美国成立国家作业治疗促进会（1920 年改名为美国作业治疗协会，AOTA），首批成员包括：William Rush Dunton（精神科医生），George Edward Barton 及 Thomas Bessell Kidner（建筑师），Eleanor Clarke Slagle（社区服务组织的社工），Susan Cox Johnson（工艺科老师）及 Susan Tracy（护士）。这些具有不同专业背景的始创人对早期作业治疗概念的发展有着重要影响。其中，William Rush Dunton 被誉为 OT 之父。Susan Tracy 是史上首位作业治疗师，她在护士工作中发现作业活动对骨科患者康复的重要性，1911 年，在其工作的医院护士学校设立课程教授作业治疗。1914 年，世界上第一所正式的作业治疗学校美国法维尔职业学院成立。第一次世界大战后，造成大批伤员需要康复医疗，美国、加拿大和西欧一些国家相继出现了主要采用作业疗法治疗伤病员的康复机构，军队和地方医院也相继开设作业治疗科，作业治疗发挥了重要作用，同时也促使作业治疗的原理、技术和使用范围得到进一步发展。第二次世界大战后，作业治疗由针对残疾人逐步发展到针对骨关节疾病、心脑血管疾病等引起的躯体功能障碍。1952 年 4 月 7 日，世界作业治疗师联盟（World Federation of Occupational Therapists，WFOT）正式成立，首任主席为苏格兰人 Margret Fulton，当时成员国 11 个。1954 年 4 月，第一届世界作业治疗大会在苏格兰举行，以后每隔 4 年召开一次。1959 年，WHO 与 WFOT 形成正式的官方合作关系，1963 年 WFOT 成为联合国认可的非政府组织机构。自 2010 年起，WFOT 将每年的 10 月 27 日设立为"世界作业治疗日"。

作业治疗的专业化发展经历了不同阶段。整体化年代（1900—1940），该阶段理论认为

可以利用作业活动来促进功能恢复。但是，尚缺乏客观性理论基础，未找到自己的科学立足点，而未得到广泛认可和接受。还原化年代（1960—1970），此时作业治疗开始对人内在系统及其功能进行客观深入的分析，如脑神经发育、运动学、精神分析学、行为治疗学、生物力学（矫形支架制作），旨在更客观地建立作业治疗理论。但是，个别系统的分析不能很好诠释作业对健康的影响，因此，作业治疗的理论研究又回归到对作业的剖析及应用中去。争议性年代（1980 年以后），作业治疗开始向纵深发展。作业治疗的价值和意义再次被肯定，作业障碍会对人的健康及生存质素产生影响。但在某些领域仍存在争议，作业科学及作业治疗方法的研究在不断深入地进行。

随着作业科学的形成，20 世纪 90 年代初，美国作业治疗学界开始了有关作业科学与作业治疗关系的研究。将作业科学定位于基础科学，而作业治疗则定位于应用学科，两者关系密切。作业科学的基础能促进作业治疗临床的发展，但有关作业科学的科学根据尚未得到广泛认同。目前的研究趋势是将作业科学的基础研究和作业治疗的临床应用作为一个体系来对待，以期未来对作业治疗的研究取得较大突破。

在美国，作业治疗专业教学程序必须遵从 1983 年的"作业治疗师学会的程序纲要"以便能获得美国国家作业治疗注册委员会（NBOTE）的认定。在完成至少 6 个月的临床实习后，通过资格认定的毕业生再通过 NBOTE 的证书考试才能成为注册作业治疗师（OTR）。

考点提示　　OT 之父是谁？"世界作业治疗日"是哪天？

二、中国作业治疗的发展史

（一）香港特别行政区作业治疗的发展

在香港，将 OT 译为职业治疗，其发展起步于 20 世纪五六十年代。早期香港的 OT 运用于精神治疗。1953 年，香港拥有第一位职业治疗师。1956 年第一个职业治疗部诞生。1958 年，职业治疗师增加到四位，主要对象除了精神病患者外，还包括肺结核等长期住院患者。1961 年，香港邀请首位职业治疗总监来领导专业发展，并派人到英国及澳大利亚接受培训取得被认可的 OT 文凭，但是人数不多。香港理工大学是香港唯一提供 OT 训练的学府。1978 年，香港理工大学的前身——香港理工学院开始培训本地职业治疗师，同年成立香港职业治疗学会。1981 年，开设三年制的专业文凭课程。1991 年，开办职业治疗学课程。1995 年，开设硕士学位课程。1996 年，香港理工学院更名为香港理工大学，职业治疗成为康复治疗学系的重要组成部分。2002 年，诞生首位作业治疗博士。香港 OT 从业人数有 1200 多人，从 20 世纪 80 年代起，OT 服务包括体能康复、支架制作、压力治疗、手功能训练、儿童发展训练、精神病康复。1990 年起，职业治疗师在港执业必须注册。1992 年，香港医院管理局成立，并设立医院管理局职业治疗统筹委员会，推动了职业治疗的发展。为确保持续专业发展，自 2006 年 10 月 1 日起，职业治疗师管理委员会开始推行自愿持续进修计划，要求职业治疗师每年需拿到足够的学分才能持续执业。

（二）台湾省作业治疗的发展

台湾省的 OT 发展始于 1945 年前后，最初译为作业治疗，后改为职能治疗。最早在台湾省立锡口疗养院（桃园疗养院前身）、仁济医院等几家历史较久的精神病疗养院，形成了 OT 的雏形。之后在 1956 年，台大医院神经精神科聘请国际妇女会委派的欧文斯女士为顾问，指导患者进行手工艺和康乐活动，并成立作业治疗部。1967 年，台湾振兴复健医学中心设立作业治疗室。同年，台大医院物理治疗复健部也开始开展作业治疗。

在教育方面，1970 年台湾大学医学院设在医学技术学系的物理治疗组（PT）和职能治疗组（OT）合在一起成为复健医学系，将原有"作业治疗"名称改译为"职能治疗"，开创了职能治疗专业教育新的一页。1990 年前后几年是台湾 OT 发展最快的时期。中山医学院（中山医学大学前身）、高雄医学院（高雄医学大学前身）、成功大学医学院分别于 1988 年、1989 年以及 1990 年陆续在复健医学系成立 OT 组，培育更多职能治疗专业人才。之后 1994 年长庚大学以 OT 单独设系。台大、成大、中山和高医也分别在 1992、1994、2000 和 2002 年与 PT 分开单独设立 OT 学系。义守大学和辅仁大学分别在 2003 年及 2004 年成立 OT 学系。OT 单独设系是专业教育发展非常重要的里程碑。单独设系后，在课程上有很大突破，在两年内有 4 所大学设立硕士班课程。台湾大学和成功大学分别在 2002 年与 2003 年在职能治疗学系设立硕士班，高雄医学大学和长庚大学均于 2002 年招收 OT 硕士班学生。目前在台湾有台大和成大两所大学提供 OT 博士课程。

（三）其他地区作业治疗的发展

除中国香港、台湾以外的其他地区的现代作业治疗起步较晚，是自 20 世纪 80 年代随着现代康复医学而引入的。1988 年，中国康复研究中心建立了作业治疗室（后改为作业治疗科）。随后 1989 年，原卫生部发布了《医院分级管理（试行草案）》，要求二、三级医院必需设立康复医学科并应设立作业治疗科/室，促进国内第一批作业治疗室的建立。但在发展初期，多数单位并未真正开展作业治疗工作，或仅开展了手功能训练、木工等作业活动。直到 90 年代后期，随着中国经济的快速发展，人们生活水平的提高，作业治疗的作用和重要性逐渐被人们所认识，更多医院的康复科设立作业治疗室并开展了认知训练、矫形器制作、ADL 训练、文体训练等作业治疗工作。作业治疗经过 30 多年的发展，特别是近年来取得了长足进步。大部分大型医院和康复中心都设立了作业治疗室（科）开展系统的现代作业治疗工作。许多医院已将原来的综合康复治疗师逐步向物理治疗师、作业治疗师、言语治疗师的专科化发展。

在人才培养方面，早期作业治疗人员多由康复治疗专业转行而来，部分单位选派专业人员赴国外学习作业治疗，而缺乏系统的作业治疗专业人才培养。内地 OT 人才培养和人力的供应，要明显落后于康复医学事业的发展。从 1988 年开始，中国康复研究中心开始进行作业治疗人才培训。1989 年，同济医科大学附属同济医院（现华中科技大学附属同济医院）开始在 WHO 康复培训班开设较系统的作业治疗课程，随后将作业治疗作为医学专业重点授课内容之一。随着作业治疗在传播及康复医学的发展，部分高校开始探索作业治疗专业人才的培养。多所高校相继成立作业治疗系，开设独立系统的作业治疗课程，并得到 WFOT 的国际认证。2006 年，首都医科大学的作业治疗课程在悉尼召开的 WFOT 大会上正式得到WFOT 认可。到目前为止，我国大陆已经有 5 所高等院校的康复治疗学专业（作业治疗方向）课程和一个作业治疗硕士课程得到 WFOT 认证。5 所高校包括首都医科大学、昆明医科大学、四川大学、上海中医药大学、福建中医药大学。得到 WFOT 认证的作业治疗硕士课程，是 2013 年四川大学和香港理工大学灾后重建与管理学院联合开办作业治疗硕士课程。2017 年、2018 年教育部分别批准了上海中医药大学和另外 3 所大学招收"康复作业治疗学"专业，这标志着我国正式开启了作业治疗专科化高等教育，作业治疗专业走向了专科化发展的轨道。

中国康复医学会非常重视推动作业治疗专业的发展，2011 年在康复治疗专委会设立了作业治疗学组，2017 年 12 月成立了中国康复医学会作业治疗专业委员会。2018 年 5 月 18 日，在南非开普敦举行的世界作业治疗师联盟（WFOT）理事会会议上，表决通过了中国康复医学会作业治疗专委会成为其正式会员。这是中国作业治疗专业发展史上的一个重要里程碑，标志着中国作业治疗师进入了国际大家庭。

考点提示 2018 年 5 月 18 日，中国康复医学会作业治疗专委会成为世界作业治疗师联盟（WFOT）正式会员。

扫码"学一学"

第三节 作业治疗的实践模式

一、概述

作业治疗在漫长的发展过程中，逐步形成了融合理念与精髓的多种治疗模式。作业治疗模式（occupational therapy model，OTM），是作业治疗的理论构架和专业框架，诠释作业治疗专业技术的内在理论，是作业治疗完整、系统、整合的理论观点与实践方法。根据这些实践模式，总结实践框架及方法并应用于实际，在实践中不断证实和丰富理论，再指导实践，借此反复升华。这些模式包含人们期望的、能提供实践及高效服务的理论及工具，能解释在治疗过程中所涉及的现象，并提供合理的解决方案。理论性和实践性并存是作业治疗实践模式独有的特性。

作业治疗师在不同作业治疗模式的理论和方法指引下，为个体提供各种专业的技术服务，帮助个体提升个人生活、教育、工作、休闲娱乐等方面的能力，助其融入家庭和社会，展现自我，福祉社会，体现自我价值，重获新生。目前，常用的作业治疗模式主要有：作业表现模式（occupational performance model，OP）、人类作业模式（model of human occupation，MOHO）、人－环境－作业模式（person－environment－occupation model，PEO）、河流模式（KAWA model）。

考点提示 常用的作业治疗模式。

二、作业表现模式

作业表现模式（occupational performance model，OP）是由美国南加州大学作业治疗学部 Reilly、Mosey 等人于 20 世纪 60 年代初提出的，是最早发表的作业治疗理论框架。之后的很多新模式都有着这一模式的影子。1994 年，美国作业治疗协会提出统一术语将其作为作业治疗的世界性蓝本，正式命名为作业治疗实践框架（occupational therapy practice framework，OTPF），即现在所描述的作业表现模式，并已成为美国作业治疗协会的官方文件。将其和作业、作业治疗相关知识及证据联系在一起使用，可以帮助定义和指导作业治疗实践。随着时代的变迁，人们越来越重视生活的品质，作业治疗逐渐从传统的医疗环境向家庭和社区环境扩展，作业治疗服务的提供也更注重"以个体为中心"。基于临床实务的需要，2014 年，美国作业治疗协会发布了第 3 版作业治疗实践框架：范畴与过程（occupational therapy practice framework：Domain & Process）。

（一）作业表现模式的基本理论

作业表现模式认为，作业表现是人从事某作业活动时的表现，是作业治疗的根本目标。个体的作业表现受作业技能和作业情景的影响。作业技能是指完成作业所需的基本功能，是作业活动的基本组成部分。作业情景是指个体所处的环境和不同时期的生活处境，是影响作业表现的重要外在因素。

考点提示 ▶ 作业表现模式的基本观点。

（二）作业表现模式的主要内容

1. 作业表现范围　作业表现模式所关注的作业表现范围包括日常生活活动、工作与生产力活动、休闲活动。

2. 作业技能分类　作业表现模式认为作业技能包含个体感觉运动、认知技能、社会心理三个方面要素。

（1）感觉运动　①感觉：感觉意识、感觉过程、知觉过程。②神经肌肉骨骼：反射、关节活动度、肌张力、肌力、耐力、姿势控制、软组织完整性。③运动能力：运动控制能力、协调运动能力。

（2）认知技能　醒觉层次、定向能力、分辨能力、集中注意能力、活动主动性、终止活动能力、记忆力、排列能力、分类能力、概念形成、空间运用、问题解决能力、学习能力。

（3）社会心理技能　具体包括：①心理能力：价值观、兴趣、自我认知能力。②社会能力：角色活动能力、社会品行、社交能力、自我表达能力。③自我保护能力：应对技巧、时间控制能力、自控能力。

3. 作业情景　作业表现模式认为作业情景包括时间及各方面的环境因素。

（1）时间范畴　具体包括年龄、发展阶段、生命周期、残疾阶段等。

（2）环境范畴　具体包括文化、社会、物理环境等。

考点提示 ▶ 作业表现模式认为作业技能包含的要素。

（三）作业表现模式的应用

作业表现模式中，良好的作业技能和作业情景是作业表现的基础，因此，在作业治疗中，作业治疗师可对个体目前所具备的作业技能与情景进行分析，同时对拟采用的治疗性作业活动进行分析，分析进行该项作业活动所需的作业技能与作业情景方面的要求。当个体目前的能力与该项治疗性作业活动所要求的最低水平相符合时，即可选择这项作业活动进行治疗。也可以选择比目前个体水平稍高的活动进行治疗，以保证作业治疗的挑战性和趣味性。但需注意的是，应尽可能保证个体经过努力后能够完成该项活动，以保证完成活动后获得成就感。

知识拓展

作业治疗实践框架：范畴与过程（第3版）

作业治疗实践框架（OTPF-3）是基于作业表现模式的作业治疗范畴（domain）与过程（process）的实践架构，指引作业治疗师组织临床实践的范畴与流程。框架由两个部分组成：范畴和过程。

1. 作业治疗范畴

（1）作业领域　包含：基础性日常生活活动、工具性日常生活活动、休息与睡眠、教育、工作、游戏、休闲、社会参与。

（2）个体因素　包含：价值、信念、心灵、身体功能、身体结构。

（3）表现技巧　包含：动作技巧、处理技巧和社交互动技巧。

（4）表现形式　包含：习惯、常规、仪式（习俗）和角色。

（5）情境与环境　包含：文化、个人、物理、社会、时间、虚拟。

2. 作业治疗过程　作业治疗的服务过程是透过促进个体、活动或作业、情境与环境三者间的互动，帮助个体参与作业，以达到支持与维持健康与生活参与的目标。

（1）评估　包括个体作业情况和作业表现分析（活动分析）两方面内容。了解个体过去与现在的作业情况，以便明确目标。作业表现分析主要参考作业范畴。

（2）介入过程　包括介入计划、介入执行和介入回顾三个环节。首先通过制定计划引导治疗方向，并与个体共同合作发展。然后，根据预期，规划成效，来执行介入计划。最后，回顾计划完成情况及目标达成状况。

（3）成效　主要是确认通过参与作业是否成功地达成了所预期的促进健康和生活参与的目标。

三、人类作业模式

人类作业模式（model of human occupation，MOHO）是由美国 Gary Kielhofner 教授于20世纪80年代提出的。该模式提供了一个人类的作业适应和治疗的过程，是一种以服务对象为中心的作业焦点模式。该模式目前在国际上使用最为广泛，作业治疗师在临床介入时常参考该理论模式。瑞典、英国等多个国家建立了研究中心，我国台湾省也建立了台湾人类作业模式研究与应用发展中心。

（一）人类作业模式的主要观点

人类作业模式考虑到推动作业的动机，保持作业的日常习惯，熟练技巧能力的性质，以及环境对作业的影响。将人的内部特征和外部环境联系在一起，成为一个动态的整体。

人类作业模式主要强调两个要点。第一，人类的行为是动态的，会因每时每处的情景而异。即人的内部特征与外部环境相互作用，构成影响个人动机、行动和表现的网络。第二，作业对个人自我组织很重要。即人类通过作业活动，可保持或改变其能力，并产生新的经验去肯定或重塑作业动机。也就是说，作业活动可对人的内部特征、动机和表现产生影响。

（二）人类作业模式的主要内容

1. 人的内在特征 每个人有其独特的作业活动，如何选择、组织和实施自己的作业活动，受人的意志力、习惯性和执行能力这三个相互作用的内在特征的影响。

（1）意志力 是指人们有动机去选择他们要做的活动。其中包含对作业活动的深刻思考和感受的过程，即思考个体完成作业需要具备哪些能力以及可能产生什么结果；什么作业是重要的、值得去做的；什么作业能让人愉悦和满足。可概括为意志力的三大元素：自我评价、价值观和兴趣。

1）自我评价 是指在作业活动中，个体对自我能力的认识和对作业结果的预期和感受。与个人自知、自信密切相关。包括：对自己优缺点的认识、面对任务时的态度（自信或焦虑）以及完成作业活动后的反思。

2）价值观 是指一个人认为什么是好的、重要的、正确的事情的信念。如"什么事情是值得做的？""我有什么目标值得我去努力？""我有什么梦想？"等。价值观可以引导人们选择所要从事的作业活动。当人们从事的活动符合他们的价值观时，他们会获得自我认同感。

3）兴趣 是通过体验参与作业活动中的快乐和满足而产生的。也可通过这种愉悦和满意的经验进一步发展。每个人都有寻求某种吸引人又有趣的作业活动的天性。如果一个人喜欢某个特定的活动，他可能会常常参与其中，或是持续较长时间的参与。

意志力是作业治疗过程的核心，作业治疗必须符合个体的意志，所有的治疗需要个体选择符合自己意志的作业活动。个体的意志力在很大程度上决定了治疗的结果。

（2）习惯性 是指人们将自己的行为组织成一种模式和程序的过程。是通过在特定环境中反复练习而建立的习惯性的行为模式。习惯性被个体的习惯和生活角色所支配。由于角色和习惯，日常生活中的大多数活动会以自动和可预见的方式展开。因此，习惯性和日常生活关系密切：①习惯影响日常生活表现；②习惯影响时间的支配；③习惯产生行为方式，表现作业表现。

1）习惯 是一个人操作任务时的例行或典型方式。是通过多次重复的作业活动获得的，利用或者与环境合作，把环境当成资源去做熟悉的事情。日常生活中，我们做的很多事都视为理所当然，无需有意识的特别去思考我们在做什么，依照与以往相同的方式从事。一个人做什么、什么时间做、如何做，都与习惯有关。

2）角色 是指一种身份认同以及在这种身份认同下履行自己的职责，包括一系列的责任和行为模式。人们把自己视为某种角色，并以某些特定的作业活动来表现这种角色。个体展现出与某种角色相应的作业活动，也体现出个体对角色的内在态度。

当一个人的习惯性出现障碍或遭遇环境的挑战时，个体可能会失去日常生活的熟悉性、一致性及相对随意性。治疗的主要任务之一就是重建个体的习惯和角色，使个体能够更容易地参与日常作业活动。

（3）执行能力 是指潜在的身体和精神能力。身体能力是身体的骨骼肌肉系统、神经系统、心肺系统等的基本功能。精神能力是人的心理、认知及智力等功能。这些能力紧密联系共同构成作业行为的客观表现。

MOHO强调作业治疗过程中提高身体和精神能力的重要性，并且关注个体在作业过程中的经历和感受。在治疗中，关注个体对障碍的经历和感受，对个体更有帮助。具有身体障碍的人可能会减少或完全放弃使用自己的身体。治疗可以帮助人们"回收"自己的身体，并将其整合，形成一种新的作业形式。

2. 外在环境　MOHO 强调所有的作业活动是由人的内部特征与外部环境的特征相互作用而产生的。环境被认为是影响作业动机、组织和表现的个人背景，包括物理、社会、文化、经济和政治环境。环境会在可能的范围内供给机会与资源，也可概括为以下几个方面：①个体进行的作业活动所用的物体；②个体活动的空间；③在特定情况下可用、预期或要求的作业活动的形式或任务；④构成个体背景的社会团体（例如家人、朋友、同事、邻居）；⑤周边的文化、政治、经济力量。

个体的作业活动以及他们对这些作业活动的思考和感受，是个体意志、习惯和角色、执行能力与上述各方面相互作用的结果。政治和经济条件决定了个体从事作业活动时可以调用什么样的资源，以及所扮演什么样的角色；文化决定了作业活动应该怎样做和什么值得去做；任务的要求低或高可以让个体感到自信或焦虑；物体和空间与个体能力的匹配影响个体的作业表现。以上情况均表明，环境影响个体的行为以及他们对自己行为的思考和感觉。反过来，人们会选择和改造他们的环境。个体有选择与之相适应的环境的倾向，以实现他们的价值观和兴趣，而物理环境的设计应该与人的能力相匹配。

3. 作业活动层次　MOHO 确定了个体作业活动的三个层次，即作业参与、作业表现和作业技能。

作业参与是指与个体社会文化背景相适应的，为了生活幸福所需从事的日常生活活动、工作和休闲活动。每项作业参与均涉及一系列相关的任务，个体在完成这些任务时所表现出来的作业活动形式称为作业表现。在作业过程中，我们进行着各自独立而目标统一的行动，例如在泡茶的过程中，人们会进行处理茶具、拿取茶叶、倒水泡茶等行动，这些就是作业技能。作业技能是个体在作业表现中需要使用的以目标为导向的行动，相对于执行能力，技能更偏向于作业表现中具体呈现的行动，而执行能力多指潜在的能力。作业技能可分为 3 种：运动性技能、过程性技能及沟通合作性技能。

作业表现受环境、表现技能、习惯、意志力等多方面因素的影响。如果影响因素是正向的，那么记忆、情绪等就能更好地被接受，机体也就能募集神经学的诸多成分（如肾上腺素等递质），能对作业活动进行良好的编程（制订计划、引导正性的行动），在行动中透过肌肉、骨骼、心肺等成分展现良好的作业表现，反之则会抑制作业表现。因此在临床中，治疗师要通过专业的评估找到支持和抑制作业表现的因素，并且分析其影响作业表现的方式，进而制订针对性的治疗方案。

4. 作业适应　是指通过所经历的作业活动，个体得以发展，并在面对新挑战时能转变应对策略，获得良好的作业表现和作业结果。作业适应由两个基本要素构成：作业认同感和作业能力。作业认同感是指个体参与作业活动过程中所形成的自我定义。随时间推移，个体通过所从事的作业活动形成自己的作业认同感，逐渐认识到自己是什么样的人或希望成为什么样的人。作业能力是指个体参与或维持作业活动的程度，并因此形成作业认同感。作业能力通过作业经验及身份的肯定而获取，需要良好的内部特征作为支撑，即需要具备良好的执行能力、足够的作业意愿和良好的作业习惯。同时，作业能力也受到外部环境的影响。人类作业模式见图 1－3 所示。

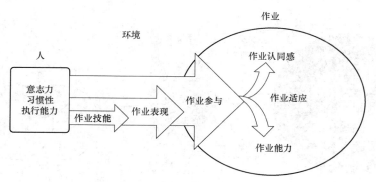

图 1-3　人类作业模式（MOHO）

考点提示 　人类作业模式的主要内容。

（三）人类作业模式的应用

MOHO 是一种以服务对象为中心的理论模式，它专注于服务对象的内部特征（意志力、习惯性及执行能力），强调外部环境的重要性，并强调服务对象的内部特征与外部环境的相互作用。认为每个个体独特的内部特征和所处的外部环境决定了康复治疗的目标和策略。

在作业治疗过程中，意志力、习惯性和执行能力对服务对象的作业形式、完成治疗任务的情况和治疗效果均有一定的影响。在治疗的任何时刻，服务对象都可以考虑：①利用履行能力锻炼作业技能；②唤起习惯，塑造作业表现；③努力实现某一作业角色；④对作业表现是否感到满意或享受；⑤给作业活动赋予意义（即作业对于服务对象的生活意味着什么）；⑥感受是否能胜任作业的形式或任务。服务对象行为、思考和感受的各方面，均与作业治疗的动态变化相适应。因此，作业治疗师使用 MOHO 时应关注服务对象的意志力、习惯性、执行能力和环境条件，以及随着治疗的展开这些因素是如何相互作用的。

四、人–环境–作业模式

人–环境–作业模式（person–environment–occupation model，PEO）是加拿大的 Law 博士等人于 1994 年提出的。是在对 1991 年加拿大作业治疗学会提出的作业表现模式进行较大幅度修订，而重新提出的作业表现模式，称加拿大作业表现与参与模式（Canadian model of occupational performance and engagement，CMOP–E）。COMP–E 是 CMOP 的延伸，包括了参与方面的内容。在 CMOP 结构图的中央，以作业活动部分（金字塔塔尖处）作一个纵切面，从纵切面上，可以看到人、环境、作业活动三部分，三者之间互动的部分即个体的作业表现，是作业治疗所关注的具体范畴（图 1-4）。为便于理解，采用 PEO 简称，即人–环境–作业模式。

（一）人–环境–作业模式的基本观点

PEO 模式认为作业表现是人、环境及作业三者之间互动的结果。随着情况不同，三者之间的交互作用也不断变化。按照这个作业模式，将服务对象作为作业治疗实践的中心。在该模式中，作业治疗关注的是与人类作业活动相关的事物，以及进行作业活动的人和环境对作业活动的影响。作业治疗也同样关注由人、环境、作业之间的互动所显示的作业参与的潜力和可能性。图 1-5 中显示人、环境与作业代表不同的圆形，而三个圆形相交之处就是作业表现。

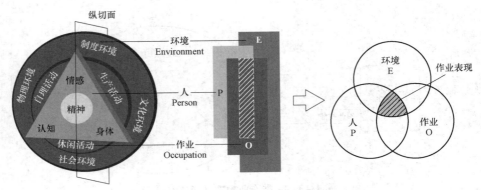

图 1-4　人-环境-作业模式的形成

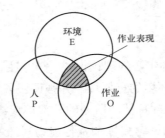

图 1-5　人、环境与作业模式（PEO）

考点提示　PEO 模式的基本观点。

（二）人-环境-作业模式的要素

1. 人（person，P）　人的要素是指躯体、情感、认知等方面。躯体方面包括人的关节活动度、肌力、耐力、协调性、感觉、反射等身体功能；情感方面包括主观感受、内部经验、价值观、激励、情绪、行为等；认知方面包括觉醒、注意、记忆、定向力、思维、感知、判断等。

2. 环境（environment，E）　环境因素是指能与环境发生相互作用的因素。包括公共体系、物理、社会和文化等方面。既包括非人类环境、文化-机构-个人的环境，也包括人在不同时代、年龄、发展阶段所处的情境。环境可以促进作业表现，也可能构成障碍。

3. 作业（occupation，O）　作业是指日常生活中我们所做的一切事情，包括自我照顾、生产力及休闲活动。每件事情都由若干个活动组成，有意义的活动是组成任务的单位，而作业就是个体一生中要处理的各种任务。为使人能够完成作业的目的关键在于使服务对象在其所处环境中选择自认为有意义、有作用的作业，即通过促进、引导、教育、激励、倾听，鼓励服务对象去掌握生活的手段和机会，并与他人协同完成作业活动。

（三）人-环境-作业模式在人生不同阶段的动态变化

作业表现会随着人生不同阶段而改变，而这种改变是人、环境与作业相交的互动结果（图 1-6）。人、环境、作业模式在人的不同发展阶段的改变（图 1-7）。①新生婴儿、小孩及学童，PEO 模式中环境因素占比重最大。他们正处于学习及求学阶段，重塑新的环境及自己身处的空间，从而找寻自己在这环境下的作业模式。②成年人，PEO 模式中环境因素的影响较少，而人的因素渐趋扩大，作业能力因个人能力增强而增强。人会找寻自己的事业、工作、兴趣、娱乐、伴侣、朋友及心灵的需要，从而进一步肯定自我在家庭及社会上的角色，或更清楚认识及了解自己的需要。③老年人，随年龄增长个人能力下降，人的因素渐渐减少。作业的角色减轻且重要性下降。而环境再次成为主导作业能力的因素。老年人需要在一个安全、熟悉，对身体功能、认知能力等各方面要求不高的环境下生活，并且常常需要他人照顾。

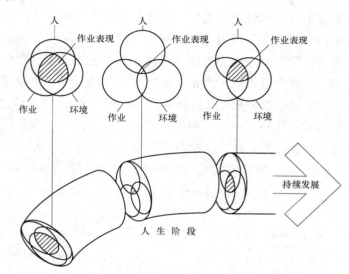

图1-6 人、环境与作业模式在人生三个不同阶段的动态变化

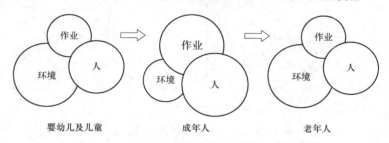

图1-7 人不同发展阶段PEO模式的改变

考点提示 ▶ 人不同发展阶段PEO模式的改变。

（四）人-环境-作业模式的应用

PEO模式的核心理论是：作业表现是人、环境及作业相互作用的结果。在作业治疗中，围绕服务对象的作业表现，通过收集服务对象的主客观资料，找出其作业表现方面存在的问题。对影响其作业表现的个体因素、环境因素和个体的作业活动进行评估。将收集到的资料放在PEO架构上去考虑，从服务对象的角度出发，一起制定治疗计划。在实际应用中，治疗思路可从三个方面考虑：①从人的角度考虑，提高或改善影响作业表现的个体躯体、情感、认知等方面的因素；②从环境的角度考虑，进行环境改造和环境适应性训练；③从作业的角度考虑，进行作业活动的重组与优化等。最终通过作业表现评估作为疗效判断的标准。人、环境与作业模式的应用见图1-8所示。

同时，该模式对分析环境障碍及改造、文化对人的影响、社会环境对人的支持及残疾人士的参与有很大的指导作用。人在发展进程中探索、控制及改变自己及环境。在日常生活中的作业表现是人与环境互动的结果，这些互动过程是透过日常作业而进行的。例如，儿童自小就从游戏中学习各种技能，通过游戏这种作业活动，促进身心和性格的发展。通过与环境互动，发现、培养、增进其能力与兴趣，培养各种信念及价值观，渐渐形成完整的独立个体。但是，所有的活动都要在适合其自身能力情况下进行，太难或太容易都不利于其学习和成长。过于容易与简单会导致失去学习兴趣，太过困难与复杂会因失败过多而打击儿童的自信心，形成逃避心理，不利于有效学习。作业活动通过激励、鼓励、表扬、奖励、树立榜样等正面地强化和优化来更好地促进作业表现。但如果因为损伤或疾病等各种原因使正常的生活、学习、工作能力受到影响，不能参与各种作业活动，作业表现就会极度降低。因此，除了需要帮助恢复患者肢体运动能力，还需要重新掌握自理方法、尝试新的工作及业余活动，进行生活模式的重整，建立新的生活方式。该过程需要作业治疗师通过整合患者个人、环境、作业因素，来帮助其有效地重新学习。作业治疗师可按照 PEO 模式的专业指引，根据其具体情况，制订科学、有效的作业治疗流程，配合康复过程每阶段的需要而设计合适的作业活动，配合人的身体、情感及认知等多方面能力的需要，募集各种资源，帮助其重新学习、训练新能力、建立新生活，促进其作业表现。

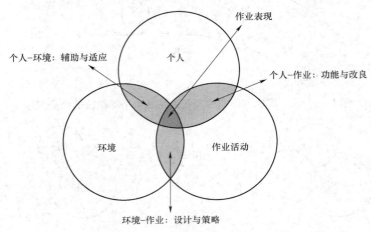

图 1-8　人、环境与作业模式的应用

五、河流模式

河流模式（the KAWA model，Kawa 是日文"河流"的意思），是 2000 年由日本裔博士 Iwama 及其作业团队基于东方文化背景提出的作业治疗模式。2006 年出版的《河流模式：文化相关性的作业治疗》一书，系统介绍了该模式。

（一）河流模式的理论特点

河流模式尝试解释在特定的东方社会和文化背景下，针对个体的客观环境的作业治疗策略，并阐明基本原理和使用方法。该模式用"河流"比喻人的生命旅程，河流的源头代表生命的起源，而入海口与大海相汇处代表其尽头（图 1-9）。沿河道曲径，水流性质及特性会因地而异、因不同情形而变，代表人生不同阶段的情况，隐喻个体生命多样性和时序性的特征。流水、河床、岩石、浮木是构成河流的要素，他们是一个整体，其中每一个要素的改变都可使其他要素发生改变，这造就了河流的多样性。河流的多样性可反映个体生活状态和整体日常生活的多样性，并受各种要素影响。河流从源头流到尽头如同个体生活的过去、现在与未来，具有时序性。因此，河流模式考虑到了个体的过去、现在与未来之生活需求。该模式可以更形象生动地帮助患者与治疗师进行作业分析与治疗，开创了一种作业治疗新思路。

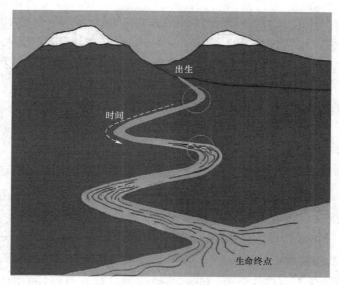

图1-9 河流的状态

（二）河流模式的组成要素

河流模式运用原本具有象征性意义的河流观点，将其概括为相互影响的五个组成要素，即河流、河床、岩石、浮木和空隙（图1-10，图1-11）。

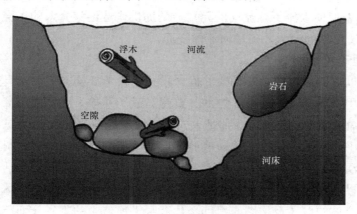

图1-10 某个时间的河流横截面图

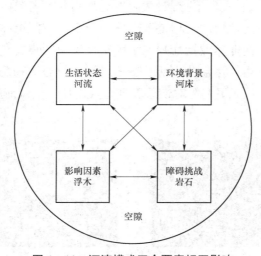

图1-11 河流模式五个要素相互影响

1. 河流 代表个体的生活状态和整体日常活动。可以是个体考虑到的过去、现在与未来的生活（他们想做，或者打算做的事情）。个体的工作经历、患病历程、自我管理和休闲活动等都可以作为河流的一部分。河流也可以像是有许多支流流入的状态。在必要或适当的时候，个体人生中的重要他人（看护者、配偶等）的河流也应被纳入考量。

2. 河床 代表物质及社会环境或背景。一般指家庭、学校或工作的环境。社会环境可以包括朋友、家人、同学、同事、爱人、宠物、亲属、熟人等任何被个体认为是重要的社会支持来源。

3. 岩石 代表障碍与挑战，阻挡生活状态的遭遇，造成个体的生活崩解或身体的伤残。可分为（但不限于）日常生活上的困难、害怕与担忧、在作业治疗服务范畴外的不便、身体缺陷或医疗相关问题等。如果其他重要的人（如看护者、配偶等），对个体的生命有直接影响，也应被纳入评估或治疗的考虑中。

4. 浮木 代表影响因素。包括：个人性格特质或"态度"；特别技巧、技能及经验，如个人拥有良好的运动能力、接受过专门的训练或交流、与人有良好的沟通能力、良好的社交能力、拥有一门手艺、具有艺术品位等；信念、价值观及原则；物质及（或）社会资本，如财富及开源途径，与拥有权力或影响力人士的社交关系。这些可以对生活状态产生影响，可能是正面影响也可能是负面影响，如浮木可能将岩石推出滚动使河流通畅（正面影响），也可能被岩石挡住去路，进一步阻塞河流（负面影响）。

5. 空隙 代表促使水流更好流动的元素，是提供作业治疗介入的机会，任何一个元素的移动都可以创造出新的河道，促进河流的畅通。

（三）河流模式的应用

河流模式可以被用作作业治疗实践的概念模式、参考架构、评估工具及治疗手法。作业治疗师可以运用河流模式给予个体协助、重建、赋予并扩大他们的生活状态。河流模式认为"作业是生命流动，而作业治疗师是人的生命流动的推动者"。

在河流模式中，不同时间河流的横截面代表个体相应时间的生活状况。作业治疗师可与个体一起借助河流截面的河流要素分析，帮助个体找出相应时间点生活中出现的问题，目前的利弊因素以及最需要解决的问题是什么，并引导个体画图，让个体清楚看到目前自己的情况。根据个体的叙述及构图，帮助个体着眼于河流中的阻塞（即反应的问题点）进行介入、评估，制定治疗计划，实施治疗，最大限度地加强并提高个体生命的流动（图1-12）。

河流模式中，从评估到治疗的过程是以个体为中心，按照个体的境遇和理解诠释组成其生命"河流"的元素，而非作业治疗师来判断个体所说的事物是否符合"岩石"或"浮木"的定义。应让个体自由表达他的生活、遭遇、困难、心情和想法，找出问题及困扰，并解释其对于他的意义，从而更有针对性地提供介入治疗（拓宽河床、移除石头……）。

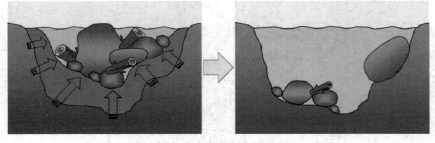

图1-12 作业治疗提高使个体生命河流的流动

本章小结

    本章主要讲述了作业及作业治疗的基本概念、作业治疗流程及常用干预方法、作业治疗项目分类、作业治疗场所及工作内容、作业治疗师的职责与角色、作业治疗师专业守则、作业治疗的发展简史等内容。其中需要学生重点掌握作业及作业治疗的概念、作业治疗流程、常用干预方法以及常用的作业治疗实践模式等基本知识，为后期学习理解掌握作业治疗技术奠定理论基础。本章内容在编写过程中参考了职业资格考试大纲的相关内容及要求，能够满足学生的考试需要。

扫码"练一练"

自 测 题

一、单项选择题

1. 下列关于作业的表述错误的是
   A. 作业是人们利用时间、空间和自身能力所完成的一切事情的总称
   B. 作业是构成个体每日生活的所有组成内容
   C. 作业是对个体有意义、有价值的任何事情
   D. 作业有其特定的形式，且是对人类个体"有意义"的活动
   E. 对人类个体"有意义"包括对生理、心理、生活和社会状态等任何方面

2. 下列哪项不属于基础性日常生活活动
   A. 进食   B. 上下楼梯   C. 洗衣   D. 洗澡
   E. 更衣

3. 下列哪项活动为日常生活活动
   A. 备餐   B. 行走   C. 听音乐   D. 看电视
   E. 小区集会

4. 哪项不属于休闲活动
   A. 修饰   B. 跑步   C. 闲聊   D. 看电视
   E. 打太极

5. 作业活动的层次不包括
   A. 能力/技巧   B. 角色   C. 环境   D. 任务
   E. 活动

6. 下列关于作业治疗定义所包含的含义哪项不对
   A. 作业治疗是一项手法
   B. 作业治疗以作业活动作为治疗媒介
   C. 作业可作为作业治疗的方法，也可作为作业治疗的最终目的
   D. 作业治疗要求患者主动参与治疗活动
   E. 作业治疗的最终目的包括预防伤病带来的残疾和残障，维持健康、促进生活独立、提升生活质量，使人可参与及对社会作出贡献。

7. 下列哪项属于人类环境
   A. 辅助沟通方法   B. 家居改造   C. 康复支架   D. 家人照料

E. 日常生活辅助器具

8. 下列哪项不是发育性作业治疗的工作内容

    A. 认知训练   B. 行为疗法   C. Bobath 疗法   D. 感觉统合

    E. 以上皆是

9. 下列关于作业治疗流程的叙述不正确的是

    A. 作业治疗流程全程应注意以"服务对象为中心"的原则

    B. 作业治疗流程具体步骤可归纳为"评估－干预－成效"的循环过程

    C. 评估环节包括了解作业背景和分析作业表现

    D. 干预环节包括干预计划的形成、实施

    E. 效果评估环节是对作业治疗干预后的成效评估

10. 作业治疗师在患者李先生出院之前与其家人一起前往家中随访。随访时，作业治疗师建议：在洗手间加装扶手，在浴室使用浴缸板，另外，家居布局需根据李先生的活动能力进行调整，使其能够适合环境的变化。请问作业治疗师使用的是哪一种常用的干预手段？

    A. 非人类环境   B. 治疗性自我使用

    C. 治疗性作业活动   D. 教育和培训

    E. 活动分析和组合

11. 下列哪项不是社会心理作业治疗的服务对象

    A. 精神分裂症   B. 抑郁症   C. 躁狂症   D. 截瘫

    E. 思觉失调

12. 哪项不是作业治疗过程基本的步骤

    A. 设定长期目标   B. 治疗的实施   C. 再评定   D. 不需短期目标

    E. 评定

13. _____被誉为 OT 之父。

    A. William Rush Dunton   B. George Edward Barton

    C. Thomas Bessell Kidner   D. Eleanor Clarke Slagle

    E. Susan Cox Johnson

14. WFOT 将每年的____月_____日设立为"世界作业治疗日"

    A. 9 月 8 日   B. 9 月 10 日   C. 10 月 27 日   D. 10 月 30 日

    E. 12 月 8 日

15. 下列哪项不是常用的作业治疗模式

    A. OP   B. MOHO   C. PEO   D. KAWA

    E. COPM

二、案例分析

张某，男，56 岁。因突发胸痛持续 6 小时，被妻子送至医院急诊，确诊为心肌梗死、冠心病，被送到心脏重症监护室。在此次发病之前，患者在日常生活中非常独立，他是一家技术公司非常成功的高管。已婚 31 年，有一个儿子在上大学。他的妻子担任某公司财务总监。

张某与家人住在郊区的一个比较宽敞的两层楼房子里，一楼有生活区和卫生间，二楼有四间卧室和两间浴室。室内进入二楼有楼梯。

张某爱好是打高尔夫以及旅行，每年都与家人外出旅游两次。他每天大约凌晨 5 点醒来，大约晚上9点下班回家。他每天喝大量的咖啡，抽两包烟。他的父亲62岁时心脏病发作去世。张某是一个很上进的人，他期望身边的人都能出类拔萃，并充分发挥自己的才能。他每周平均工作70小时。他喜欢他的生活方式和他作为公司高管和父亲的角色。他是一个自信的人，他说压力不会影响他的生活，他可以在挑战中成长。他的目标是在住院结束后立即回家，并迅速返回工作岗位。

作为一个作业治疗师，尝试运用某一作业治疗实践模式对该案例进行分析，思考作业治疗介入的思路。

（陆建霞）

扫码"学一学"

第二章

作业治疗评定

学习目标

1. **掌握** 作业治疗评定的定义；作业治疗访谈的定义；作业治疗访谈的程序及方法；作业表现评定的方法；活动分析和作业分析的定义。

2. **熟悉** 作业治疗访谈的注意事项；COPM 的实施步骤；活动分析和作业分析的方法、步骤及内容；活动分级、调适/改良的方法。

3. **了解** 活动分析的意义；活动分析和作业分析的区别。

4. 学会对个案进行作业治疗访谈，能运用 COPM 进行作业表现评定，能进行活动分析，针对个案进行作业分析。

5. 具有基本的作业治疗评定的临床思维与素养。

案例讨论

【案例】

张某，男，51 岁，工厂工人，因脑梗死导致左侧偏瘫。在神经内科住院治疗 1 周病情稳定，现转到康复中心接受康复治疗。患者目前神志清楚，对答切题。

【讨论】

请问作为一名作业治疗师，应如何为该患者进行作业治疗评定？

作业治疗评定是作业治疗的前提，并贯穿整个作业治疗流程。作业治疗评定是一个系统收集影响人们作业表现相关信息的过程，通过这一过程，治疗师可以发现患者的作业表现障碍、分析障碍的原因、确定治疗目标以及指导作业治疗方案的形成。作业治疗评定的方法包括通用评定方法和作业治疗专用评定方法。本章主要介绍作业治疗中常用的专用评定方法：作业治疗访谈、作业表现评定、活动分析和作业分析。

第一节 作业治疗访谈

一、概述

在作业治疗过程中，常通过对患者及其家属进行访谈的形式了解和获取更多关于患者作业背景的信息。所谓访谈是指由访谈者和被访谈者共同构建的围绕提问和回答问题而进行组织的研究性交谈。

作业治疗访谈是进行以患者为中心的评估和了解作业背景的第一步，是作业治疗师最常用的一种评定手段。其目的除了收集信息，同时也有助于与患者建立治疗关系。

有效的访谈不应是以生硬的、刺激－反应方式进行的，而应是通过访谈使双方对特定现实（指患者的经历）形成一致的理解。首次接诊患者时，患者的诊断可能预示患者存在某些特定问题。例如，患者被诊断为精神分裂症、关节炎或学习障碍，依据经验或者专业理论知识，可能会让我们对患者可能存在的作业表现问题做出一定的假设。但是，要制订合理的干预计划，还需要知道患者的具体情况，并从患者的角度来理解这些情况。换句话说，就是需要了解患者的经历，包括病人在接受干预前的生活情况，病人如何看待目前的生活，以及病人对接受干预后生活的期望。这样，作业治疗师可以理解患者的价值和动机，以便进行有意义的干预。因此，访谈作为一种评估策略，可以帮助治疗师从叙述的角度来了解患者的经历、目标、关注点和期望，这些对于确定干预过程是至关重要的。通过与患者的对话，对其康复需求达成一致的看法。

访谈是一种结构化的策略，目的是让患者参与到对话中来。一般采用正常对话形式进行访谈，而不是正式的问答形式。访谈应在干预过程的开始进行。在干预开始时进行访谈的目标主要是收集关于患者的具体信息，是对患者进行全面评估的程序之一。访谈是治疗师和患者之间的互动，因此访谈本身也是一种干预，同时也具有治疗价值。在访谈中，治疗师和患者可以一起为患者构建一个新的生活。

考点提示　作业治疗访谈的定义。

二、方法

访谈可以使用正式的或非正式的工具来完成。与患者的访谈是一种治疗性沟通，与日常交谈存在根本上的不同。进行有效的访谈需要沟通技巧和经验。下面主要讨论有效访谈的技巧和构建治疗性访谈的方法。

（一）有效访谈的技巧

1. 准备　做好访谈准备是进行有效访谈重要的第一步，包括治疗师、患者及访谈环境三个方面的准备。

（1）治疗师的准备　包括：①在访谈之前，先阅读患者可能提供的初步信息，对访谈中可能关注的领域形成初步想法，从而预先设置想问患者的问题；②选择经过信度和效度的测试访谈方法；③根据患者的诊断或所提问题预测患者参与访谈的积极程度，患者是否只能接受简短的访谈，或此时是否不适合进行访谈。在医院、疗养院或日间机构等环境中，护理人员或与患者密切接触的其他人均可对患者当天的情况提供有用的信息。

（2）患者的准备　包括：①与患者首次会面时，要做自我介绍，并简要介绍自身的角色，获得进行访谈的许可；②简要告知患者访谈的内容和目的；③安排访谈时间。根据所处的环境和时间限制，可以当场进行访谈，也可预约安排在稍后的时间。提前约定访谈时间可以给患者一定程度的控制权。患者可以选择进行访谈的时间。因为对很多人来说，一天中的某些时间可能比其他时间更好。例如，许多抑郁症患者在早上感觉更糟，随着一天的进展，他们的情绪和精力水平都有所改善。让患者感到自己有一定程度的控制，有助于为协作关系奠定基础。

（3）访谈环境的准备　包括：①选择在让治疗师和患者都感觉更舒服的私人空间进行访谈；②椅子之间有适当的距离（90～120cm）；③环境的温度应对两人来说都是舒适的，光线充足，准备好纸巾和水。如果没有一个私人空间，也可以在一个更开放的空间里，选择一个角落通过摆放椅子来创造一个私密性空间。

2. 提问

（1）提问的方式　访谈中治疗师提问的方式将影响获得信息的质量和数量，影响对患者经历的理解程度，也会影响患者对治疗师的看法，从而影响治疗师与患者关系的发展。提问的方式主要有开放性问题和封闭式问题两大类。一般来说，开放式问题更利于从患者那里得到有意义的信息，而封闭式问题因为往往只需回答"是"或"否"或回答非常简短。例如，问"你喜欢你的工作吗？"，一般只需回答"是"或"不是"。而如果提的问题是"告诉我你喜欢这份工作的哪些方面？"，则可以得到更详细的回答。此外，在访谈提问时需注意后续问题的使用，以获得更多的信息。例如，"那多告诉我一些关于这方面的情况吧"，鼓励患者讲述自己的故事，并帮助建立同理心。

（2）问题的类型　在访谈过程中，常问的问题有两种类型：一种是事实性或描述性的问题，如"你是做什么工作的？"；另一种是叙事性问题，获取关于患者生活中的事件及患者对事件的看法和动机等信息，如"你现在的生活与患病前有哪些变化？"。有效的访谈应是包括这两种问题的交织。但如果是一个思维混乱的患者，可能难以连贯地回答较多的开放式或叙述性的问题，但可以回答更结构化的问题，比如"你住在哪里？"。

（3）注意事项　在访谈过程中，要注意所问的问题是否让患者感到焦虑或不舒服。最好是开放的、清晰的、独特的问题。一次只问一个问题，且采取中立、不带偏见的态度，鼓励患者讲述他或她的故事。可以通过问"为什么"的问题引导患者解释他们的感受或行为。

3. 应答　访谈不仅是治疗师提一系列问题，还要穿插着患者的回答，治疗师也要对患者的回答做出回应。在访谈中有两种常见类型的回应：内容回应和情感回应。当希望澄清事实或表示已经理解患者的意思时，可以采用内容回应。当想要反映出潜在的情感或患者正在交流的情感基调时，可以采用情感回应。情感回应是表示治疗师和患者在相同情况下都有这种感觉。情感回应的措辞应有一定的试探性，其目的是沟通，试图理解和关心患者的感受。

在最初的访谈中，要避免急于用建议来回应，至少要等到访谈结束。在访谈过程中，应主要以复述患者刚刚说的话来回应，但不仅仅是重复患者说过的话。应试图捕捉患者所说内容的本质，用自己的语言复述，以表达想要理解患者的愿望，表示已经听到并理解，而且重视患者与治疗师分享的信息。也让治疗师确认是否已清楚地理解了患者。

4. 参与观察　参与包括使用非语言和语言行为，帮助沟通，表示对患者的关注，促进治疗和谐的发展。非语言行为包括面部表情、身体的姿势、动作以及说话的音量、音调、语速、节奏等。治疗师的椅子和患者的椅子面对面，或者稍微倾斜，分开90～120cm，这样治疗师能看到患者的全部，患者也能看到治疗师。治疗师可通过频繁的眼神交流来表达对患者的关注，也可通过点头、微笑和身体前倾等其他非语言行为表达关注。语言行为，比如说"是的""继续"等，让患者知道你在听，从而鼓励患者继续讲述其经历。进行有效的访谈，治疗师要经常调整自己的身体、动作和语调，使之与患者保持一致，注意说话的语气，真诚地表达对患者的关心。

观察主要指注意观察患者在访谈过程中的感觉。如患者是否感到疲劳？访谈内容对患者来说是否在情感上显得困难？如果感觉到患者访谈很困难，应注意核实，如问"你好吗？"

"你累了吗？"等，传达对患者的关心。观察也包括在访谈过程中注意患者的行为。

5. 有效的倾听 在整个访谈过程中，治疗师需要倾听患者的意见。有效的倾听可使治疗师做出有效的回应。但是有效倾听有时会受到很多干扰因素的影响。这些干扰因素可能来自外部，如环境中的活动，也可能来自内部即访谈者自身。影响有效倾听的主要障碍包括：一方面，评判他人包括对患者的生活方式、道德和动机做出判断，这会妨碍从患者角度去理解其观点，而过早地为患者提供问题的解决方案。而访谈的目的之一是促进与患者的合作关系，过早地提供解决方案会削弱患者在其中的作用，而增强患者的无助感。如果患者讲述较多细节，而时间有限，治疗师则可以礼貌地告诉患者"我听说这个话题对你来说很重要，也许我们应该再找个时间好好谈谈这件事。现在，我要问你一些关于其他事情的问题。"

另一方面，如果访谈准备不充分或者访谈技巧不熟练，可能会在访谈过程中分心思考接下来应该说什么，而导致不能集中注意力听患者的话，影响有效的倾听。可通过有效地利用沉默，使访谈适当暂停一下，想一想患者刚刚说了些什么，接下来应该问什么，避免在患者讲述时准备下面要问的问题。暂停的时间一般不超过 10 秒。

考点提示 有效访谈的技巧。

（二）构建治疗性访谈

治疗性访谈一般采用结构化访谈的方式。不管是什么类型的访谈，都采用标准化的流程，包含开始、主体和结束三个阶段。

1. 开始阶段 治疗师应先向患者解释访谈的目的，并介绍自己，简要描述在访谈中所扮演的角色。同时，还需要向患者解释访谈中要问的问题类型。

2. 主体阶段 访谈主体阶段是访谈的探索和发展阶段。在此阶段，治疗师和患者积极构建患者经历。进入访谈的这一阶段最好是问一些相对一般性和中性的问题，便于了解总结患者的作业背景。如可以从询问患者每天是如何度过的开始。以一个宽泛的问题大致了解患者的角色。然后在通过后面的问题来补充细节。有些患者清楚讲述他们的经历有一定困难，需要更多的支持和采用更为结构化的问题。在这个阶段，需要治疗师充分运用倾听、关注、回应和提问的技巧。

3. 结束阶段 在访谈快结束时，需要通过一定方式结束访谈，而不要突然结束访谈。要确保有足够时间来总结信息，确定患者讲述的其经历中的重要主题，并说明和患者将如何协作。这通常是治疗师和患者开始共同设定干预目标的时候。当访谈结束时，治疗师应让患者知道下一步是什么，以及什么时候会再与患者会面，可以约定下一次会面的时间。最后，治疗师应该感谢患者分享他（她）的经历。

考点提示 构建治疗性访谈的流程。

第二节 作业表现评定

一、概述

作业表现是指个体从事某项作业活动时的表现，是作业治疗的根本目标，其涉及的范

扫码"看一看"

围包括与个体相关的所有作业活动。某一个体的作业表现是个人因素、环境因素以及所从事的作业活动的特点三者共同作用的结果。作业表现不仅是机体结构本身的作用和效能，更强调个体完成作业的能力及表现，在不同文化环境和物理环境背景下能否很好地表达自我。每个人的角色、任务、活动及其背景均不同，作业表现的评定主要是针对特定个体的角色和需求展开，与服务对象的意愿和其对作业表现的满意度密切相关。因此，建议采用以患者为中心的评价工具，通常采用加拿大作业表现测量表（Canadian occupational performance measure，COPM）进行评定。

COPM 是由作业治疗师 Law 博士设计的，于 1991 年由加拿大作业治疗师协会认定并出版发行。COPM 的实施标志着作业治疗学临床思想体系的变革，即以医师和作业治疗师为中心的作业治疗模式逐渐转向为以服务对象为中心的治疗模式。作为加拿大和美国作业治疗师的临床主要指导思想之一，已传播至欧美等世界其他地区。

COPM 是一种基于以患者为中心的治疗模式设计的评定方法，通过半结构式访谈方式评价患者对作业表现的自我感知，是以患者意愿确立主要治疗目标的评定方法。体现了以患者为中心的作业实践特点，其中心思想是患者作为被治疗的主体，应该参与治疗决策的整个过程。COPM 具有较好的可靠性，有助于确定治疗目标和制定治疗计划，在任何疾病和年龄均可使用。其主要观察 3 个方面：日常生活活动、工作和休闲活动。通过访谈形式发现问题。帮助作业治疗师和患者确立功能受限的活动项目。采用 1-10 的量度记录。COPM 大约需要 45 分钟，但访谈情况可影响时间长短。有时可因患者的认知障碍或年龄而表现不佳，则可采用直接观察一些特定的活动或访谈照料者的方法来证实患者提供的信息。

考点提示 COPM 的特点。

二、方法

COPM 用于测量随着时间的推移，患者对自己作业表现方面问题自我评价的变化。评估过程以患者自我发现问题为起点，通过访谈帮助患者了解其在自理、生产及休闲活动中的表现及自己的满意程度，找出其自认为最重要和亟待解决的问题，并作为治疗的目标，让其主动地参与作业治疗。COPM 的实施具体包括四个步骤。

第一步，确定作业表现方面的问题。通过与患者或其照顾者面谈，鼓励其想象生活中具有代表性的一天，询问关于自理、生产和休闲活动方面的问题，让患者确定想做、需要做或期待去做的活动，然后要求他们确定哪些活动的完成情况难以令人满意，即为服务对象的作业表现问题。

第二步，评价每个问题方面的重要程度。患者就步骤一确定的每一项存在障碍的作业活动的重要性进行评分，评分采用 1~10 分制，1 分表示非常不重要，10 分表示非常重要，并把分数填在相应活动的位置。再按得分从高到低排序，排在前 5 个的作业活动则确认为患者认为最重要的、存在困难的作业活动，也就是患者最迫切需要解决的问题。这可以帮助治疗师确定治疗的先后。

第三步，评价活动表现及活动满意度。让患者针对自己在步骤二选出的最迫切需要解决的 5 个目标活动，对每一个活动的作业表现和对表现的满意度分别进行评分并记录。评分还是采用 1~10 分制，1 分表示表现很差或很不满意，10 分表示表现很好或很满意。评定结果以作业表现分和作业满意度分别计分，再分别计算平均分，并以此作为基础制定作业治疗计划和阶段目标。

　　第四步，复评。根据前面的评定结果进行针对性的作业治疗，治疗一段时间后再次进行评定，评定方法同步骤三。比较前后的活动表现评分和对表现的满意度评分差异，根据复评结果调整治疗方案或终止整个治疗。初评在最初访问患者时进行，复评则可以在治疗的过程中随时进行。

　　COPM 既是一种作业治疗评定方式，也可以作为一个完整的理论体系指导临床作业治疗的全过程。在患者的自选活动项目中，根据患者目前功能可以选择作业治疗临床治疗目标；通过治疗前后满意度评分变化可以评测患者对治疗的满意程度；根据活动分差和满意度分差可以了解到患者治疗前后作业表现和满意度的改变情况。加拿大作业表现测量表（第二版）见表 2-1。

表 2-1　加拿大作业表现测量表（第二版）

本测量表是为作业治疗师而设计的，用于测量随着时间的推移，个体对自己作业表现方面问题自我评价的变化。

姓名：　　　　年龄：　　　　性别：　　　　陈述者（如非本人）：

检查日期：　　　　治疗师：

预约复查日期：

复查日期：　　　　治疗师：

步骤一：确定作业表现方面的问题 与顾客见面，鼓励其想象日常生活中代表性的一天，询问关于自理、生产和休闲活动方面的问题。让顾客确定想做、需要做或期望去做的活动。然后要求他们确定哪些活动的完成情况难以令其满意，并把这些活动方面的问题记录在步骤 1A，1B 或 1C 中。	步骤二：重要程度 用评分标准，让顾客对每一个活动的重要性进行打分，分数从 1 到 10，并把得分填在 1A，1B 或 1C 的空格里。
步骤 1A：自理 个人自理 （例如：穿衣、洗澡、进食、个人卫生）　＿＿＿＿＿＿ 　　　　　　＿＿＿＿＿＿ 　　　　　　＿＿＿＿＿＿	重要性 ＿＿＿＿ ＿＿＿＿ ＿＿＿＿
功能性行走 （例如：转移、室内外行走）　＿＿＿＿＿＿ 　　　　　　＿＿＿＿＿＿	＿＿＿＿ ＿＿＿＿
社区活动 （例如：交通工具使用、购物、理财）　＿＿＿＿＿＿ 　　　　　　＿＿＿＿＿＿	＿＿＿＿ ＿＿＿＿
步骤 1B：生产活动 有薪/无薪工作 （例如：找工作/维持工作、义工）　＿＿＿＿＿＿ 　　　　　　＿＿＿＿＿＿	＿＿＿＿ ＿＿＿＿
家务活动 （例如：清洁、洗衣、烹饪）　＿＿＿＿＿＿ 　　　　　　＿＿＿＿＿＿	＿＿＿＿ ＿＿＿＿
玩耍/上学 （例如：玩耍技巧，家庭作业）　＿＿＿＿＿＿ 　　　　　　＿＿＿＿＿＿	＿＿＿＿ ＿＿＿＿

步骤 1C：休闲活动		
静态娱乐 （例如：爱好、手工艺、阅读）	_____ _____	_____ _____
动态娱乐 （例如：体育活动、郊游、旅行）	_____ _____	_____ _____
社交活动 （例如：探亲访友、电话联络、聚会、通信）	_____ _____	_____ _____

步骤三和四：评分——初次评估和再评估

让顾客确定 5 个重要的有问题的活动并记录在下面的表格中，用评分标准让顾客就每个问题对自己的表现和满意度进行打分，然后计算总分。总分的计算是把所有问题的表现分或满意度分累加然后除以问题的总数。再评估的分数以同样的方法计算，同时计算两次评估的分数差值。

初次评估： 作业表现的问题：	表现 1	满意度 1	再评估： 	表现 2	满意度 2
1. _____	_____	_____		_____	_____
2. _____	_____	_____		_____	_____
3. _____	_____	_____		_____	_____
4. _____	_____	_____		_____	_____
5. _____	_____	_____		_____	_____
评分： 总分=表现或满意度总分/问题数	表现 总分 1	满意度 总分 1		表现 总分 1	满意度 总分 1

表现总分差值 = 表现总分 2 _____ − 表现总分 1 _____ = _____

满意度总分差值=满意度总分 2 _____ − 满意度总分 1 _____ = _____

附加记录和背景资料：

初次评估：

再次评估：

考点提示 ▷ COPM 的实施步骤。

第三节　活动分析与作业分析

一、概述

（一）活动分析的意义

在作业治疗流程的评估、干预和成效评估的每个步骤中，活动分析都是其中的一部分。作业治疗师通过评估确定患者的需求，即患者想要做的事情与患者的表现之间的差异，继而实施作业治疗。

作业治疗的主要目的是帮助患者能够从事有目的和有意义的日常活动，常通过设计和应用有目的的活动，让患者执行这些活动，提高其能力，从而提高患者生活的独立性和生活质量，实现治疗目标。因此，活动是作业治疗的核心。但是，在作业治疗中让患者进行的活动不是盲目选择的，必须先进行活动分析，对活动的需求和治疗特性彻底了解之后，选择和设计能够实现其治疗价值的治疗性活动，这样才能达到预期的治疗目标。治疗性使用活动或作业活动被视为作业治疗师独特的核心实践技能。对人们从事的活动和作业进行分析的能力是作业治疗实践的基础。活动分析也是作业治疗过程的一部分，让作业治疗师能够清楚理解和分析特定活动所需的技能和外部条件，以及其具备的特质。活动分析是作业治疗师应当具备和熟练掌握的基本技能之一。

进行活动分析的意义可以概括为以下几点：①理解活动的治疗价值；②评定患者的作业表现；③确定个体因素对作业表现的影响；④确定环境因素对作业表现的影响；⑤确定作业活动的分级或者调适的方法以改善作业表现。

（二）活动分析的类型

在作业治疗实践中的活动分析可分两类：标准的活动分析和作业分析。

1. 标准的活动分析 是狭义的活动分析，通常所说的活动分析就是指标准的活动分析。是指对一个特定的活动在一般典型情况下的分析，包括完成该活动所需要的技能和能力（即活动需求）以及在社会文化层面潜在的意义。活动分析过程从活动本身出发，既不需要考虑个体因素的差异，也不需要考虑活动的具体环境及其他背景因素。活动分析是对活动需求的评估，而不是对患者的评估。通过活动分析概述每个步骤以及如何完成，让作业治疗师充分理解活动的成分和对患者可能的意义，并以此来指导患者，同时提供关于活动的治疗特质、如何用于治疗、适用对象等信息。活动分析还有助于治疗师对活动进行分级或调整，发现环境对作业表现的影响，有助于治疗师选择适当的活动，为患者提供正确的挑战，确定患者所需要的帮助以及干预的领域，实现治疗目标。

作业治疗师在实践中，应不断对活动进行分析，培养熟练进行活动分析的能力，能快速地理解大量活动的治疗特质，在脑中形成一个"工具库"，以便在治疗过程中更容易选择出合适的活动作为治疗手段。

2. 作业分析 是指基于作业的活动分析，不仅关注一个活动通常是如何完成的，还关注特定的人是如何完成和体验的，并检查影响作业表现的内部和外部因素以及活动背后的含义。因此，作业分析着眼于对特定个体具有意义和受作业背景影响的活动，重在关注特定情景下的具体的人，分析其在真实环境中想要或需要完成的具体的作业活动，并深入剖析患者在其真实环境中的作业活动细节。作业分析将作业治疗师的思维内容从选择和分析孤立的活动转移到使用有意义的作业活动作为治疗手段，不仅考虑活动本身，更多地考虑活动结合特定的背景因素对人的意义和价值，聚焦于作业分析有利于鼓励作业治疗师尊重患者的意愿，能更好地体现以患者为中心的治疗模式。

3. 活动分析与作业分析的区别 活动和作业是作业治疗的核心内容，在治疗过程中经常被提及和使用，分别作为治疗的手段和治疗的目的，两者既具有共性，也存在差异。活动是在特定文化背景下人们从事不同活动的通用方式的抽象概念。作业是特定个体选择从事的活动以及每一个体从事该活动的实际经历。例如，"做花生酱和果冻三明治"是活动；"张女士在家为她的女儿做花生酱和果冻三明治"则是作业；另外，"从碗柜里拿出一个盘子，从冰箱里拿出花生酱，等等"是任务。

分析的第一步是确定要进行的是作业分析，还是仅进行活动分析。活动分析，关注一个活动的典型需求。作业分析，关注是谁的活动？要考虑到特定的人的利益、目标、能力和背景，以及活动本身的要求。如果是为了对活动的需求有一个基本了解，而不需考虑进行活动的特定的人，那么需要进行的是活动分析。但是，如果是要分析一个特定的人的活动，那需要进行的就应该是作业分析。例如分析制作花生酱和果冻三明治这项活动，如果是看它通常是怎么做的，那要做的就是活动分析；但如果是要看某个特定的人如张女士是怎么做的，那要做的就是作业分析。但是，活动分析和作业分析都是在作业治疗评估和干预过程中要完成的。

以制作花生酱和果冻三明治的活动为例，比较活动分析与作业分析的区别。按通常人们制作花生酱和果冻三明治的方式，分析完成这项活动需要多大的运动范围和强度，以及需要多少感官信息来执行活动，这是活动分析。然而，假设是到张女士家，分析她是如何为她的女儿做花生酱和果冻三明治的，这时活动的需求有很大不同。比如，张女士家的橱柜上有儿童锁，需要双手才能打开。她用的花生酱特别厚，很难舀出来。她 3 岁的女儿可能对她提出了更多注意力的要求。因此，对张女士制作花生酱果冻三明治的活动需求进行分析，可以理解为作业分析。

运用作业的定义，可以确定以下活动需要进行活动分析还是作业分析。

活动	活动分析	作业分析
把木栓放在钉板上	√	
如何在衬衫上缝扣子	√	
患者如何泡茶		√
骑自行车	√	
张女士把盘子放进洗碗机里		√
张女士把蛋筒堆在桌子上		√

二、方法

1917 年，由工程师创建和发表的研究工人在工作中的运动的方法，作为活动分析或运动研究的原则，被用于指导作业治疗师进行活动分析。

作业治疗评定通常从了解作业背景开始，通过与患者面谈，全面了解患者所从事的作业及这些作业背后的含义和发生的背景。每一项作业都需要由作业治疗师进行分析，确定作业的需求。然后，再评估患者的表现，并选用合适的评估工具来评估患者的个体因素、技能或环境。将作业的需求与患者的技能及环境进行比较，以确定治疗需求。

（一）分析步骤及内容

分析过程见图 2-1。

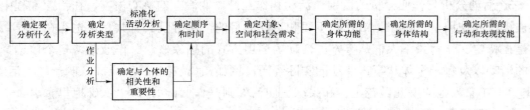

图 2-1　活动分析的步骤

具体分析步骤及内容如下。

1. 确定分析的活动是什么　这是活动分析的第一部分。确定分析的是什么活动，该活动所属的作业领域，并全面了解该活动及其相关的内容。

2. 确定要进行哪种类型的分析　确定要进行的是标准化的活动分析还是作业分析。如果是针对某特定个体的活动进行分析，那么将进行的是作业分析；否则，进行的是标准化的活动分析。但是，无论使用哪种分析，都必须清楚地描述所分析的活动或作业，并阐明活动是如何、在何处或以何种方式发生的。对于作业分析，分析过程中还应收集关于该活动对特定个体的相关性和重要性的进一步信息。

3. 确定对患者的相关性和重要性　只有在进行作业分析时，才包含此步骤。这部分要求作业治疗师深入了解患者对其作业的理解和定义，以及这些作业的重要性。收集这些信息是成功分析和完成后续步骤的关键。

人类从事的日常活动赋予他们的生活意义和目的。人们通过所做的作业来定义自己。个体从事的每一种作业在其生活中都有着不同的意义和独特的价值。作业所满足的需求是由个体自己定义的。但是，大多数患者在被询问之前并不清楚。例如，李女士因手腕骨折到作业治疗部就诊，在评估过程中，她确定了几个对她来说很重要的作业。其中之一是洗碗。自从她手腕骨折后，就再也不能洗碗了。她解释这个作业的重要性时，就需要思考为什么这个作业对她重要。她说，她喜欢丈夫回家时把房子打扫干净，这对她来说是一项非常放松的活动。她喜欢温水和肥皂的感觉，喜欢洗后盘子闪闪发光的样子。这些说明了她的价值观和这个作业所满足的需求。她觉得她需要为丈夫做这件事（也是一种价值），她也用这个活动来进行放松。因此，为了确定一项活动对患者的相关性和重要性，要确定患者的价值观、信念、需求以及作业的可感知效用。这些可以通过一些问题来确定，如：这项活动对你在哪些方面重要？参与这项活动让你感觉如何？你需要用什么方式来参与这项活动？你参加这个活动的经历怎样？参与这种活动的能力受限如何影响你的生活？如何影响你的角色？如何影响你与他人的关系？

4. 确定活动所需的步骤　这一步是将活动分解为一个个步骤，并说明每个步骤的顺序和时间，为全面分析提供基础。这便于作业治疗师识别活动的需求。

要理解一个活动以及该活动对执行者的要求，必须先清楚地确定所分析的活动是什么，然后将该活动分解为其组成步骤。每个步骤都包含成功执行的关键信息。例如，分析洗手的活动，其中关键的步骤是使用肥皂，包括伸手去拿肥皂，抓住肥皂，把肥皂在两只手上来回移动。查看这些步骤中的每一步执行者成功完成的操作或遇到的挑战，确定哪些步骤对活动或作业的成功完成至关重要，以便治疗师顺利完成下面的分析步骤。

下面介绍几种确定活动或作业关键步骤的方法。

（1）在心里处理活动或作业的步骤　对于简单的日常任务，确定步骤的最简单方法是在脑海中想象每一步。

（2）自己参与活动　通过参与活动感受参与活动的感觉，并掌握无法通过心理可视化或观察他人来发现的步骤和元素。参与一项作业或活动可以让作业治疗师对一项活动有更广泛的了解，从而进行更准确的分析，创造性地找到满足患者需求的活动。

（3）与患者交流　让患者一步一步地解释一项活动，让治疗师对活动是如何完成的以及所需的对象和设备有一个总体的了解。同时，患者还能提供有关活动的某些观察者无法看到的信息。这通常是收集信息最简单、最快的方法。但要注意患者可能会遗漏一些重要的细节，有些认知或语言障碍的患者也可能无法口头提供所需的信息。要求患者提供有关某项活动的信息时，可以问一些探索性的问题来收集所有相关的细节。例如，询问活动对象和属性方面的信息，如所使用对象的大小、形状和重量。如果患者说他或她用的是锤子，那么需要询问：用的锤子是什么类型的？多大？多重？把手是什么形状的？

（4）与从事这项活动的人交流　如果与患者交流不可行或无法获取足够信息时，与其他执行该活动的人交流获得有价值的信息，这也是一种有效的策略。例如可以从患者的同事或雇主那里收集信息，了解他的工作需要哪些活动。最好准备好一份问题清单，便于一次收集到所有需要的信息，避免漏掉关键元素。在开始交流之前，要先简要说明交流的目的以及交流的主要内容。

（5）观察别人的行为　通过观察患者或其他人执行某一活动的过程获取信息，包括所需的身体操作以及步骤的顺序和时间。通过仔细观察，可以收集关于某一特定活动所需的力量、动作范围、协调性和动作持续时间等信息，还可以获得活动所需的心理、感官和语言功能。这种方法在因限制因素或者活动背景不适合用其他方法分析的情况下很有效。如果患者不能完全执行活动，可以观察其他执行该活动的人。但要先询问是否可以观察，解释观察的目的，并获得做记录的许可。也可采用观察录像的方式，可以按照自己的节奏反复观看，细致地分析活动的各个方面。这种分析活动的方法有成本低、时间效率更高的优点。但要注意不同人完成活动的过程、操作、顺序和时间可能不同，并不总是与患者的相同。所以，在进行作业分析时，应该始终考虑这一点。

 知识拓展

以做炒鸡蛋为例展示活动的过程性任务分析，确定顺序和时间。

炒鸡蛋的顺序和时间：

1. 用一只手抓住锅的把手把它拿起来。
2. 把平底锅放在炉子上。
3. 打开燃气灶，将旋钮慢慢向右转动，直到听到咔嗒声。
4. 慢慢地将旋钮向左旋转，直到火焰达到中等水平。
5. 一只手抓一个鸡蛋。
6. 在柜台边缘轻拍鸡蛋，直到形成一个裂缝。
7. 把鸡蛋快速地放到碗上面。
8. 用双手将拇指插入裂缝中，轻轻地将蛋壳拉开，让鸡蛋落入碗中。
9. 将蛋壳放入垃圾桶。
10. 对第二个鸡蛋重复步骤5到9。
11. 用左手轻轻地握住碗的边缘。
12. 用右手拿起一双筷子。
13. 将筷子放入碗中，以圆周运动的方式快速移动筷子。
14. 把筷子放在工作台上。
15. 把鸡蛋小心地倒入锅里。
16. 左手握住锅柄，右手拿起铲子。
17. 抓住锅的把手，用铲子的尖端慢慢搅拌鸡蛋。

18. 继续搅拌，直到鸡蛋蓬松，不再湿润。

19. 把炉子的旋钮调到关闭的位置，直到火焰熄灭。

20. 抓住锅的把手，小心地把它拿起来。

21. 沿着铲子的把手拿起铲子。

22. 把锅倾斜在盘子上，用铲子把鸡蛋从锅里刮出来。

23. 把平底锅放在炉子上。

24. 把铲子放在工作台上。

5. 确定活动的对象和属性 了解了活动的步骤和顺序，下一步必须了解活动使用的对象以及这些对象的属性。主要分析活动的每个步骤可能需要的工具、材料和设备，以便作业治疗师更好地理解所需的技能和身体功能。也可以通过理解执行活动所需的对象，让治疗师从另一个角度了解患者如何与环境交互。通过这一步分析获取的信息，可以看如何改变以获得更大的独立性。在对患者的活动进行分析时，不仅看是什么导致完成活动的困难（如手部力量下降或活动范围受限），还要看可以如何改变使用的对象，以实现更大的独立性。例如，增大餐具把手的尺寸，以弥补手部力量的下降。

这部分的分析内容主要包括：工具、材料、设备、属性等。

（1）工具 是帮助人完成一项活动的东西。用于执行活动的工具，如剪刀、牙刷、锤子、订书机等物件。工具是非一次性的、可重复使用的对象（不是消耗性的）。如刷牙的活动中，牙刷是使用的工具，而牙膏是材料。从更广泛的角度来看待工具的功能和用途，可以让治疗师思考它如何应用于日常工作。

（2）材料 是制造或做某事所需的实物物品，或者在活动过程中消耗的物质。例如，写一封信所需要的材料是纸和书写消耗的墨水或铅，也是不能重复使用的材料。在活动结束或经过一定时间后需要进行补充。在确定活动所需的材料时，需要确定所需的数量以及属性。

（3）设备 在活动分析中，设备是指装备以供人类完成某项活动的仪器、器具或物品，如微波炉、吸尘器、洗衣机等机器，建筑工人需要的安全帽、工具带、护膝和手套等物品。工具和设备的区别在于，工具通常是手工操作或使用，以协助一项任务，而一项活动所需要的设备通常比工具大，而且设备往往具有机械的性质。

（4）属性 是物理对象的一种基本性质或显著特征。分析使用对象的属性对确定活动如何进行、所需的时间和所需的技能有帮助。例如，颜料有油性的或水性的不同特性，用不同特性的颜料进行绘画时对动作、技能和时间的要求均不同。

在许多作业实践模式中，如人–环境–作业模式（PEO），作业表现受人、环境和作业内部因素相互作用的影响。这些因素都会影响作业表现。要全面理解患者执行作业的需求，以便将作业的需求（例如对象）确定为可能的干预焦点。

6. 确定活动的空间需求 活动或作业所处的物理环境对活动的表现也有很大影响。例如，有些活动需要特定的空间、温度、湿度或通风要求、噪音控制和照明等。有时，进行作业的物理环境可能会成为个体作业表现的障碍。例如，在粉刷房子的内部时，需要一定的通风，湿度不能太高否则油漆不会干，也不能太冷否则油漆可能会结冰。因此，了解一项活动发生的物理环境，可以让治疗师看到外部因素如何在作业表现中发挥作用。

这部分的分析内容主要包括：尺寸、物体在空间中的排列、表面、照明、温度、湿度、噪音等。

（1）尺寸　所需面积的大小是确定空间需求的第一个方面。分析活动需要的面积大小是指执行活动的绝对需要，而不是理想要求。

（2）物体在空间中的排列　对于某些活动和作业，必须以特定的方式排列其对象。例如，在下象棋活动中，棋子需要按照一定的顺序排列才能开始。洗澡时，肥皂和洗发水必须放在伸手可及的地方。考虑活动对象的安排有助于治疗的实施。需将某些对象放置在合适的位置，以确保患者获得更大的成功。因此，在进行活动分析时，需考虑空间中对象的排列，只要这是执行活动所必需的。

（3）表面　活动对表面的需求也取决于活动的类型和想要寻求的挑战。活动所需的表面可以是平坦的桌面，也可以是粗糙的路面。对于某些活动，表面的类型不止一种。例如，用笔和纸写字，必须在坚硬光滑的表面上进行。为了下坡，雪板的表面必须光滑，并且要有轻微的倾斜。因此，在确定所分析的活动或作业的表面需求时，需考虑活动使用的不同表面的坡度、纹理和变化。

（4）照明　是分析活动需要多少照明及其类型。这是一个容易被忽视的空间需求。对于某些活动，照明的类型和数量并不特别重要（例如，看电视）。然而，当一个人阅读或从事需要高视力的活动时，光线的数量和质量就很重要。在考虑照明是否重要时，可以问以下问题：活动是否需要视觉观察细节？光线的多少是否会影响安全？灯光是否会影响交流互动？是否需要照明来建立一个特定的环境（如安静的冥想）？这些问题的答案可以揭示所分析的活动对照明的需求。

（5）温度　对于大多数活动来说，温度并不是完成任务的必要条件。但一定的温度对有些活动是绝对必要的。如高温瑜伽需要在高温环境进行，而滑雪，必须在相对寒冷的天气中进行。通常活动使用的对象决定活动所需的温度。因此，在进行活动分析时，应该首先确定活动的对象和属性。在为特定的人进行作业分析时，温度需求可能会发生变化。例如，一个热衷于游泳的人，因为患有类风湿性关节炎，只能在温水中游泳，在冷水中会加重关节疼痛。如果给这个患者进行游泳作业的分析，温度需求则是其可以参与这个作业的一个必要条件。

（6）湿度　在活动期间使用的对象及其属性通常决定湿度需求。例如，粉刷房子的外部需要较低的湿度，以使油漆干燥。确定活动所需湿度的关键是将舒适和必要分开。例如，生活在夏季非常潮湿地区的人，在进行日常活动时，更愿意有较低的湿度，但这是为了舒适，而不是活动所必要的。

（7）噪音　噪声、噪声的类型或无噪声有时是活动的关键因素。例如人们要想参与舞会这项活动，需要播放足够大的音乐，以便于跳舞。而学习则是一项需要安静和最小噪音的活动。但如果对某同学进行学习的作业分析，又可能会发现他或她进行学习时需要音乐作为背景。这也显示了作业分析与标准活动分析中活动需求分析的不同。在确定标准活动分析的噪音要求时，需确定参与活动的通常要求是什么，活动本身产生的噪音水平。例如，吸尘器吸尘的活动包括吸尘器运行时产生的噪音，在分析这个活动时，应该注意产生的噪音量，因为这可能是与患者实施治疗时要考虑的一个因素。例如，李女士的儿子小明 14 岁，患有自闭症，她想让小明开始做家务，但小明对声音和气味非常敏感。吸尘所产生的噪声水平超出小明对声音的容忍度，所以，治疗师不建议小明参与这项家务活动。一般高噪音的活动需要更高水平的感官处理能力，较低噪音水平的活动要求较高的听力水平。

除噪音以外，还需要注意对活动中可能存在的其他感官刺激，如嗅觉、触觉等。在分析个体的活动时，需确定个体的感觉处理能力与活动产生的感觉方面的挑战是否相匹配。

（8）通风　是空气的循环和提供新鲜空气的过程。确定一项活动所需的通风量时，要了解该活动中有无吸入可能造成危险的烟雾、气体、气味和其他元素的潜在排放，尤其是在使用化学品、油漆或胶水时。所需的通风量也可能因个体而异，在作业分析中应注意。

7. 确定社会需求　是活动或作业相关的社会和文化环境，这也会对个体表现产生影响。例如，有些活动的社交需求是参与活动的必要部分（如轮流玩游戏）。

社会需求可体现在社会环境、虚拟环境和文化环境中。社会环境中的社会规则是一个人在活动中应该如何行动和沟通的典型规范和期望，是由活动所处的文化和社会环境所塑造和确定的。因此，在确定一项活动的社会需求时，首先必须确定该活动通常发生的文化环境。例如，一个人在不同的国家吃饭时所期望的行为和社交方式可能会非常不同。在进行活动分析时，需确定活动在公共文化中的社会需求。在进行作业分析时，需考虑个体在参与这个活动时，对自己的行为是否有一定的期望？是否有一些事情是别人无法接受的？有没有什么事情可能会让别人不高兴而不能做的？即使是发生在同一国家或文化内的活动，其社会需求也可能因其所处的社会环境而异。在进行作业分析时，理解不同的社会背景和不同的期望是很重要的。因此，需要了解患者的社会角色和社会背景，以帮助确定活动的社会需求。有可能参与相同的活动，但在不同的背景或社会环境中会产生不同的社会需求。还需注意，对活动社会需求的分析现在已经扩展到了虚拟世界，对某些行为的期望已经成为某些虚拟世界的规范。例如，一个人发布信息或照片，进行在线互动，在这些虚拟环境中都存在社会规则。

8. 确定所需的身体功能　身体功能是身体系统的生理功能，不仅包括肌肉的力量和关节的灵活性等身体功能，还包括感觉、认知和情感功能等。确定一项活动所需的身体功能就是个体从事该作业或活动的功能要求。这部分被认为是分析过程中最详细和最广泛的部分。

要理解一项活动对身体功能的需求，需要全面了解用于执行活动或作业的每个步骤的所有身体系统和功能。因此，首先确定每个步骤的顺序和时间对于全面的活动分析非常重要。利用国际功能、残疾和健康分类（ICF）将身体功能定义为身体系统的功能（包括生理功能和心理功能）。活动分析需确定活动对身体功能的需求及其程度。

大多数活动需要各方面身体功能的参与。例如，打网球不仅需要神经肌肉骨骼的功能，也需要心血管和呼吸系统功能，还需要心理和感官功能使人能看到球并作出击球的策略和计划。分析确定一项活动所需的身体因素，体现了活动或作业的复杂性。即便是简单的日常活动也需要身体功能的复杂组合，并且这些功能要协同工作。在确定一项活动对身体功能的需求时，作业治疗师必须确定该活动对某种身体功能的需求要达到何种程度。换句话说，在活动中，每个身体功能受到了多大的挑战？包括活动对人体造成的生理、心理和感官上的挑战。为了理解身体功能与活动需求之间的关系，一般对每个身体功能受到挑战的程度进行评级。在活动中未使用的身体功能被认为没有受到挑战，在活动分析表上不做任何标记。如果是轻微的挑战，说明身体的功能被利用，但很少。很大程度的挑战，说明身体功能被利用程度很大。

但需注意，有时因受周围环境的影响，难以确定活动对身体功能的需要程度。所以，在标准化活动分析时，应根据该活动在通常情况下的身体功能需要进行分析，而不应考虑假设的情况或其他特殊的情况。例如，分析炒鸡蛋的活动，不应考虑这个人在炒鸡蛋的时候还需照看孩子的情况，所以所需身体功能中不包括注意分配的功能。但如果进行的是作业分析，则需考虑个体执行活动的背景。

 知识拓展

身体功能类别

使用 ICF（WHO，2001）分类将身体功能分为以下 8 大类。

1. 心理功能
2. 感觉功能
3. 神经肌肉骨骼和运动相关功能
4. 肌肉功能
5. 运动功能
6. 心血管、血液、免疫和呼吸系统功能
7. 声音和讲话；消化、代谢和内分泌系统；泌尿生殖系统功能
8. 皮肤及相关结构功能。

在每一大类中，都有子类。例如，心理功能分为特殊或一般的心理功能。例如，在特殊的心理功能包括 8 个功能：高级认知功能、注意力功能、记忆功能、感知功能、思维功能、复杂的运动功能、情感功能、自我和时间体验功能。

9. 确定所需的身体结构 身体结构是身体的解剖部分，如器官、四肢及其组成部分。大多数活动需要某些身体结构。在活动分析过程中，主要看哪些身体结构是活动所需要的，而不是看是否是维持生命所需要的。

每个身体功能都由一个或多个身体结构系统支持。因此，确定每个活动对身体功能的需要程度，有助于确定活动需要哪些身体结构。例如，通过分析一个人在淋浴时洗头发所需的身体功能，发现需要触觉来感觉泡沫和头发被洗的位置。手指触觉感受器接收信息，并沿神经传递至脊髓，再从脊髓传到大脑，大脑对信息进行加工处理。这些相关的解剖结构都是感知的必要条件。缺乏某一特定结构或该结构的某一部分受到损坏都可导致功能缺陷。所以，要确定活动所需的身体结构，依赖于对其身体功能的识别，明确两者之间的联系。

也要注意，有些结构虽不支持身体功能，但却是活动所需的。例如一个人做头部接触物体的动作时（如足球运动中），颅骨是保护大脑免受外力影响的必要结构。再如，眼睑和眉毛可用于交流（例如，眨眼或扬起眉毛可以表达感情）。因此，在分析活动中所需的身体结构时，要考虑在活动中使用了哪些身体部位，以及需要身体结构支持的身体功能。识别所需身体结构可通过以下 3 个步骤：①将所需的身体功能与支持身体结构匹配；②识别活动中使用的身体部位；③确定身体的哪些部位与外力接触。身体结构也是采用世界卫生组织在 ICF 中使用的身体系统分类。

10. 确定所需的表现技能 这部分主要是明确活动过程中必需的核心技能，即个体完成活动或参与作业必要的行动和表现技能。作业治疗师通过分析一项活动所需的技能水平，可以更好地理解患者从事这项活动的表现，也可以通过评估患者的表现，寻找改进的方法。

活动或作业由行动构成，而行动又由表现技能构成。表现技能是通过行动表现出来的能力，是人们在从事一项活动或作业时表现出来的可观察到的行为。表现技能分为三类：运动技能、过程技能和社交技能。表现技能与身体功能的区别在于表现技能是可以观察到的。活动的每一个操作（或步骤）都需要一项或多项技能的组合。确定活动所需的表现技能需要分析执行活动的每个步骤。例如，做炒鸡蛋的第一步是用一只手抓住锅的把手，把它拿起来。这一步需要运动和过程技能。抓握锅柄需要伸手和抓握的运动技能以及选择和处理的过程技能。抓住手柄后，需要稳定和上抬的运动技能以及启动和处理的过程技能。这些表现技能可能仅在这一步中需要，也可能在整个活动中都需要。通过对每一步的仔细分析，确定所需要的各种技能以及所需的程度。哪些在对大多数步骤都至关重要的技能被认为是极具挑战性或必需的技能。

表现技能由个体的身体功能和身体结构所支持。例如，在炒鸡蛋的第一步中，抓握的技能是抓住锅柄所必需的，它由肌肉力量、关节灵活性和关节稳定性等身体功能支持。还需要能够执行抓握动作的相关身体结构。因此，确定活动所需的步骤和所需的身体功能，可以指导确定所需的表现技能。例如，装饰蛋糕需要高水平的精细和粗大运动协调功能、手眼协调功能和手部力量，因此对运动技能的要求很高。因为装饰蛋糕通常没有需要与他人互动的步骤，所以几乎不需要社交技能。另外，所使用的对象、环境和社会需求都在一定程度上决定了对特定表现技能的要求。比如使用对象的大小、形状和感官特征等会决定技能水平。例如，使用肥皂洗手时，需要高水平的操作和把握的运动技能，以确保肥皂不会滑落。但如果是使用带泵的瓶装洗手液洗手，则对操作和把握的运动技能要求降低，而对对齐、定位和移动的技能需求增加。由此可以看出，对象的更改会改变对患者技能的需求。

确定所分析的活动所需的表现技能，还需考虑活动发生的环境。表面和空间以及活动的社会需求也可能对所需的技能水平产生影响。分析游戏活动时，了解社会需求就对确定表现技能很重要。例如，有多少人参加游戏、游戏有无特定的规则、在参与游戏的人中是否有特定的潜规则、对参与游戏者的表现有什么期望、玩家之间的互动应达到什么程度。这些不仅会影响社交技能的要求，还会影响过程技能和运动技能的要求。在一款游戏中，规则要求每个玩家在 30 秒内完成自己的动作，这需要更高层次的处理技能。

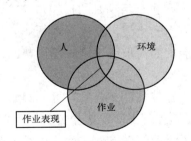 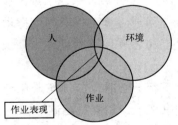

a. 在城市自行车道骑车　　　　b. 同一个人，在不同的环境（林间小道）骑车

图 2-2　PEO 模型：人、环境和作业对作业表现的影响

人-环境-作业（PEO）模型认为，执行一项作业的能力不仅受人的方面因素（身体功能、信仰、价值观）的影响，也受作业方面因素（对象和属性、社会要求、顺序和时间）和环境因素（空间要求和物理环境）的影响。使用这个框架来理解作业表现，执行活动所需的技能水平不仅由所使用的身体功能来度量，也由执行的活动本身和活动的环境来度量。随着环境的变化，技能水平可能会提高或降低。例如，当自行车的表面和环境变得更加复

杂时，骑自行车所需的技能水平就会提高。在 PEO 模型中，三个圆圈重叠的中心区域表示所从事的作业表现。当其中一个区域移动或变化时，比如骑自行车，环境的变化会导致对技能水平的需求增加，而表现则会下降。这表明，作业表现不仅受到技能和身体功能的影响，还受到活动本身和活动执行环境的影响，如图 2-2 所示。

考点提示 ▶ 活动分析的基本步骤。

活动分析和作业分析的内容概括如表 2-2。具体分析表见附录 1、附录 2。

表 2-2　活动分析和作业分析的内容框架

活动分析	作业分析
1. 活动概述	1. 作业描述
2. 所需物件及其特征	2. 与参与有关的价值观、信仰和心灵
3. 空间需求	3. 背景和环境
4. 社会需求	4. 表现模式
5. 顺序和时间	5. 所需物件及其特征
6. 身体功能要求	6. 社会需求
7. 运动肌肉分析	7. 顺序和时间
8. 身体结构需求	8. 运动肌肉分析
9. 表现技能要求	9. 身体功能要求
	10. 身体结构需求
	11. 表现技能要求

考点提示 ▶ 活动分析和作业分析的内容。

（二）应用

作业治疗师通过以上的活动或作业分析，确定患者需要帮助和干预的领域，选择合适的活动用于治疗，制订具有挑战性的干预策略，并预测其治疗效果。在临床中，作业治疗师通过活动合成有效地应用各种活动，促进患者的作业表现。活动合成是指治疗师修改一般的活动已达到特定的治疗目的的过程。活动合成的方法包括：分级和调适/改良。

1. 分级 对活动进行分级，来增加或减少人在执行活动时的技能需求。包括两种：一是逐步增加活动的需求或难度，以渐进地提供适当的挑战，促进患者功能的恢复，同时确保最终成功；二是当患者表现有困难时，降低活动的需求或难度或提供帮助，让患者能成功完成活动。

在对一项活动进行分级时，应注意避免给患者带来不必要的挫折。例如，当一个患者正在努力把书放到书架上，如果再在该患者的手腕上绑上沙袋增加负重，使活动更加困难，患者难以完成。这种方法就是不恰当的，偏离了活动的重点。活动分级时不要同时改变活动的很多方面。因为，对于患者如果同时添加了太多的新挑战，很可能会使其感到沮丧。

对一项活动进行分级，首先要很好地理解该活动的需求，有助于找到降低活动级别的方法。使用的对象和属性是什么？这些功能是否可以更改？更改会使其更容易还是更困难？是否可以改变环境的某些方面，如噪音、温度、工作表面或座位表面？是否可以改变顺序和时间？这些步骤是否可以更改或以不同的方式执行？时间是否可以改变，如允许更多或更少的时间来完成活动。活动的社会需求可以通过取消或改变活动规则或降低他人的期望来减少。例如，王先生很难和别人玩棋盘游戏，作业治疗师将他的活动分级，这样他就可以重新学习如何参与这个作业。开始可以让他玩一个简单的纸牌游戏，没有社会对他的要求。让他和治疗师一起打牌，提高表现。然后再在游戏中加入另一名选手，从而进一步提高表现。随着王先生技能水平的提高，再增加社会需求，如行为规则和与其他玩家的交流互动。

在患者开始活动之前，先确定患者执行活动中哪些操作有困难，需要达到什么治疗目标，然后选择通过提供帮助和改变对象和属性、空间需求、社会需求或顺序和时间来降低活动的级别，可以通过更改其中某些活动需求或提供帮助来改变所需的操作和技能水平，使患者获得成功。

 知识拓展

支架式分级法

支架式分级法是一种通过在患者遇到困难或无法成功完成某个步骤时向其提供帮助来对活动进行分级的方法。

当一个孩子开始学习自己进食时，父母会把手放在孩子拿勺子的手上。首先，由家长引导孩子的手舀食物，并把送到孩子嘴里。最终，当孩子学会把勺子放到嘴里，但仍然需要别人帮忙舀食物时，其中把勺子放到嘴里过程中的支持和帮助就不需要了。这样，支持（或支架）被一点一点地移除，直到孩子在没有帮助的情况下成功完成独立进食的任务。通过这种方式，活动开始时级别是降低的，但是随着给孩子的挑战越来越多，给父母的挑战越来越少，活动的级别逐渐升高。这种技术也经常在作业治疗过程中使用。例如，一个中风患者重新学习如何只用一侧上肢完成穿衬衫的活动。开始时，可能需要治疗师提供大量帮助，患者才能穿上衬衫。在患者学习如何完成这个活动的过程中，治疗师会逐步减少提示和帮助，让患者变得更加独立。在此过程中，治疗师需要仔细考虑所提供的帮助的数量，并确保在每次训练中，逐步移走一定数量的支架（或支持）。

活动分级的具体方法有多种，可以根据患者执行活动过程中遇到困难的具体情况、所要达到的治疗目标以及相关的参考理论选择合适的分级方法，可通过调整活动需求的各个方面来对活动进行分级。活动方法范例见表 2-3。

表 2-3 活动分级方法范例

治疗目标	活动设计重点	增加难度分级原则	做 法
增加感觉察觉或感觉区辨	提供不同的材质、形状、大小的物品	● 差异性：大→小 ● 材质：粗糙→光滑 ● 尺寸：大→小	● 改变物体材质的差异度和相似度 ● 改变物体的尺寸、形状或种类
降低感觉过敏	提供不同材质和硬度的物品	● 材质：可接受→勉强忍受	● 改变包裹在器皿或工具外的材质
增加关节活动度	提供关节活动的机会	● 关节活动范围：小→大	● 改变执行活动的平面高度 ● 改变物品或器材的位置 ● 改变物品或工具的大小或形状
增加肌力	提供执行抗阻动作的机会	● 阻力：小→大 ● 动作速度：慢→快	● 改变执行动作的平面，利用重力改变阻力 ● 改变施力的位置，利用杠杆原理改变阻力大小 ● 增加活动执行的摩擦力 ● 增加物品或器材的重量 ● 在肢体外加重量 ● 提供弹簧或橡皮筋增加阻力

治疗目标	活动设计重点	增加难度分级原则	做　法
增加肌耐力	提供执行抗小于最大阻力 50%的动作的机会	● 重复次数：少→多 ● 持续时间：短→长	● 增加活动执行的次数 ● 增加活动执行的时间
增进动作协调	提供控制动作的机会	● 动作重复度：单一关节→多关节；单一方向→多方向 ● 动作精确度：低→高 ● 动作速度：慢→快 ● 外在支持或引导：有→无	● 改变物品或器材位置 ● 改变物品大小 ● 限制活动时间 ● 在肢体上外加重量以提供肢体稳定性 ● 治疗师引导患者执行正确动作
增进视觉扫描	提供多样物品，让患者需要进行视觉扫描	● 物品排列：有组织→散乱 ● 扫描空间：小→大 ● 物品数量：少→多 ● 扫描时间：不限制→限制 ● 物品熟悉度：熟悉→不熟悉	● 改变物品或器材的排列位置或相对位置 ● 增加物品数量 ● 限制活动时间 ● 改变物品的尺寸和形状
增进视觉区辨	提供不同的物品，让患者需要进行视觉区辨	● 物品熟悉度：熟悉→不熟悉 ● 物品特征：明显→不明显 ● 对比度：高→低 ● 背景：整齐→杂乱	● 改变物品的数量和复杂程度 ● 改变物品的尺寸和形状 ● 增加物品颜色和对比度
增进视觉结构或视觉动作能力	提供需要二维或三维空间排列组合的活动	● 物品数量：少→多 ● 物品形状和大小：一致→不一致 ● 物品颜色：彩色→颜色一致 ● 示范：有→无；实体→图片	● 改变物品的数量和复杂度 ● 改变物品的尺寸和形状 ● 减少物品的颜色 ● 逐渐减少示范和线索
增进动作计划能力	提供患者执行动作的机会	● 熟悉度：熟悉→不熟悉 ● 活动步骤：少→多 ● 动作性质：全身性大动作→小动作；对称→不对称；近端→远端 ● 示范：有（模仿）→无（按照指令）	● 改变活动和环境对患者的熟悉程度 ● 改变活动的困难程度，由简单、大动作的活动开始练习 ● 逐渐减少适时的示范和正确的动作引导
增进问题解决能力	提供患者解决问题的机会	● 熟悉度：熟悉→不熟悉 ● 活动步骤：少→多 ● 提示：有→无	● 改变活动和环境对患者的熟悉程度 ● 增加活动的困难程度 ● 逐渐减少线索的提供

考点提示 活动分级的方法。

2. 调适/改良 作业表现的关键不只在于个体内部，而是作业、环境和个体之间交互作用的结果。因此，当患者方面不能改变或改变较慢时，可通过调整活动或环境来提高作业表现，这就是调适/改良。调适/改良是通过改变或调节活动需求以促进参与的方法，还包括教授补偿技术和让患者以不同的方式完成活动（如改变顺序和时间），或改变环境中的支持和提示的数量，如提供视觉提示或提醒，以获得更大的成功。最终目标是获得更多的参与和独立。其焦点在于改变活动的需求，以符合患者目前所具备的功能水平，并不在于提高患者的功能水平。例如，治疗师给勺子加一个把手，使患有严重关节炎的患者可以独立进食。改变桌子和椅子高度（空间需求），或者提供一支更便于抓握的粗的铅笔（对象和属性），使孩子能够更好地完成书写活动。由于某些原因患者只能接受一次治疗，治疗师可以通过教会患者适应活动的方法，使其立即获得更大的独立性。这也适用于患有进展性疾病或目前身体功能和结构无法改善的患者。活动的调适/改良需要治疗师具有创造性和开放性，常常可以使患者完成看起来困难或不可能完成的任务。

进行活动调适/改良一般按以下步骤进行：①列出该活动的需求，并列出顺序和时间；②每一步都需要哪些身体功能或表现技能；③对患者来说，哪项比较困难；④通过以上信息，确定活动的哪些方面可以调适/改良。一般从可以更改的顺序或时间方面开始，看患者是否可以用不同的顺序或更多的时间来完成活动。接下来，列出使用的对象，看哪些东西可以改变大小或改变其性质，再看环境中有什么可以改变、可做哪些感官方面的改变，如灯光、噪音等方面。

　　活动调适/改良的方法大致可从以下三方面考虑：①改变做事方式，提供适当的辅具协助患者执行各种作业活动，例如提供长柄取物夹辅助夹取物品，穿衣钩或穿袜器协助患者穿衣服、穿袜子；②改变活动本身，主要是通过减少活动所需的认知或动作等方面的技巧，让活动变得简单，使患者容易执行，例如在抽屉或橱柜外面贴标签，注明内部的物品，减少患者找寻物品的记忆需求；③环境改良，对患者居住的环境进行适当的改造，或是提供患者必要的线索或协助，尽可能维持其作业活动的功能，特别是针对退化性疾病的患者，应视患者病情的变化随时提供必要的环境改造。

考点提示　活动调适/改良的目的、步骤、方法。

　　3. 注意事项　无论是进行活动分级或活动调适，治疗师需要注意不能让患者以不正常的动作或异常的姿势进行活动，也不能过度要求患者，且要注意患者的安全。一个良好的活动分级或活动调适应尽量采用简单的方式来完成，便能自然而然诱发患者的正确表现。更重要的是，治疗师必须考虑患者的主要问题和现有能力状况，才能进行适当的活动分级和调适达到特定的治疗目标。

考点提示　活动分级和活动调适/改良的的注意事项。

本 章 小 结

　　本章主要讲述了作业治疗评定中的作业治疗访谈、作业表现评定、活动分析和作业分析的流程、方法及应用等内容。其中需要学生重点掌握作业治疗访谈、作业表现评定、活动分析和作业分析的基本知识和技能，培养学生的作业治疗评定思维与素养，是学生在今后从事康复治疗尤其是作业治疗实践所必需的。本章内容在编写过程中也参考了职业资格考试大纲的相关内容及要求，能够满足学生的考试需要。

自 测 题

扫码"练一练"

一、单项选择题

1. 下列关于作业治疗访谈的表述错误的是
   A. 作业治疗访谈是由治疗师和患者及其家属共同构建的围绕提问和回答问题而进行的研究性交谈
   B. 作业治疗访谈是进行作业治疗评定的第一步
   C. 作业治疗访谈是最常用的一种评定手段
   D. 作业治疗访谈的目的只是为了收集信息进行评定
   E. 作业治疗访谈有助于与患者建立治疗关系

2. 下列关于作业治疗访谈的说法错误的是

    A. 是一种结构化的策略

    B. 具有治疗价值

    C. 采用正式的问答形式进行访谈

    D. 是对患者进行全面评估的程序之一

    E. 访谈本身也是一种干预

3. 进行有效访谈的技巧不包括

    A. 预先设置想问患者的问题

    B. 根据患者的诊断或所提问题预测患者参与访谈的积极程度

    C. 获得进行访谈的许可

    D. 随时进行访谈

    E. 选择在让治疗师和患者都感觉舒服的私人空间进行访谈

4. 关于访谈中提问的要求不包括

    A. 多问开放式问题

    B. 提问应是事实性或描述性的问题和叙事性问题的交织

    C. 提的问题最好是开放的、清晰的、独特的

    D. 一次可问多个问题

    E. 提问时应中立、不带偏见

5. 关于作业治疗访谈中的回应的说法不正确的是

    A. 当希望澄清事实或表示已经理解患者的意思时，可采用内容回应

    B. 当想要反映潜在的情感或患者正在交流的情感基调时，可采用情感回应

    C. 情感回应的措辞应有一定的试探性，其目的是沟通，理解和关心患者的感受

    D. 在访谈中，要及时予以建议来回应

    E. 在访谈过程中，应主要以复述患者刚刚说的话来回应

6. 作业治疗访谈过程中非语言行为不包括

    A. 面部表情   B. 身体姿势

    C. 说话的音量、音调、语速、节奏   D. 身体动作

    E. 说"是的""继续"等

7. 下列哪项不是影响有效倾听的主要障碍

    A. 评判患者的生活方式

    B. 访谈技巧不熟练时，利用沉默使访谈暂停一下

    C. 评价患者的道德品质

    D. 对患者的动机做出判断

    E. 早为患者提供解决方案

8. 关于治疗性访谈流程的叙述下列哪项不正确

    A. 标准化的流程包含开始、主体和结束三个阶段

    B. 治疗性访谈流程的开始阶段，治疗师还需要向患者解释访谈中要问的问题的类型

    C. 治疗性访谈流程的主体阶段最好先问一般性和中性的问题

    D. 治疗性访谈提问结束即可结束流程

    E. 访谈结束时可约定下一次会面的时间

9. 下列关于作业表现的叙述哪项不正确
    A. 主要关注机体结构本身的作用和效能
    B. 是作业治疗的根本目标
    C. 涉及的范围包括与个体相关的所有作业活动
    D. 是个人因素、环境因素以及所从事的作业活动的特点三者共同作用的结果
    E. 强调个体完成作业的能力及表现

10. 下列关于 COPM 的说法不正确的是
    A. 是加拿大作业表现测量表
    B. 是以患者为中心的评价工具
    C. 通过观察评价患者对作业表现的自我感知
    D. 是以患者意愿确立主要治疗目标的评定方法
    E. 认为患者作为被治疗的主体，应参与治疗决策的整个过程

11. COPM 的实施步骤不包括
    A. 确定作业表现方面的问题　　　　　B. 评价每个问题方面的重要程度
    C. 评价活动表现及活动满意度　　　　D. 评价躯体功能障碍程度
    E. 复评

12. 下列哪项不属于活动分析的意义
    A. 理解活动的治疗价值
    B. 确定患者的躯体功能障碍
    C. 确定个体因素、环境因素对作业表现的影响
    D. 评定患者的作业表现
    E. 确定作业活动的分级或者调适的方法以改善作业表现

13. 标准的活动分析和作业分析的区别在于
    A. 是否是针对某一特定活动的分析
    B. 是否是针对特定人的活动的分析
    C. 是否要确定活动所需的步骤
    D. 是否要确定活动的对象和属性
    E. 是否需确定活动的空间需求和社会需求

14. 需要进行作业分析的是
    A. 把木栓放在钉板上　　　　　　　　B. 如何在衬衫上缝扣子
    C. 骑自行车　　　　　　　　　　　　D. 张女士把盘子放进洗碗机里
    E. 如何泡茶

15. 下列只在作业分析时才包括的内容是
    A. 确定对患者的相关性和重要性
    B. 确定活动所需的步骤
    C. 确定活动的对象及其属性
    D. 确定活动的空间需求、社会需求
    E. 确定所需的身体功能、身体结构和表现技能

二、案例分析
张某，男，31 岁，两个月前在工作中受伤。当时他的头撞在机器上，失去了知觉。张

49

某在一家生产和包装薯片的工厂工作。他的主要工作是在流水线上把小袋薯片放进各种包装盒里。他到作业治疗部来是为了接受复工评估。

假设你是接诊他的作业治疗师，需要使用活动分析技能对他进行评估。请问你将进行的是标准的活动分析还是作业分析？为什么？并简述分析的步骤及内容。

（陆建霞）

第三章

治疗性作业活动

学习目标

1. **掌握** 治疗性作业活动的概念；作业活动的选择和训练原则；常用作业活动的治疗作用；实施的注意事项。
2. **熟悉** 治疗性作业活动的分类；常用治疗性作业活动的治疗作用。
3. **了解** 常用代表性的治疗性作业活动。
4. 能设计和实施治疗性作业活动。
5. 具有基本的治疗性作业活动设计与应用的思维与素养。

案例讨论

张某，男，35岁。右上肢肩关节、肘关节活动范围受限，请问该患者可以进行哪些治疗性作业活动？拟进行木工作业，活动能力较差时，请问可以通过哪些治疗方法调整作业活动量？

第一节 概　　述

活动是作业治疗的核心，作业治疗突出的特点是利用作业活动进行具体的治疗。治疗性作业活动是直接取源于生活、工作、娱乐和休闲的活动，经过反复进行有意义的、持续的或有规律的活动，患者通过对作品的认识，对操作过程的了解，对作业活动的器材、工具和材料的利用，制作出成品，达到提高身体能力和精神能力的目的。

一、概念

治疗性作业活动（therapeutic activities）是治疗师根据患者具体情况精心选择的、具有针对性的作业活动，其目的是维持和提高患者的功能、预防功能障碍或残疾的加重、提高患者的生活质量。治疗性作业活动直接来源于生产、生活和休闲娱乐，是作业治疗实用性和灵活性的具体体现。

治疗性作业活动是作业治疗常用的基本方法，每一种活动都具有较强的目的性和针对

扫码"学一学"

51

扫码"看一看"

性，对患者有重要的治疗作用；趣味性强，患者能积极主动地参与；具有较强的实用性，能满足患者的需要；防治并重，旨在提高生活质量；可以通过作业的工具、材料和操作台的高度来改变活动量等特点，应用广泛。

二、特点

1. 具有较强的目的性和针对性 治疗性作业活动针对患者的实际需要，因人而异，具有较强的目的性和针对性。

2. 对患者具有重要的治疗作用 根据不同的治疗作用，选择合适的作业活动，作业活动对患者有着积极的作用，起到重要的治疗作用。

3. 患者能积极主动地参加 选择患者感兴趣的，能积极主动参与的治疗性活动。

4. 防治并重，提高患者的生活质量 治疗性作业活动要防御和治疗并重，要提高患者的生活质量。

5. 具有较强的实用性、趣味性 选择作业活动针对患者的实际情况，具有较强的实用性、趣味性。

6. 活动量可调节、能满足患者的需要 活动量根据患者的实际情况可适当进行调节，不宜过度疲劳，但还是要满足患者的需要。

三、治疗作用

治疗性作业活动可防止患者功能障碍和残疾的加重，促进人体身心健康，维持或改善功能，从而提高患者生活质量，并能帮助患者学习一定的生产技能，为将来重返生产岗位做准备。具体作用如下。

1. 躯体方面的治疗作用 能增强肌力、肌耐力，能改善 ROM，减轻疼痛和缓解症状，改善灵活性，改善平衡协调性，促进感觉恢复，提高 ADL 能力。如木工作业可以增加上肢的肌力和耐力，改善肩关节、肘关节、腕关节的活动范围，改善眼手协调性。

2. 心理方面的治疗作用 能增强患者的独立感，减少依赖性，建立信心；成功的作业产品能提高患者的成就感和满足感；作业活动过程可以调节精神和转移注意力；调节情绪，促进心理平衡；改善认知、知觉功能。如木工作业的成品可以提高患者的成就感和自信心，木工作业过程还可以得到心理宣泄。

3. 职业方面的治疗作用 生产性作业活动能提高患者的劳动技能，提高职业适应能力，从而增加再就业的信心，促进重返工作岗位。如根据患者就业情况有针对性地选择生产性作业训练，提高患者的就业能力。

4. 社会方面的治疗作用 可以改善社会交往和人际关系，促进重返社会，增强社会对伤残人士的了解和理解。

四、应用原则

1. 在全面的评定的基础上，有目的地选择治疗性作业活动 治疗性作业活动前需要评定患者的病种特点和残损程度、部位，了解个人兴趣爱好和特长，依据患者的具体情况给予不同的治疗性作业活动训练。

2. 对活动进行分析，选择具有针对性而安全可行的活动 要有效地使用作业或有目的的活动，作业治疗师须在活动前对选定的作业进行活动分析，了解该活动的治疗价值、所需要的设备、用具和材料、花费、时间、空间及人员。必要时考虑通过适应和改造设备、环境及简化活动，确保患者安全有效地完成作业。

3. 对活动进行必要的修改和调整，以适合患者的需要 如木工作业动作较多，其中具有代表性的动作是锯木、刨削和钉钉，主要适用于上肢肌力较弱、上肢关节活动受限、手部肌力较弱、手指精细协调性差者，但根据制作作品的规格和精致度不同等，可以将木工作业分为简易工程或复杂工程，可让患者参与木工作品的全部制作过程，也可以针对性地选择某个程序反复练习。

4. 尽量以集体活动的方式进行活动以提高患者治疗的积极性和治疗效果 作业治疗可以采取集体训练或一对一训练治疗，但集体训练的趣味性高于一对一治疗，应鼓励集体训练。

5. 充分发挥治疗师的指导、协调作用，以保证活动的顺利进行。

五、活动设计与实施

治疗性作业活动是经过进行精心选择的、具有针对性的活动，需要结合患者的实际情况进行活动设计及实施过程如下。

1. 评估患者的需要及功能情况 了解患者的需求，根据其需求并结合功能设计可行性的治疗性作业活动。在给患者选择活动前需进行系统性的功能评估，功能评估是制定目标和选择治疗活动的前提和基础。

2. 进行活动分析与动作分析 在了解患者的需求及功能评估后，具体分析患者所需要从事活动的要求、患者的表现、影响活动的因素等。

3. 设定治疗目标 结合功能评定结果，患者的需要和活动分析结果，制定可行的作业治疗目标。目标应具体并可量化，包括时间、活动、工具、情景等内容。

4. 选择合适的治疗性活动进行训练 明确了治疗目标后，就需要针对性地选择活动进行训练。活动可以是患者需要参与的活动本身，通过训练达到活动和参与的目的，如通过进食训练提高独立进食能力；如通过木工作业达到增强上肢肌力的作用。

5. 活动过程中进行指导与反馈 进行活动时作业治疗师应进行指导并对患者表现给予适当的反馈，必要时给予帮助。反馈频率及方式视活动时间、难度及患者的个性而定，如开始时应每次给予反馈，难度大的活动每次给予正向反馈。

6. 活动后进行总结 活动完成后进行必要的总结和反思，了解患者的感受和体验，找出活动过程中的优点与不足，为下一次更好的组织活动做准备。

考点提示 治疗性作业活动的定义及作用。

第二节 生产性活动

一、木工作业

木工是以木材为工作对象的行为、方法或职业，它利用木工工具对木材进行加工，制作成各类作品的一系列作业活动。通过木工作业可以制作各种木制品，如：家具，玩具、

扫码"学一学"

艺术品、乐器等，既可以用于日常生活，又可以作为装饰品，具有实用性和观赏性。木工是康复治疗中常用的作业疗法之一，尤其适合于男性患者。

1. 常用工具及材料 木工台、锯、刨、锤子、钉子、改锥、钳子、钢尺、软尺、记号笔、砂纸、木材、合成板、木条、油漆、刷子等见图3-1。

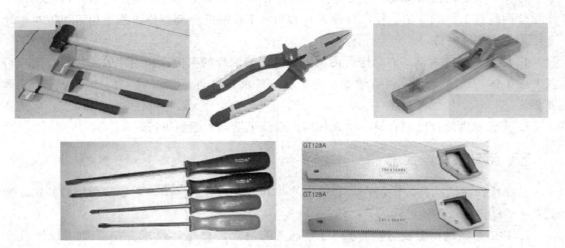

图3-1 常用的工具

2. 活动方式 下面以制作书架为例介绍木工的制作过程。

（1）制图 根据木制品的功能和用途，画出作品的形状、比例和规格，根据日常生活中使用的书架，考虑长宽高为 60cm×20cm×150cm，然后在图上根据一定比例绘制出成品图，以及每块标有具体比例的材料的图形。

（2）选材 根据木制品的用途选择合适的材料。书架主要用于放置各种书籍，需要承重，因此采应用厚实承重的材料，而且要求材料比较干燥，含水率不能过高。

（3）加工 先在木工台上把选好的材料用专门的固定装置固定好，然后用单手或双手持剧利用肩肘关节屈伸的力量平稳完成拉锯动作。把材料根据要求加工成相应规格的形状后，用刨子把材料表面刨平整，再用锉刀和砂纸将材料周边打磨光滑，进行精细的加工。

（4）组装 将所有按图例加工完成的材料进行组装，接合处用乳胶或钉子固定，在材料表面涂抹上薄薄的一层乳胶，进行组装，然后再用重物施压，直到乳胶干燥，多出来的乳胶应该在其干燥之前擦干净。组装后可能会出现一些小缝隙，可以用腻子或采用乳胶混合少许锯末的方法来填补。

（5）上漆 先用砂纸把做好的成品外表细细的打磨光滑，然后选择适当种类的漆上色，均匀涂抹。上完色后放在洁净、通风的地方进行干燥处理。

3. 注意事项

（1）进行木工活动需要消耗较多体力，应该根据患者的具体情况调节作业活动量和作业活动时间，而且在作业活动过程中要注意休息，避免患者过度疲劳。

（2）在作业活动过程中不可避免的会产生噪音和粉尘，应注意选择合适的场所和时间进行活动，避免对其他患者产生负面影响，在涂油漆的时间会产生刺鼻的气味，应该注意随时通风换气，必要时戴上口罩。避免对有呼吸系统疾患的患者采用木工作业治疗。

（3）使用锯子、刨子等锋利工具时注意避免割伤，尤其是手灵活性欠佳者和感觉障碍者。打磨时也要避免磨伤手部皮肤。

（4）木工作业时会用到油漆、木屑和化学溶剂等易燃物质，要注意防火，确保安全。

（5）在给成品上色时，要注意避免油漆污染地面或桌面，最好是先铺好废旧报纸。

4. 治疗作用

（1）生理方面　改善肢体运动功能，改善肌力、关节活动度、耐力、平衡能力。

（2）心理方面　增强成就感和自信心，提高职业技能。

二、金工作业

金工即为金属工艺，是中国工艺艺术的一个特殊门类，主要包括景泰蓝、烧瓷、花丝镶嵌、斑铜工艺、锡制工艺、铁画、金银饰品等，还包括车工、铣工、磨工、焊工等多种工种。金工因其制作过程中有捶打、拧、敲击、旋转等活动强度较大的动作，因此在康复治疗中常作为作业治疗方法，尤其是拧螺丝钉、组装等活动动作简单、安全性高，常用于作业治疗活动中。下面就详细介绍拧螺丝钉和钉钉子的活动过程。

1. 常用工具及材料　铁锤、钉子、螺丝刀、扳手、改刀、玩具零件、螺丝等。

2. 活动方式

（1）拧螺丝钉　包括：①抓握，用拇指、中指、示指三指捏持，放于螺丝眼里；②旋转，利用拇指、示指的旋转将螺丝钉拧进眼里固定，或者用螺丝刀通过前臂的旋前旋后将螺丝钉旋转进眼里，或者利用腕关节的屈伸将螺丝钉旋转进眼里。

（2）钉钉子　包括：①抓握，用拇指、中指、示指三指捏持，放于钉子眼里；②利用铁锤通过肘关节和腕关节的活动将钉子敲进钉子眼里，强度大时可以通过旋腰调动全身的力量（图3-2）。

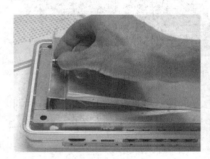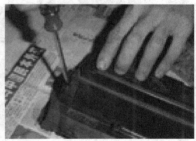

图3-2　金工作业活动

3. 注意事项

（1）在进行捶打时要注意安全，小心不要伤及自身。

（2）接触锋利的刀具和材料时要小心，避免受伤。

（3）处理金属材料时可能有材料温度升高的情况，注意避免烧烫伤。

4. 治疗作用

（1）生理方面　增强肌力，改善关节活动度，提高手的灵活性和手眼协调性。

（2）心理方面　改善认知功能，改善心理功能。

三、手工作业

手工艺作业活动是应用手工制作具有艺术风格的工艺品来治疗疾病，具有身心治疗价值。我国的民间手工艺制作种类丰富，常用的有编织、织染、刺绣、剪纸、折纸、布艺、粘贴画、插花、雕刻等，本节仅对手工编织、十字绣、剪纸、剪贴画等进行介绍。

（一）手工编织作业

手工编织是将植物的枝条、叶、茎、皮等加工后，用手工编织工艺品，也包括各种编织丝线或毛线作品。手工编织工具简单，动作易学易练，产品多种多样，且易于开展，特别适合用于手功能差的患者训练。本节仅介绍手工编织毛线及植物藤条。

1. 常用工具及材料　常用工具编织框、挂棒、分经棒、毛衣棒针、缝毛线针、钩针、剪刀、镊子、钳子、尺子等；常用材料丝线、毛线、编织用草、竹片、竹叶、藤条等。

2. 活动方式

（1）材料的选择　对于手功能稍差的患者，可先选用较粗的线进行操作；为了增加肌力，可选藤编并使用较粗的藤条，手部感觉差者则不宜选过细的线或锋利的草和竹片。

（2）工具或方法的调整　为改善灵活性可选针织或钩织并选稍复杂的图案或形状；如果治疗目的是为扩大上肢关节活动范围，则可利用较大编织框进行大件物品的编织；手功能欠佳者可在钩针的末端增加套环或加粗钩针的把手以利于抓握和稳定（图3-3）。

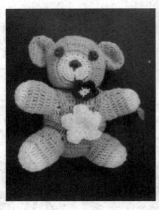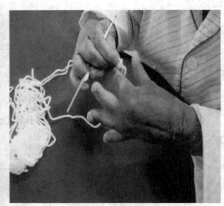

图3-3　手工编织

（3）体位的调整　根据需要可选择站立位、坐位、轮椅坐位，以针对性训练站立平衡、下肢力量和关节活动范围、坐位平衡和轮椅上的耐力，如为扩大肩关节或躯干的关节活动范围，则可将编织框挂于墙上较高处。

（4）工序的调整　对手功能较差者，可仅选用其中的一两个工序进行训练，也可几个患者流水线作业，如在编结时一人负责编、一人负责抽，另外一人则专门进行修饰，这样可培养合作精神和时间感。

3. 注意事项

（1）在进行编织时，会用到剪刀、钩针一类等具有危险性的工具，要注意安全防护。

（2）草编和藤编时，要处理好材料的边缘，防止被割伤或划伤。

（3）对于手功能较差者，可先选用较粗的进行操作；手部感觉差者，则宜选用较粗和边缘光滑的草或藤条编织，而不宜选过细的线和锋利的草和竹片，否则皮肤容易割伤。

（4）在进行毛衣编织时，产生的细小絮毛对患者的呼吸系统有一定刺激性，因此对有呼吸疾患的患者应小心谨慎进行这项活动，必要时可以戴上口罩。

（5）如需较大的力拉紧时最好选用钳子或镊子，不宜直接用手拉。

4. 治疗作用

（1）生理方面 维持和增强上肢肌力，维持和扩大上肢的关节活动度，提高手的灵活性和手眼协调性，促进手部感觉恢复

（2）心理方面 缓解紧张情绪，提高注意力，改善平面和空间结构组织能力，提高创造力，促进再就业等。

（二）十字绣作业

十字绣是用专门的绣线和十字格布，利用经纬交织搭十字的方法，对照专用坐标图案进行刺绣的方法。由于各国文化的不尽相同，十字绣在各国的发展也都形成了各自不同的风格，无论是绣线、面料的颜色还是材质、图案，都别具匠心。十字绣的特点是绣法简单，外观高贵华丽、精致典雅、别具风格。在刺绣过程中，人会沉浸在刺绣所带来的乐趣之中，还可培养耐心和专注力。十字绣作业方法易学易懂，易于在作业治疗中开展。

1. 常用工具及材料 针、铅笔、剪刀（包括裁布及刺绣剪刀）、布尺、绣架、绷子、拆线器、绕线板等；各色丝线、十字绣图案、塑料布、9 格十字绣布、11 格十字绣布等。

2. 活动方式 十字绣的基本技法包括全针绣法、半针绣法、四分之一绣法、四分之三绣法、回针绣法、法兰西结等工艺。本节仅简单介绍全针绣法、半针绣法、四分之一绣法、四分之三绣法。

（1）全针绣法 先由一网眼穿上来，再由另一网眼穿下去，以此类推。

（2）半针绣法 由一条对角线构成，即为全针绣的一半。

（3）四分之一绣法 由对角线的一半构成，如需边线正方形中残留的部分，表现不同颜色，则需要有 1/4 十字绣作业活动针绣来表现。

（4）四分之三绣法 由一条完整的对角线与半条对角线所构成出"人"字形状。

3. 注意事项

（1）防止针与剪刀伤及手。

（2）注意姿势正确，勿长时间低头，避免伤及颈椎与脊柱。

4. 治疗作用

（1）生理方面 维持和增强上肢肌力，维持和扩大上肢的 ROM，改善手的灵活性和手眼协调性，促进手部感觉恢复，缓解紧张情绪。

（2）心理方面 提高注意力，改善平面和空间结构组织能力，提高创造力，促进再就业等。

（三）剪纸作业

剪纸是指利用剪刀、刻刀将纸镂空一部分后形成图画、图案或文字的过程。剪纸按题材分为人物、动物、景物、植物、组字等；按颜色分单色、彩色、套色、衬色、拼色等，包括剪纸、刻纸、撕纸、烫纸及以上几种组合。剪纸作业简单易学，趣味性强，具有很强的直观性和可操作性，且工具材料简单、制作工序相对单一、作品丰富多彩、耗时少，易于在作业治疗中开展。

1. 常用工具及材料 剪刀、刻板、刻刀、订书器、铅笔、橡皮、尺子、胶水、复写纸、彩色笔；各种纸，如单色纸、彩色纸、金箔纸、银箔纸、绒纸、电光纸等。

2. 活动方式

（1）工具的选择 手抓握功能欠佳者可选用加粗手柄工具，手指伸展不良者使用带弹簧可自动弹开的剪刀；不能很好固定纸者可使用镇尺协助固定。

（2）材料的选择　为增强肌力可选较硬和较厚的纸。

（3）姿势的调整　根据治疗目的可选坐位或立位进行训练。

（4）工序的调整　为增强手的灵活性可选折叠剪纸，手灵活性不佳者可选刻纸训练，为发泄不满情绪可选剪纸或撕纸，为训练耐心提高注意力可选择刻纸。

3. 注意事项

（1）因所用剪刀或刻刀较为锋利，要注意避免损伤，尤其是手感觉障碍者。

（2）有攻击行为者可只选用撕纸而不用剪刀或刻刀，以免伤及自身或他人。

（3）刻纸前要先检查刻刀是否牢固，刻纸时刻刀要垂直向下以提高产品质量和防止刻刀断裂伤人。

（4）剪好的图案应分开平放，不要相互重叠以免粘连、损坏，最好放在专门的文件夹内。

4. 治疗作用

（1）生理方面　改善手的灵活性和手眼协调性，增强手和上肢肌力，提高注意力、结构组织能力和创造力。

（2）心理方面　改善心理状态，增强成就感和自信心，促进再就业。

四、剪贴画作业

剪贴画是用各种材料剪贴而成，所选材料大都是日常生活中废弃的物品，故又称"环保艺术品"。剪贴画制作技艺独特，巧妙地利用材料和性能，取材容易、制作方便、变化多样，目前广泛应用于作业治疗。

1. 常用工具及材料　剪刀、笔、镊子、胶水、棉签、小木棍、丝线、彩纸、橡皮泥以及易拉罐、泡沫、大小不同的各种豆类、树叶等各种颜色的废弃材料。

2. 活动方式

（1）采集材料　采集不同形状和颜色的树叶，如多菱形的红色枫树叶、圆形的深绿色稗树叶、长形的黄色的柳树叶及椭圆的胡枝子叶等，以保证图案结构的多样化。另外，还可采集一些花瓣、叶梗、籽粒等。将采集好的原材料用吸水纸或旧报纸展平包好，使其干透。

（2）设计图案　选择合适画面需要的树叶，用镊子轻轻地放到画稿上摆放；在树叶背面涂上胶水，渐渐展平树叶，等胶水干透后即可。例如贴一幅"蝴蝶戏花"的画面：可以选择红色的枫叶重叠成蝴蝶的翅膀，用细的叶梗做成蝴蝶的两根触须，还可在枫叶上撒点细小的花籽作为蝴蝶翅膀上的斑点，用几片红色的玫瑰花瓣，相互叠放后形成花朵的形状，再在花朵下面粘贴两片绿色的玫瑰花叶，做成"蝴蝶戏花"的画面。

3. 注意事项

（1）在采集原材料或加工原材料时尤其是需要登高采集树叶或花瓣时要注意安全。

（2）注意保持环境卫生，加工后的废弃材料不能乱扔。

（3）对于有呼吸系统疾患的患者，不要使用粉末状材料进行训练。

（4）原材料要尽量保持干燥，可以提高作品质量并易于保存。

（5）完成后的作品应置于干燥环境保存，注意防霉变和虫蛀。

4. 治疗作用

（1）生理方面　增强手的灵活性和手眼协调性，提高注意力和创造力，转移注意力缓解不适症状。

（2）心理方面　增强成就感和自信心。

第三节 娱乐休闲活动

娱乐休闲活动是人们在自己的自由时间段内所进行的娱乐类作业活动。包括艺术类活动、体育类活动、园艺类活动等。艺术类作业活动有着悠久的历史，古人早已有了通过艺术活动治疗疾病的思维和实践。近代艺术治疗起源于 20 世纪 30 年代的美国，在四五十年代已广泛用于身心障碍的儿童和青少年、慢性疾病、老人以及癌症患者等。本节主要介绍音乐、绘画、体育、园艺、游戏等活动。

一、音乐作业

音乐作业活动是运用音乐通过生理和心理两个方面的途径来治疗疾病和进行功能训练。四千多年前古埃及就运用音乐为患者减轻疼痛，称"音乐是灵魂之药"。2000 多年前，《黄帝内经》就提出了"五音疗疾"的理论。20 世纪 80 年代我国正式应用音乐疗法，并于 1988 年开设音乐治疗专业，1989 年成立中国音乐治疗学会。音乐类作业活动包括音乐欣赏、乐器演奏和声乐歌唱等。

1. 常用工具及材料 各种乐器，如钢琴、手风琴、电子琴、口琴、小提琴、吉他、笛子、手鼓、架子鼓、二胡等；录音机、电脑、电视机、DVD 机、音箱、磁带、光盘、麦克风等。

2. 活动方式

（1）音乐欣赏 音乐欣赏只要简单的视听器材就可以进行训练，不同的音乐具有不同的作用，如节奏明快的乐曲可使情绪消沉的患者精神振奋，节奏缓慢的乐曲使烦躁的患者安静，具有降低肌张力的作用。

（2）乐器演奏 可根据不同乐器操作的难易程度、患者对乐器的掌握程度以及功能状况选择不同的乐器。吉他等弦乐器演奏可改善手的灵活性和心理功能；敲打手鼓等击打乐器可改善手的灵活性和上肢关节活动范围；吹笛子等管乐器可提高呼吸功能和改善手的灵活性。合奏可帮助患者培养团队合作精神，加强患者之间的沟通和交流，解决心理问题，改善精神状况。

（3）声乐歌唱 包括演唱前热身、呼吸运动和发声练习。①演唱前热身：演唱前进行热身准备活动，主要针对颈部、胸廓、肩背舒展放松。②完全呼吸运动法：一手放在腹部，一手放在肋骨处；缓缓地吸气，感觉腹部慢慢鼓起，尽可能使空气充满肺部的每一个角落；当吸气吸到双肺的最大容量时，再缓缓地呼气，先放松胸上部，再放松胸下部和腹部，最后收缩腹肌，把气完全呼净。③发声练习：以中声区训练为主，进行深吸慢呼气息控制延长呼吸时间，深吸气之后，气沉丹田；慢慢地放松胸肋，使气缓缓呼出。

3. 注意事项

（1）所选择的乐曲一定要适合患者功能训练需要，如选用摇滚乐来训练只会使情绪激动者更加兴奋。环境对音乐治疗非常重要，最好在相对独立和安静的环境下进行训练。

（2）根据训练目的和方式进行选择，如手的灵活性稍差的患者可选击打乐器。治疗中注意观察患者的反应，集体治疗时注意控制相互间的不利影响。

4. 治疗作用

（1）生理方面 改善手的灵活性和手眼协调性，改善四肢的协调性，降低肌张力，改善呼吸功能，消除疲劳，改善睡眠。

（2）心理方面 舒缓情绪，转移注意力，减轻疼痛，净化心灵，提高创造力，增强信心和独立感等。

（3）社会方面作用 促进人与人之间的交流；促进社会对残疾人的认识；促进重返社会。

二、绘画作业

绘画是一种在二维的平面上以手工方式临摹自然的艺术。绘画疗法是一种运用绘画治疗疾病和进行功能训练的方法，是心理艺术治疗的方法之一。绘画作业活动通过作品的创作过程利用非言语工具，将患者内心压抑的矛盾与冲突呈现出来，并且在绘画的过程中获得缓解与满足。绘画作业包括欣赏和自由创作两方面，按使用的材料分为中国画、油画、壁画、版画、水彩画、水粉画、素描等；按题材内容分为人物画、风景画、静物画、花鸟画、动物画、建筑画、宗教画和风俗画等。绘画的六要素为"线条、平面、体积、明暗、质感、色彩"。

1. 常用工具及材料 包括画笔，如钢笔、铅笔、毛笔、水粉画笔、水彩画笔、中国画毛笔、木炭条；画纸、颜料、调色盒、画夹、直尺、小刀、橡皮、胶纸等。

2. 活动方式

（1）涂色 简单有趣，能激发患者的兴趣，提高信心。根据患者的功能水平和个人爱好选择不同的图画。选择好图画后，采用彩色铅笔、蜡笔、颜料等在图案上着色。

（2）写生 写生前，要求患者仔细观察对象，确定作画对象的大小、长短和形态；写生中，先以几何形概括法描绘对象，构好图，安排好所描绘对象的大小位置，再用长线条从整体入手，概括出各大部分的几何形状，逐步描绘各个细部，用手中的铅笔当尺子比划所绘对象的倾斜度、平衡度、高低长短的比例。

（3）创作 可给予一个命题，让患者独立创作或采用合作方式完成。给患者提供一张大的白纸，让其随意在白纸上画上自己的想法，可根据每个人的特长分工合作。如以《太空》命题进行创作：让患者分别画太阳、星星、银河，可加上自己的想象，使每个患者都参与了活动培养了团队协作精神，促进相互间的交流。

（4）临摹 临摹前应仔细观察画的内容、布局、色彩、结构等，然后将画放在白纸旁边，照着画上的内容画。注意要有轻重节奏和粗细、明暗变化，以培养患者的耐心和恒心（图3-4）。

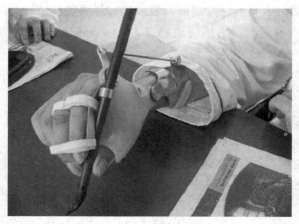

图3-4 绘画动作

3. 注意事项

（1）绘画前做好准备工作，提供足够的画笔、颜料、画板等。

（2）作品不能太复杂，应选择生活中常见或患者比较熟悉的事物进行绘画。

（3）绘画中要注意患者的身体精神状况，避免绘画时间较长、过度疲劳。

（4）可在卧位、坐位、立位下进行；对于手功能差的患者，可以利用口、脚或自助具来进行绘画活动。

（5）可将患者的作品装入镜框里挂在墙壁上，让患者随时看到自己的杰作，增强自信心及作画的兴趣。

4. 治疗作用

（1）生理方面 提高手的灵活性和手眼协调性，扩大上肢 ROM，增强耐力，改善平衡协调功能。

（2）心理方面 提高结构组织能力和颜色识别能力，改善注意力，调节情绪，改善心理状态，增强独立感和自信心，促进重返社会和提高生活质量。

三、体育活动

体育疗法指通过特定的体育活动来治疗疾病和恢复机体功能的方法，在预防医学、临床医学和康复治疗中占有很重要地位，是一种医疗性的体育活动。

早在数千年以前，体育运动在我国就已经作为健身、防病的重要手段之一而被广为运用，如五禽戏（模仿虎、鹿、猿、熊、鸟五种禽兽动作的体操）、太极拳、八段锦等。这些体育活动成为古代劳动人民防治疾病的有效手段。随着时代的发展，中西医结合的应用，体育疗法也获得了突飞猛进的发展。

常用于康复训练的体育活动有篮球、足球、排球、游泳、太极拳、八段锦、五禽戏、乒乓球等。本节仅对篮球做详细介绍。

篮球是深受广大群众喜爱的体育运动项目，竞技性和趣味性都比较强，运动量适中，适合伤残患者进行运动训练，甚至在轮椅上都可以进行，所以现在轮椅篮球已成为患者体育活动中正式的比赛项目。在篮球运动中，患者不仅增强了机体的平衡性、协调性，更加强了肌力和耐力，同时还改善了患者精神面貌。因此，篮球是一项具有良好治疗效果的娱乐、体育活动。

1. 常用工具及材料 只要具备宽敞明亮的场地、篮球、特制的篮球架或轮椅、运动服和运动鞋即可参与训练。其中场地尺寸约 18m×10m，空间高度约为 7m，要求空间内没有任何障碍物。

2. 活动方式

（1）传球 是篮球的基本技术，主要针对平衡训练和扩大关节活动范围，包括胸前传球，肩上传球，单手背后传球等技术。在这里做简要介绍。①胸前传球：面向要传球的队友，抬头、稍弯腰，手指张开，将球持在胸前，肘微向外，伸臂向外推球时，向前跨出一步（如果是坐在轮椅上，则不必了），球出手时手指向上、向前推。②肩上传球：以右手为例，左脚向前迈出半步，右手持球于肩上，身体向右转将球引至右肩后上方，上臂抬起与肩平。出球时，右脚蹬地，迅速转体带动右臂，主动摆动前臂，手腕前扣，手指拨球，将球传出。若患者坐在轮椅上传球，则要求患者将轮椅左侧向前滑出半步，右手持球于肩上，上半身向右倾斜将球引至右肩后上方，上臂抬起，出球时，将轮椅固定不动，迅速回转上

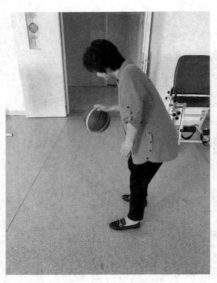

图 3-5 篮球活动

半身，带动右臂主动摆动前臂，将球传出。③单手背后传球：以右手为例，用右手传球时，左脚向侧前方跨步，上体前倾，侧对传球队友，双手持球后摆到身体右侧时，左手迅速离开球体，右手引球继续沿髋关节横轴方向后摆至臀部的一刹那，右手向传球方向急促扣腕，示、中、无名指用力拨球将球传出。如果患者坐在轮椅上则要求运动员将轮椅左侧向前驱动半步，上半身前倾，侧对传球目标，双手持球后摆到身体右侧，左手迅速离开球体，右手引球继续向后摆到臀部，右手用力将球传出。这种传球方式要求患者上肢的灵活性要好，尤其是手指，当然，也可以通过这种传球方式来训练上肢的关节活动度（图 3-5）。

（2）投篮　主要用于训练上肢肌力和耐力，训练可采用原地投篮、轮椅上投篮。①原地投篮时，两脚前后自然开立，两膝微屈，上体稍前倾，重心落在两脚之间。双手持球，两肘自然下垂，将球置于胸前，目视瞄准点，投篮时，两脚蹬地，腰腹伸展，两臂向前上方伸出，两手腕同时外翻，拇指稍用力压球，示指、中指拨球，使球从拇指、示指、中指指端飞出。②如患者坐在轮椅上，则要求运动员投篮时，固定好轮椅，重心要在身体中间，上体稍前倾，伸展上肢，双手持球，两肘自然下垂，抱球于胸前，目视瞄准点，投篮时，腰腹伸展，两臂向前上方伸出，将球飞出。

3. 注意事项

（1）运动场地应足够宽敞，注意保持场地的清洁卫生和平整，不能有凹凸不平或异物，以免患者在运动中发生意外。

（2）训练时注意安全，防止跌倒等意外情况发生，必须配备足够的医务人员进行保护。

（3）在进行投篮或运球时注意保持平衡，可以让患者在腕关节和膝关节等容易受伤的部位使用护具加以保护，以防摔伤。

（4）根据患者的具体情况，可采用降低高度的特质篮球架以及特制的轮椅。

（5）可在坐位、站立位、轮椅上坐位进行训练使活动更具针对性。

（6）此项活动需要消耗过多的体力，要注意适当休息，避免过度疲劳。

4. 治疗作用

（1）生理方面　增强肌力，扩大 ROM，改善心肺功能，提高手眼协调性，改善平衡功能。

（2）心理方面　缓解消极情绪，增加自信心，提升自我价值，增进友谊，培养集体观念等。

四、园艺活动

园艺主要指花木种植、园林草坪的生产和养护等。通过种植花木，患者可以对自己的生活环境进行美化绿化，在增强自信的同时，还体会到自己为大家做了有益的事情。另外，为花坛除草摘除枯萎花朵、扫除落叶等活动，可以增强患者的环境美化意识和习惯，培养公共道德观念。下面以种植芦荟为例介绍园艺活动过程。

1. 常用工具及材料　花盆、铁锹、耙子、花剪、铲子、水桶、喷壶、手套、塑料薄膜、营养土、园林植物、花草种子、芦荟幼苗、肥料等。

2. 活动方式

（1）芦荟 芦荟是绿色热带植物，生性畏寒，但也是好种易活的植物，可放在病房内净化空气。以下是芦荟生长存活的基本要素（图3-6）。

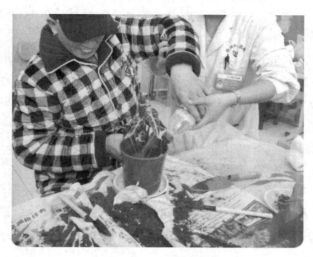

图3-6 园艺活动

①土 芦荟喜欢生长在排水性能良好，不易板结的疏松土质中，一般的土壤中可掺些水砾灰渣，如能加入腐叶草灰等更好。排水透气性不良的土质会造成根部呼吸受阻，烂根坏死，使芦荟生长不良。

②温度 芦荟怕寒冷，它长期生长在终年无霜的环境中，生长最适宜的温度为15～35℃，湿度为45～85%。

③水 和所有植物一样，芦荟也需要水分，但最怕积水，在阴雨潮湿的季节或排水不好的情况下很容易叶片萎缩、枝根腐烂以至死亡。

④日照 芦荟需要充分的阳光才能生长，需要注意的是，初植的芦荟还不能晒太阳，最好是只在早上见见阳光，过上十天半月它才会慢慢适应阳光。

⑤肥料 肥料对任何植物都是不可缺少的。芦荟不仅需要氮磷钾，还需要一些微量元素，有条件应尽量使用发酵的有机肥，如饼肥、鸡粪、堆肥，蚯蚓粪肥更适合种植芦荟。

⑥繁殖方法 芦荟一般都采用幼苗移栽或扦插等技术进行无性繁殖。无性繁殖速度快，可以稳定保持品种的优良特征。

（2）茉莉花 茉莉花香淡雅清香，能陶冶人的情操，放松心情，因此很多人都喜爱种植茉莉。要想种植好茉莉，以下因素也不能缺少。

①环境 由于茉莉性喜炎热、畏寒，故应放在通风透气环境，还要有充足的光照。

②水分 茉莉不耐旱，但又忌积水，多雨季节要及时倾倒盆内积水，否则叶片易发黄。夏季炎热晴天每天要浇水两次，早晚各一次。如发现叶片卷垂，应喷水于叶片，促进生长。

③土壤 栽培茉莉土壤要肥沃的沙质和半沙质土壤为好，在pH 6～6.5的微酸性土壤种植，则根系茂密，生长健旺。

④施肥 盛夏高温季节是茉莉生长的旺期，多施有机肥和磷钾肥，如花生饼粉、骨粉、过磷酸钙以及多元素花肥，每月施两次。

⑤修剪 茉莉夏天生长很快，要及时修剪，盆栽茉莉修剪保留基部10～15cm；花凋谢

后应及时把花枝剪去，以减少养分消耗，可促长新梢，使枝密、芽多、开花多。

⑥花期养护　开花期不要喷水于花朵，否则花朵会提前掉落或花香消失，降雨时应把盆栽茉莉移到避雨处。

3. 注意事项

（1）进行花草种植时要注意安全，尤其是园地不平整或有其他障碍物时，活动时要防止摔倒。

（2）在使用种植工具如锄头、铁锹等时要注意安全，防止对他人造成伤害。

（3）对初学者或情绪易激动者不宜选用名贵花草进行活动，以免造成浪费和损失。

（4）在种植活动中使用的肥料及杀虫剂要进行严格保管，避免中毒。

4. 治疗作用

（1）生理方面　增强肌力和耐力，改善 ROM，提高平衡和协调能力，缓解疼痛，改善心肺功能，调节血压等。

（2）心理方面　缓解情绪和改善心理状态，提高注意力，培养创作激情、增加活力，增强行动的计划性，增强责任感，增强自信心。

五、游戏活动

游戏活动有智力游戏和活动性游戏之分：前者如下棋、积木、打牌、拼图等；后者如追逐、接力及利用球、棒、绳等器材进行的活动，多为集体活动，并有情节和规则，具有竞赛性。无论是单人或多人的游戏，都能有效地促进患者的"参与"意识，增加与他人交流沟通的机会。在精神方面，可以放松心情，增加乐趣，增强生活的信心和希望；在身体功能方面，提高手的抓握能力，手眼协调能力以及身体的平衡能力。常用于康复训练的游戏有桌上游戏，如棋类（包括围棋、象棋、军棋等）、扑克、麻将、跳棋等；运动身体的游戏，如套圈、飞镖、击鼓传花、丢手绢等；还有其他游戏如学说绕口令、拼图、电脑游戏等。下面就电脑游戏、跳棋、扑克等游戏作详细的介绍。

（一）电脑游戏

电脑游戏因其独特的视听效果和引人入胜的情节而深受大众的喜爱，特别是青少年的喜爱，益智类电脑游戏十分适合进行认知作业训练。

1. 常用工具及材料　电脑及配套硬件、游戏盘、游戏机、操作手柄、游戏软件等。

2. 活动方式　由于作业训练的游戏有许多，可充分利用网络资源，使用在线或者下载游戏进行训练。电脑游戏代表性活动有"记忆大师""仓库大师""逃避吃人花""迷宫游戏""拼图游戏""大富翁"等。"记忆大师"游戏多用于记忆训练；"仓库大师"游戏也叫推箱子，多用于思维训练，"逃避吃人花"游戏，多用于手功能、解决问题训练，"迷宫游戏"多用于注意力训练和定向训练，"拼图游戏"用于结构组织训练，"大富翁"多用于虚拟生活训练（图3-7）。

工具的选择可使用游戏控制手柄、特制手柄、改装键盘或鼠标输入，或使用触摸屏以提高患者的直接参与性，也可利用自助具帮助完成训练。活动方式的调整有针对性地选择相应的游戏进行训练，可改装游戏以调节难度、力量或关节活动范围。

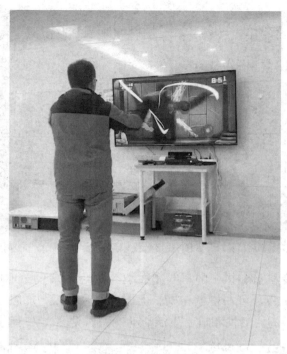

图 3-7　电脑游戏

3. 注意事项

（1）注意保持正确的姿势。

（2）避免长时间坐于电脑前训练。

（3）注意休息。

（4）分清现实和虚拟的关系，防止沉迷于虚拟世界。

4. 治疗作用

（1）生理方面　改善手的灵活性，改善手眼协调性，增强耐力。

（2）心理方面　提高注意力，提高记忆力，提高计算能力，提高思维能力，提高解决问题能力。

（二）跳棋

跳棋是一项老少皆宜、流传广泛的益智型棋类游戏，也是世界上最古老、最普及的智力游戏之一。因其规则简单，又不需要特殊的工具，还能娱乐放松心情，所以在作业治疗里常用来进行注意力和耐力的训练，以及改善手的灵活性和思维的敏捷性。

1. 常用工具及材料　跳棋棋盘、跳棋玻璃珠。

2. 活动方式　跳棋游戏参与人数必须是偶数，即 2 人、4 人或者 6 人，一方与对角线的一方对抗。如果患者上肢健全，但只是手指灵活度不够，则可以直接训练用手指夹持跳棋或改用筷子夹持跳棋；或者利用魔术贴增大棋子的阻力，改善手的灵活性；如患者下肢灵活度差，也可在地板上铺上放大了的棋盘，用特制的可以用脚勾的棋子进行游戏，可以训练下肢的肌力和灵活性。见图 3-8 所示。

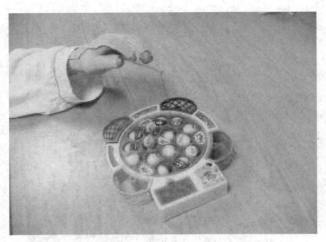

图 3-8 跳棋活动

工具的调整可改变棋盘和棋子的材料和大小，如为训练下肢可用脚使用改装的棋子进行训练，为增强手部肌力，可在棋盘和棋子上加上魔术贴以增加阻力，还可使用筷子夹持跳棋进行训练以提高手的灵活性和日常生活活动能力。见图 3-9 所示。

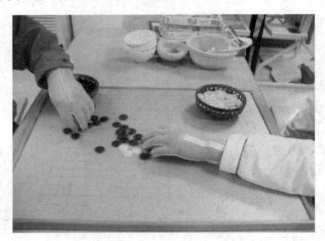

图 3-9 围棋活动

3. 注意事项

（1）注意基本礼节，尊重对手。

（2）避免大声喧哗，以免影响他人正常治疗。

（3）注意控制情绪，尤其是以激动的患者和心肺功能不良的患者。

（4）在进行改装棋子的游戏中，尤其是利用下肢的患者，注意安全，小心摔倒。

4. 治疗作用

（1）生理方面　提高肢体的控制能力，改善手的灵活性和手眼协调性，增强肌力，扩大 ROM，改善平衡能力，促进感觉恢复。

（2）心理方面　改善注意力，提高思维能力。

（三）牌类

牌类游戏包括扑克、麻将等，是深为广大群众所喜爱的娱乐活动之一。牌类游戏是集益智性、趣味性、博弈性于一体的运动，是作业疗法中重要的组成部分。

1. 常用工具及材料 扑克牌、桌椅、麻将等。

2. 活动方式

（1）扑克 打扑克可以对患者进行计算、记忆和思维训练，还能培养团队合作精神。

（2）麻将 患者可采用站立位、坐位和轮椅坐位进行训练。对于手功能不佳或截肢者可使用持牌器代替抓握；失明者可在牌上打上盲文。可改变麻将的重量和粗糙程度以改变活动难度。根据患者的功能水平及训练目的选择不同难度的游戏进行训练，可增加一些额外要求，比如说出前面所打出的主要牌等。

打麻将可以促进手的灵活性，促进感觉功能的恢复，提高认知，改善心理状况（图3-10）。

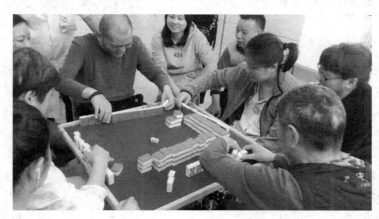

图3-10 娱乐活动

3. 注意事项

（1）注意游戏的时间控制，防止患者沉迷于牌类游戏而影响休息，打乱了正常生活习惯或耽误了其他治疗项目。

（2）进行牌类游戏严禁赌博。

（3）注意情绪的控制，尤其是心肺功能差或有脑血管疾病患者，并避免过度的激动和兴奋。

4. 治疗作用

（1）生理方面 改善手的灵活性，扩大关节活动范围，提高肌力和耐力，缓解疼痛，促进感觉恢复。

（2）心理方面 提高注意力、记忆力、思维能力，视扫描能力，促进人际交往，缓解情绪等。

本 章 小 结

本章主要讲述了治疗性作业活动的概念、作业活动的选择和训练原则、常用作业活动的治疗作用、治疗性作业活动的分类、常用治疗性作业活动的治疗作用、常用代表性的治疗性作业活动、实施的注意事项。其中需要学生重点掌握治疗性作业活动的概念、作业活动的选择和训练原则、常用作业活动的治疗作用等基本知识，为后期临床课程奠定理论基础。本章的内容对接了康复治疗师岗位执业资格考试大纲的相关内容及要求，基本满足学生的考试需求。

扫码"练一练"

自 测 题

一、单项选择题

1. 以下不属于治疗性作业活动的是
   A. ADL 活动　　　　B. 缝纫　　　　C. 制作矫形器　　　D. 折纸
   E. 下棋

2. 以下主要用于肌耐力训练的治疗性作业活动是
   A. 书法欣赏　　　　B. 听音乐　　　　C. 拉锯作业　　　D. 折纸
   E. 电脑游戏

3. 以下可改善 ROM 的作业活动是
   A. 园艺欣赏　　　　B. 唱歌　　　　C. 听音乐　　　D. 书法欣赏
   E. 书法

4. 以下适合手抓握功能欠佳的偏瘫患者进行活动的调节是
   A. 加长工具手柄　　　　　　　　　B. 加细工具手柄
   C. 加重工具重量　　　　　　　　　D. 加粗工具手柄
   E. 不鼓励使用患手

5. 为改善动态站立平衡功能,以下活动最为合适的是
   A. 音乐欣赏　　　　B. 舞蹈　　　　C. 锯木　　　D. 手迷宫
   E. 纸牌游戏

6. 可减轻疼痛的作业活动不包括下列哪项
   A. 音乐欣赏　　　　B. 泥塑作业　　　　C. 绘画　　　D. 锯木
   E. 纸牌游戏

7. 对治疗性作业活动的修改和调整不包括以下哪项
   A. 工具的调整　　　　　　　　　B. 材料的调整
   C. 体位或姿势的调整　　　　　　　D. 治疗量的调整
   E. 与患者的沟通

8. 以下不属于木工作业的特点的是
   A. 方便　　　　B. 实用　　　　C. 强度不可调节　　　D. 安全
   E. 易于操作

9. 以下不属于音乐疗法的内容的是
   A. 音乐欣赏　　　　B. 乐器演奏　　　　C. 声乐歌唱　　　D. 音乐创作
   E. 卡拉 OK

10. 使用筷子夹持跳棋进行训练不可达到哪项目的
    A. 提高手的灵活性　　　　　　　　B. 提高 ADL 能力
    C. 提高注意力　　　　　　　　　D. 改善思维能力
    E. 宣泄情绪

11. 主要用于改善上肢 ROM 的作业活动是
    A. 剪纸作业　　　　　　　　　B. 音乐欣赏
    C. 利用编织框编织　　　　　　　D. 太极拳操

E. 郊游

12. 用于改善手的灵活性的作业活动是

A. 剪纸作业   B. 音乐欣赏

C. 利用编织框编织   D. 太极拳操

E. 郊游

13. 治疗性作业活动的治疗作用不包括

A. 身体方面的治疗作用   B. 心理方面的治疗作用

C. 职业方面的治疗作用   D. 环境方面的治疗作用

E. 社会方面的治疗作用

14. 集体治疗的优点哪项除外

A. 利于提高治疗的积极性   B. 利于患者间交流和学习

C. 利于治疗师提供个性化的治疗   D. 利于促进重返社会

E. 利于提高工作效率

15. 关于绘画疗法的主要治疗作用，以下不正确的是

A. 陶冶情操，发展个人兴趣和爱好   B. 改善手的灵活性

C. 调节情绪   D. 增强肌力

E. 增强坐或站立平衡能力

二、思考题

1. 为扩大 ROM，可以选择哪些作业活动？

2. 为增强肌力，可以选择哪些作业活动？

（刘 样）

第四章

感觉与运动障碍的作业治疗

学习目标 ┅┅

1. **掌握** 增强肌力、改善关节活动度、缓解肌张力、改善平衡功能、改善协调能力的作业治疗方法及注意事项；感觉再教育、感觉脱敏技术的定义、治疗技术。

2. **熟悉** 感觉脱敏技术的适应证与禁忌证。

3. **了解** 感觉再教育、感觉脱敏技术的基本原理。

4. 能针对患者的感觉与运动障碍制订作业治疗方案，并实施作业治疗。

5. 具有感觉与运动障碍作业治疗的基本思维与素养。

 案例讨论 ┅┅┅

【案例】

患者，男，39岁，因"右侧肢体活动不利伴麻木1月余"入院。查体：神志清楚，语言流利，记忆力、定向力及视空间能力均正常。Brunnstrom分级：右上肢－手－下肢（Ⅲ－Ⅲ－Ⅴ级）。右侧浅感觉较左侧减退，右侧位置觉消失。右侧肢体改良Ashworth痉挛评定：肱二头肌1+级，肱三头肌1级，小腿三头肌1+级。坐位平衡3级，立位平衡2级。Barthel指数：55分。

【讨论】

请问患者现阶段存在的主要问题有哪些？如何通过作业治疗来帮助他？

第一节 改善运动功能的作业治疗

运动是所有动物的基本特征，是人类得以生存的基础，人类的任何活动，不论是日常生活中的吃饭、睡觉、穿衣、上厕所等，还是工作、社交、休闲娱乐等社会活动，都离不开运动。作业疗法中针对患者的功能障碍进行的运动训练，是为患者恢复正常生活、工作、社会活动创造条件，是技能训练的基础。针对运动功能的作业训练包括关节活动度的训练、肌力训练、平衡协调能力训练等。

有很多治疗性活动可作为改善患者运动功能障碍的作业治疗技术。按照其治疗的目的，可分为增强肌力的作业治疗技术、改善关节活动度的作业治疗技术、增强耐力的作业治疗技术和改善协调性的作业治疗技术等。

一、增强肌力的作业治疗

（一）增强上肢肌力的作业治疗

常见的用于增强上肢肌力的作业治疗技术可包括三大类：一是日常生活活动，包括清洁与整理房间、擦拭台面、擦窗户、做饭、洗衣服等；二是生产性作业活动，包括木工、金工、建筑、制陶、搬运等；三是娱乐休闲类活动，包括球类运动、园艺活动、种植花草等。下面介绍几种代表性的作业治疗技术。

1. 手动功率车训练 让患者双手分别抓住手动功率车的两侧手柄，对于不能完成抓握者，可用辅助装置将患手固定在功率车的手柄上。治疗师可根据患者的情况调节至适当的阻力或助力，患者双手以均匀的速度划动功率车。功率车内部阻力可以调节，训练的时间和强度也可根据需要进行自定义设置。该项训练可以增强上肢肌力与耐力，扩大并维持肩、肘关节活动范围，并提高双上肢的协同性。

进行手动功率车训练时需注意：①划动功率车时要避免身体的代偿动作，匀速地划动功率车；②运动强度需根据患者的耐受情况进行调整；③对于伴有心血管疾病的患者，治疗师应在训练过程中观察患者的运动表现，询问患者的感受，定时监测其心率、血压的变化等。

2. 磨砂板训练 磨砂板由磨砂台和磨具组成，磨砂台的倾斜角可根据需要进行调节，磨砂台的高度也可进行调节，磨具置于磨砂板上面。训练时患者可双手或单手握住磨具，通过肩、肘关节的屈伸活动，在磨砂板上反复推拉磨具。可通过增加磨砂板的摩擦力，提供运动阻力，进行抗阻运动，来增强上肢的肌力。同时，还可以改善肩、肘关节的活动范围。可通过在磨砂板上或磨具底部加不同摩擦力的砂纸，以增加磨砂具与磨砂板之间的摩擦力，从而起到训练上肢肌力的作用。

该项训练活动具有以下优点：①磨砂板一般为木质材料，具有方便、安全、实用、稳定性好、易于操作的特点；②台架耐用，可长期使用不松垮；③台板的高度和倾角均可调节，便于达到不同的治疗目的；④磨具与磨砂板接触面的摩擦力可以调节，亦可在磨具上加不同重量的沙袋，提供不同大小的阻力，用于上肢的肌力训练。

进行磨砂板训练时需注意：①提醒患者在推拉磨具时保持正确的姿势，避免摔倒或躯干的代偿动作；②对于软瘫患者，需注意保护肘关节不被磨砂板磨伤。

3. 木工作业 利用木工工具对木材进行锯、刨、打磨、加工、组装，制作成各种用具和产品的一系列作业活动。木工作业的活动较多，包括选材料、量尺寸、画线、拉锯、刨削、打磨、钉钉子、组装、着色等，其中最具代表性的作业活动是锯木、刨削和钉钉子。

（1）锯木 用双手或单手持锯，利用肩、肘关节屈伸和手部抓握的力量平稳完成锯子的拉送动作。可通过选择不同致密度的木块和不同锯齿的锯子，来调节阻力，训练上肢肌力。

（2）刨削 双手或单手持刨，利用躯干、肩肘关节屈伸和手部抓握的力量平稳地完成推拉动作。

（3）钉钉子 将木材固定在桌面上，用手指或钳子在相应的位置固定钉子，另一只手持锤子，双手配合将铁钉钉入木材内。根据不同的治疗目的，可选用不同的姿势，如持锤子的上肢可使用肩关节内旋、肘关节伸展、腕关节屈曲，以及腕关节尺偏的力量用力向下敲打钉子使其进入木材里面。

木工作业不仅能够有效增加手、上肢、躯干的肌力和耐力，扩大肩、肘、腕关节和躯干的活动范围，提高活动者的平衡和手眼协调能力，还可以改善患者的心理状态，增加患者的成就感和自信心，提高患者的职业技能。

在进行木工作业时需注意：①木工作业需要消耗的体力较多，故在训练过程中注意调节活动的时间，鼓励活动者间断地休息，避免过度疲劳；②指导参与活动者注意安全防护，必要时需佩戴安全帽，坐轮椅者需固定腰带，噪声较大时需使用防噪音装置（如耳塞）；③在使用锯、刨等锋利工具时应注意避免割伤，打磨时注意避免磨伤手部皮肤，尤其是手指灵活性欠佳者或手部感觉障碍者。

4. 金工作业 又称金属工艺，是指用金属材料制作物品的过程或工艺，其中铜板工艺品制作因工具简单、做工精细、安全性好，故在作业治疗中应用广泛。

金工作业可以维持和增强上肢肌力，扩大和改善上肢关节活动范围，提高双侧上肢的协调性和手眼协调能力，提高患者的注意力和创造性，宣泄过激情绪。

活动特点：金工制作过程相对简单，制作过程明确，比较容易划分难度级别，图案样本及颜色的选择能够发挥参与者的创造性，完成后的作品利用价值高，易于长久保存及使用，该活动适合男性患者。

5. 园艺活动 包括种植花草、栽培盆景、园艺设计、游园活动等。园艺疗法是利用植物栽培与园艺操作活动，从社会、教育、心理以及身体诸方面对患者进行调节的一种有效方法。例如栽培金橘树盆栽，要准备土壤，准备大的花盆，在花盆中填土，移植金橘树，放入花盆后，加入事先调好的土壤，再将泥土按在植物根部的周围，定期浇水。患者在栽培盆栽的整个过程中，其上肢的肌力和耐力均可起到很好的治疗作用。同时还可以扩大和改善全身各关节的活动范围，提高平衡和协调能力，缓解疼痛，改善心、肺功能，缓解情绪和改善心理状态，提高注意力，增强责任感，增强自信心，提高社交能力，提高职业技能，培养良好的职业习惯，促进再就业，美化环境，净化空气。

活动特点：园艺活动相对简单，活动步骤明确，取材方便，不需要特定的场所和特殊的工具，安全实用，种植后的盆景利用价值高，易于在作业治疗中开展。

在进行园艺活动时需注意：①注意避免使用有害花草进行训练；②户外进行园艺活动时要提前做好安全防护，不宜在过远的场所进行。并注意温度对患者的影响，尤其是烧伤患者和脊髓损伤患者会出现体温调节障碍易发生发热或发冷。

考点提示 增强上肢肌力的作业治疗方法。

（二）增强手部肌力的作业治疗

作业治疗中常见的手部握力、捏力及手指屈曲、伸展的肌力训练，包括手指握力器训练、捏夹子、捏黏土/陶土/橡皮泥、揉面团、拧毛巾、木工作业、金工作业、剪纸、编丝网花、园艺活动等。

1. 手指握力器训练 让患者将手指放在相对应的位置，用力抓握握力器，抓至最大力时，保持5～10秒，放松2～3秒后，再重复抓握；可以单个手指分别抓握或全部手指一同进行抓握训练（图4-1，图4-2）。该训练可以增加手部的握力与手指的屈曲肌力。治疗师可以对患者进行针对性训练，可训练单个手指或多个手指抓握动作，握力器的力度可调节。

进行手指握力器训练时需注意：①动作要到位，避免身体代偿活动，例如躯干侧屈、肩胛上提、肘关节屈曲的代偿动作；②训练强度应根据患者的耐受能力进行调整，注意循序渐进；③训练时指导患者调节呼吸，避免屏气；④伴有心血管疾病的患者，治疗师应观察患者的运动表现，定时监测其心率、血压等。

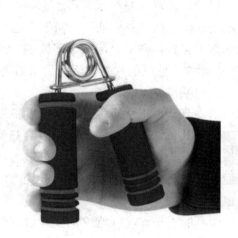
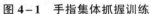
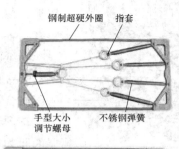
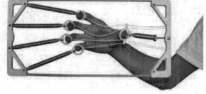

钢制超硬外圈　指套

手型大小
调节螺母　　不锈钢弹簧

图 4-1　手指集体抓握训练　　图 4-2　单个手指独立抓握训练

2. 捏夹子训练　让患者用拇指与示指对捏夹子，例如普通的衣夹或文具夹，将夹子打开，夹在指定的位置，再将夹子取下来；重复动作。其次让患者用拇指侧捏强度稍大的夹子，例如铁夹子，将夹子打开，并夹在指定的位置然后取下来。还可让患者拇指或其余四指掌捏体积稍大的夹子。

治疗作用：指尖对捏训练可以增加拇指对掌肌肉的肌耐力，拇指侧捏可以有效提高拇指指屈肌与内收肌的肌耐力，而掌捏则可以强化其余四指指屈肌及内在肌的肌耐力。此外，捏夹子训练亦可以提高手指的灵活性和协调性。

进行捏夹子训练时需注意：训练过程中避免躯干、肩、肘部的代偿动作。

3. 揉面团　让患者将适量的水加入面粉里面，双手或单手将水和面粉揉在一起，再将散落的面片揉在一起，然后抓、拿、捏、揉面粉，直至其变成光滑的面团，亦可以将面团制作成不同形状。该训练可以增加手部抓握力量，改善触觉及手协调性，提高手部灵活性。治疗师可根据患者的情况选择不同硬度的面团。

进行揉面团训练时需注意：①避免躯干及肩、肘关节的代偿动作；②手部有伤口或创面未愈合者慎用，或建议其穿戴塑胶手套；③粉尘过敏者建议佩戴口罩。

4. 拧毛巾　让患者双手分别抓住毛巾的两端，双手同时向相反的方向扭转毛巾，直至毛巾内的水全部被拧出。该训练贴近生活，操作简单，安全实用，可选择不同大小与厚度的毛巾进行练习。拧毛巾活动可以增加手部抓握力量，扩大前臂旋转活动范围，提高双手的协调性。进行拧毛巾活动时需注意的是：防止腕部旋转和肩内收的代偿动作。

5. 钉钉子　让患者取坐位或站立位，一只手固定钉子在定制的木板上，另一只手持锤子，用锤子对准钉子，并将钉子钉入木板内。该活动操作简便，安全实用，有利于情绪发泄，同时还可以增加手指的握力与捏力，扩大腕关节活动范围，提高双手的协调性和手眼协调能力。

进行钉钉子训练时需注意的是：防止肩代偿，防止前臂旋前、腕屈伸；注意安全，避免砸伤或刺伤。

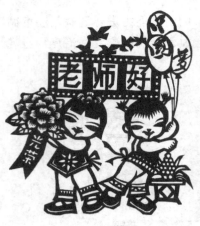

图4-3 剪纸

6. 剪纸活动 剪纸是用剪刀和刻刀将纸镂空一部分之后形成一幅图画、图案或文字，又称刻纸、剪窗花或剪画（图4-3）。常用的工具有：剪刀、刻刀、刻板、订书器、铅笔、橡皮、尺子、胶水、复写纸、彩色笔等；常用的材料有：各种纸类，单色纸、彩色纸、金箔纸、电光纸等。

剪纸的基本步骤包括临摹、起稿、剪或刻、揭离、粘贴、成品修改及晒样。剪纸的代表性活动包括阳刻、阴刻、阴阳结合及折叠剪纸。

该项训练活动具有以下优点：①可增强手指屈曲和伸展的肌力、改善手的灵性和手眼协调性、改善双手同时操作的能力，提高注意力、结构组织能力和创造力，培养集中注意力、提高创造性，改善心理状态，增强成就感和自信心，促进再就业能力；②简单易学，上手容易，趣味性强；③具有很强的直观性和可操作性：工具材料简单、制作工序相对单一，作品丰富多彩、耗时少；④可根据作品的大小和花样难度的变化进行分级，易于在作业治疗中开展等特点。

进行剪纸活动训练时需注意：①活动中注意刀具的管理，不使用时，刻刀应放在专用的盒子中；②所用剪刀或刻刀较为锋利，要注意避免误伤，尤其是手感觉障碍者；③有攻击行为者，可只选用撕纸而不用剪刀或刻刀，以免伤及他人或自伤；④刻纸前要先检查刻刀是否牢固，刻纸时刻刀要垂直向下，以提高产品质量和防止刻刀断裂伤人；⑤剪好的图案应分开平放，不要相互重叠以免粘连、损坏，最好放在专门的文件夹内或夹于书内。

考点提示 增强手部肌力的作业治疗方法。

（三）增加下肢肌力的作业治疗

作业治疗中常用于增强下肢肌力的作业活动包括蹲起练习、跑楼梯、深蹲练习、下肢功率自行车、登山、体育活动等。

1. 蹲起练习 包括：①先立正站好，然后抬起一条腿，让需要练习的腿单独负重支撑和稳定身体；②抬起来的腿向前伸出，脚稍稍离开地面，练习的水平提高之后，还可以双手提重物，或手握一个小哑铃上举过头顶，以增加练习的难度；③有控制地、缓慢地下蹲，根据力量的情况可以下蹲30°～60°；④蹲到需要的角度之后，不要有明显的停顿，再缓慢有控制的蹬直腿恢复到单腿站立（图4-4）。

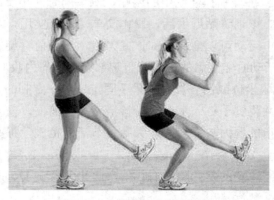

图4-4 单腿站立下蹲训练

蹲起练习可增强下肢肌力和耐力，提高下肢各关节的控制能力和稳定性，增加身体的平衡能力，促进下肢本体感觉的恢复。无需训练器材和特定的训练场所，动作简单易学，安全性高，可根据患者需要增减训练的难度，适用于下肢肌力大于三级者进行练习。

进行训练时需注意：①准备姿势时，上身必须正直，抬头挺胸目视前方，这样重心才能稳定，便于下肢做动作；②练习的初期平衡能力不足时可以扶墙或其他稳定的物体，获得一些外界辅助保持平衡；③防止摔倒或关节扭伤。

2. 跑楼梯训练　让患者保持均匀的速度跑步上、下楼梯。该训练可以增强下肢肌力和耐力，改善下肢的关节活动度；提高心血管功能、强壮心肌，改善心肌血液循环、防治冠心病；改善下肢大血管壁的弹性，增强下肢静脉瓣膜的功能，对下肢静脉曲张有良好的防治作用；提高膝关节周围软组织的韧性。

该训练活动具有以下优点：①对运动场地要求简单，有楼梯就可以进行；②室外楼梯视野好、光线佳、宽敞，应为老年人首选场地；③跑楼梯是连续性运动，不需要特殊技能，运动的部位主要是双下肢；④可根据自身情况调整运动强度；⑤适合能够完成跑楼梯动作的所有人群。

进行跑楼梯训练时需注意：①跑楼梯运动时膝关节部位承受负荷较大，有膝关节部位损伤和疾病的人不宜参加此项运动，否则不利于伤病的康复；②上下楼梯要把握好节奏，速度不能过快，以防止摔倒；③适宜的速度应控制在20～50个阶梯/分钟，体力好的人和年轻人可以速度快些，体力虚弱的人和老年人可以速度慢些；④运动中根据体能情况及时停下来休息，防止过度疲劳；⑤根据体能和下肢力量，可以一步一阶梯或一步数阶梯运动，阶梯的高度以14～15cm为宜，运动时间控制在5～10分钟以内；⑥初试楼梯运动者身体协调性和运动节奏还没有掌握，应手扶护栏进行运动。

3. 深蹲练习　深蹲是髋、膝的双关节动作，可划分为准备姿势、下蹲和蹲起三个阶段：①准备姿势，抬头挺胸直腰，背部挺直，但不能过伸；两脚间距一般同肩宽，两脚应呈30°～45°自然站立位；②下蹲，深吸气的同时慢慢屈曲控制下蹲，下蹲时膝关节的方向同脚尖的方向，蹲至大腿平行于地面或稍低于膝；③蹲起，深蹲锻炼价值最大的是蹲起阶段，此阶段注意力集中在腿部，腿部全部用力，同时呼气；头要抬起，想象蹬腿用力使头能向上顶，而不要先抬起臀部后直腰；整个蹲起过程要保持重心稳定，脚不能移动；④动作节奏为下蹲2～3秒，静止1～2秒，蹲起2秒。

该活动可以增强下肢肌力和耐力，改善下肢的关节活动度，提高心肺功能。任何场地均可进行练习，安全性较高，但对患者力量要求较高，练习者应根据自身情况调整训练强度。

进行深蹲训练时需注意：①深蹲的重量较大，不可盲目增加重量，应量力而行；②在缺乏保护与帮助的情况下进行练习，一定要小心谨慎；③动作要正确，做动作时一定要注意抬头，并保持腰背挺直，弓腰塌背练习深蹲错误且危险；④保持合理的动作节奏，深蹲时切忌下放速度过快、放得过低，极易损伤膝踝等关节；⑤练深蹲时保护与帮助非常重要，主要方式为，在练习者背后，同向站立，保护者双手环抱练习者腰部，同蹲同起予以保护。

考点提示　*增加下肢肌力的作业治疗方法。*

二、改善关节活动范围的作业治疗

（一）上肢关节活动度训练的作业治疗

常见的用于改善上肢关节活动度的作业活动包括体操棒训练、高空取物、磨砂板训练、篮球运动、爬肩梯训练、肩关节滑轮训练、制陶工艺、纺织、印刷、粉刷墙壁、飞镖/飞碟、投篮球、打羽毛球等。

1. 体操棒训练（肩肘伸举） 让患者坐位（端坐），肩关节前屈、肘关节伸展，将体操棒向上抬举或向前平举，举到最佳位置时，指导患者保持5～10秒，然后缓慢放下，休息2～3秒后重复练习。该训练可维持和扩大肩关节活动范围，改善上肢的运动控制能力，增强双上肢的耐力，提高双手的协调及平衡能力。体操棒训练取材方便，操作简单，使用安全，可根据患者的需要调整体操棒的负荷，例如更换不同材质的体操棒，或在体操棒上添加沙袋。

进行该训练时需注意：维持双上肢的稳定性，达到全关节范围的活动，维持身体平衡，防止代偿。

2. 高空取物 让患者取坐位（端坐），肩关节前屈、外展，肘关节伸展，拿取各个方位的高空物体。该训练可扩大肩、肘关节各方向活动范围，提高上肢的运动控制能力。高空取物训练取材容易，操作简便，安全，贴近日常生活，训练难度可通过物体的重量和高度进行调节。

进行该训练时需注意：避免头颈躯干等部位的代偿动作，防止异常姿势。

3. 磨砂板训练 让患者取坐位，双手或单手推拉磨砂板上的磨具。该活动可扩大肩、肘关节的活动范围，提高上肢的运动控制能力。磨砂板活动易于操作，实用性高，磨砂板稳定性好，方便安全，台板的倾角与高度均可调节。

进行该活动训练时需注意：避免躯体部位前倾的代偿动作，保持正常的坐姿，防止异常姿势。坐，防止异常姿势。

4. 篮球运动（运球与投球） 双手或单手拍打篮球并运球，或患者之间抛接篮球，或进行投篮比赛。该活动可以扩大肩、肘、腕关节的活动范围，提高上肢的运动控制能力，增加全身耐力。治疗师可以调节球篮的高度以及球的大小来增加难度。

进行篮球运动时需注意：避免躯体部位前倾的代偿动作，保持正常的坐姿，防止异常姿势。

5. 前臂旋转训练器 让患者取坐位或站立位，训练器在患侧上肢正前方，调整台面和座椅的高度至适合的水平，保持肘关节屈曲90°，肩关节自然放松贴近躯干，患手握住训练器，由前臂中立位向左右两侧旋转。该活动可以扩大前臂旋转活动度，增加旋前、旋后肌群的肌力。进行时需注意：防止腕部旋转、躯体倾斜、肩内收的代偿动作。

6. 制陶工艺 创作陶艺作品是一个"认知－动作－认知"协调的过程，当双手从事精细灵巧的动作时，就会把身心每个区域激发起来，使大脑每个细胞、身体每块肌肉都运动起来，从而使全身心得到很好的锻炼，促使手和脑更加紧密地配合。常用的工具：转盘（陶车）、面板、碾辊、金属棒、钢丝、竹刮板、针、圆规、瓷器刀、剪刀。常用的材料：陶土、黏土（瓷土、陶土）、釉彩等。

制陶主要包括练泥、拉坯、压光、雕刻、晾干和硬刻六个步骤，其代表性活动包括练土、成形、配色和烘烤。

该活动可以增强躯干和上肢肌力耐力，维持和改善上肢关节活动范围，提高手的灵活性和手眼协调性，促进触觉和温度觉的恢复，改善注意力和开发创造力，宣泄过激情绪，缓解疼痛。

具有以下活动特点：①趣味性和操作性均很强，可充分发挥创造性；②作品丰富多彩，材料安全；③对场地及材料要求不高；④作品经烧制后可长久保存及使用；⑤根据作品的大小及形状难易进行活动分级；⑥可用替代材料（如橡皮泥），易于在 OT 开展。

进行制陶工艺时需注意：①烧制时感觉减退者注意防止烫伤；②手部有伤口或对陶土材料过敏者需要使用橡胶手套或一次性手套；③注意粉尘防护；④装饰时应使用无毒釉料；⑤应注意保持场地的清洁卫生；⑥未使用完的黏土应装入塑料袋，置于密闭容器中保存，防止干燥。

考点提示 ▶ 增加上肢关节活动度的作业治疗方法。

（二）改善手部精细活动能力的作业治疗

改善手部精细活动能力的作业训练包括：橡皮泥训练、拧螺母组合、木插板或铁插棍训练、系鞋带、串珠子、书法、绘画、打字、刺绣、折纸、拧螺丝、手工编织、布艺、剪窗花、粘贴画、雕刻等。

1. 搓橡皮泥 让患者将一块小橡皮泥放于手心，使用双手或单手将橡皮泥捏成圆柱形，再将其均匀地分成数段，取一段或两段放于掌心，双手将小段的橡皮泥搓成圆形。该活动可以改善手指的活动范围，增强触觉及双手协调性，提高灵活性。具有操作简便，趣味性强，安全实用，可选择不同硬度和颜色的橡皮泥的特点。

进行训练时需注意：手部有开放性伤口者注意穿戴手套，防止伤口感染。

2. 拧螺丝或螺母 让患者一只手的拇指与示指对捏住螺丝，另一只手拇指与示指及中指对捏固定螺母，将螺母对准螺丝，向顺时针方向旋转，将螺母拧到螺丝上；相反，向逆时针方向旋转螺母，则将螺母从螺丝上拧下。该活动可以促进前臂的旋前旋后改善手指的对指功能，提高手的协调性和灵活性。具有操作简单，方便实用，取材容易，可调节螺丝或螺母的大小与松紧度的特点。

进行活动时需注意：防止肩关节代偿动作；此活动用以训练拇指与其余四指的指腹或指尖对捏的动作，以提高手指的灵活性与手眼协调性，故训练过程中应避免异常抓捏方式，如侧捏和掌捏。

3. 木插板或铁插棍 让患者取坐位，一手扶住插板或铁插棍的盒子，另一手拾起并对捏圆柱木棍或铁插棍，并将其插入指定的位置。该活动可以改善手指对捏的精细动作，增加手指肌力，提高协调性、手眼协调和灵活性，掌握各种抓握方法和技巧。具有操作简单，方便实用，可选择不同大小、重量的木条和铁棍进行训练。

进行训练时需注意：避免肩关节的代偿动作以及异常的拿捏姿势，如侧捏和掌捏。

4. 腕关节训练器 让患者取坐位或站立位，训练器在患者的正前方，调整台面和座椅至合适高度，保持肘关节屈曲 90°位，肩关节自然放松贴近躯干，双手或单手握住训练器，分别向前后方向扭转训练器。该活动可以扩大腕伸屈活动范围，增加腕部肌群肌力。注意事项：防止耸肩和肩前屈的代偿动作。

5. 打地鼠游戏 让患者拿锤子对准伸出脑袋的地鼠敲打，可腕屈、伸敲打，腕桡、尺偏敲打，前臂旋前、旋后敲打。该活动可以扩大腕关节的活动范围和腕部的控制能力，提高手眼协调性，增加手部抓握力。具有趣味性强，操作简便，使用安全，可用于宣泄情绪的特点。注意事项：注意安全，防止肩、肘关节的代偿动作。

6. 系鞋带 双手各捏住一根鞋带，两只手协同完成穿、卸、系、解鞋带的动作（图4-5）。该活动可以提高手指灵活性、双手协调性、手眼协调能力，增强认知和逻辑思维能力。注意事项：保持良好的身体姿势，预防跌倒。

系鞋带的方法有多种，下图介绍的是较简单的一种：兔耳法。

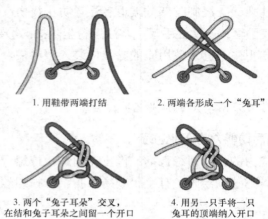

1. 用鞋带两端打结　　2. 两端各形成一个"兔耳"

3. 两个"兔子耳朵"交叉，　4. 用另一只手将一只
在结和兔子耳朵之间留一个开口　兔耳的顶端纳入开口

图4-5　系鞋带的步骤与方法（兔耳法）

7. 串珠子 让患者一只手示指与拇指对捏绳子，并将其固定，另一只手指捏珠子，双手配合将绳子穿入珠子中心的小孔内，再将穿过珠子的绳子向外拉出来，即完成一颗串珠的动作。该活动可以提高手指灵活性、双手协调性、手眼协调能力，认知颜色与形状，改善注意力。具有趣味性强，安全实用，操作简便，取材容易，制作的产品可用于穿戴或欣赏，珠子的大小和质地可选择的特点。注意事项：防止不协调、不按治疗师要求进行，治疗师一定严格要求按逻辑思维顺序进行，并防止侧捏。

8. 手工编织 手工编织种类繁多，有草编、竹编、绳编等，而绳编工艺简单、操作安全，故常用于作业治疗中。

该活动可以改善手的灵活性和手眼协调性，维持和扩大上肢的关节活动范围，增强上肢肌力和手指握力，促进手部感觉恢复，缓解紧张情绪，提高专注力，改善平面和空间结构组织能力，提高创造力，促进再就业等。

进行该活动时需注意：①编之前需要洗净双手，以免污染线绳；②编结时用力要均匀；③钩针不可太过尖锐，以免误伤手指或造成编织品起毛或起絮；④固定线绳所用的大头针使用完成后应注意统计数量，以免造成危险；⑤开始编织时，注意要预留足够长的线绳。

9. 粘贴工艺（豆贴画） 可使用各种颜色、大小不等的陶瓷碎片、种子、碎布、铅笔屑等，根据选择的图案在一块面板或卡纸上粘贴成各种精美的装饰品，所创作的作品立体感强、视觉效果独特，给人耳目一新的感觉。以豆贴画为例，粘贴工艺可用于改善手指灵活性和精细活动能力（图4-6）。①常用的工具：白乳胶、棉签、牙签、海绵刷、笔、圆规、尺子、瓷砖刀具、剪刀、槌子、镊子等。②常用的材料：各种豆类和粮食、各种丝线、卡纸、面板、速干胶、贝壳、合成树脂、蛋壳、彩纸、橡皮泥等。

主要步骤和方法：①把选择的图案复写到卡纸或面板上；②按照原图案的色彩标注，必要时可做相应的着色；③用镊子夹取各种豆类和粮食蘸上黏合剂，按面板或卡绳上的颜

色及形状粘到相应位置；④将作品自然风干，再根据个人喜好及图案的风格装饰面板或卡纸。

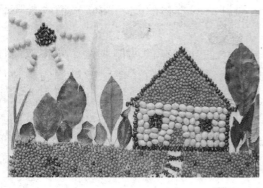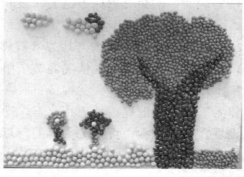

图 4-6　豆贴画

该活动可以提高手的灵活性和手眼协调性，增强手指握力和上肢耐力，维持和改善手及上肢关节的活动度，提高注意力和创造力，转移注意力，缓解不适症状，增强成就感和自信心。

进行该活动时需注意：①选料时要选干燥饱满有光泽的材料以提高作品质量并易于保存；②开始粘贴前要选好用料并分别放于适当的位置，以利于下一步操作并提高计划性；③注意环境卫生，不使用粉末状材料；④使用无毒胶水；⑤作品应置于干燥环境保存，注意防霉变和蛀虫。

考点提示　增加手部精细活动能力的作业治疗方法。

（三）改善下肢关节活动度的作业治疗

常见的扩大并维持下肢各关节的关节活动范围的作业技术包括：蹲起练习、爬楼梯、下肢功率自行车、骑自行车、种植花草、踢毽子、跳绳、脚踏缝纫机等。

1. 踢毽子　毽子种类可分为鸡毛毽、皮毛毽、纸条毽、绒线毽等几种，一般多用禽类羽毛或金属钱币做成（图 4-7）。毽子的基本踢法，主要有"盘、拐、绷、蹬、挑、磕、勾、踹"八种，用脚内侧踢为"盘"，用脚外侧踢为"拐"，用脚背踢为"绷"，用脚掌踢为"蹬"，用脚趾踢为"挑"，用脚后跟踢为"磕"等。该活动可以扩大并维持下肢关节活动度，提高下肢的灵敏性和协调性，改善关节的柔韧性，增加下肢肌力和耐力，提高身体的平衡能力，增强全身耐力，增强心肺功能，缓解压力、放松心情。

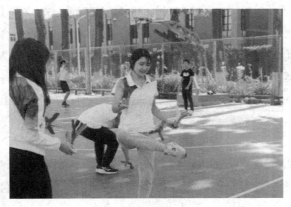

图 4-7　踢毽子

进行踢毽子时需注意：①踢毽子前后，需做下肢肌肉的伸展运动，以免肌肉拉伤；②开始练习踢毽子时，动作应由易到难，循序渐进；③选择适当的场地装备，应避免湿滑的地面；④穿着宽松舒适的服装和运动鞋；⑤本体感觉和站立平衡功能障碍者慎用。

2. 下肢功率自行车训练　让患者双脚分别踏住功率车的两侧脚踏，并将双脚固定牢固，治疗师可根据患者的情况调节抗阻螺旋至适当的阻力，使用者以均匀地速度踩踏功率车。该活动可以扩大并维持下肢各关节的关节活动度，增强下肢肌力及协调能力。作为下肢功能的针对性训练仪器，功率车有内部阻力可以调整，训练的时间可自定义设置，训练过程中可检测心率的特点。注意事项：避免身体代偿动作，均匀速度地划动功率车。

考点提示　增加下肢关节活动度的作业治疗方法。

三、增强耐力的作业治疗

增强耐力的训练原则是低负荷、多重复。根据患者的状况、兴趣安排较容易的作业活动，作业治疗中常用的治疗性活动包括有氧健身操、跳绳、骑单车、游泳、舞蹈、太极拳、爬山、体育活动、慢跑等。

1. 有氧健身操　是一种有氧运动，活动时间长、强度适中、能有效控制体重、能有效提高练习者身体素质。锻炼者每周参加 3～4 次的锻炼；每次保持连续运动 12 分钟以上，锻炼者的心率保持在自己最大心率的 60%～85%（青壮年的运动心率控制在 130～150 次/分，中年人运动心率控制在 120～140 次/分）。该活动可以提高心肺功能，增加全身耐力，增强全身肌力，有助保持个人体态健美和协调性，缓解压力，舒缓情绪。

该活动的特点：①练习动作简单易学能懂，适合于不同年龄层次；②无特定的场地和设备要求；③强调动作对称且重复练习，强调大幅度动作练习；④集体练习为主，趣味性强，具有明快的节奏，形成动感和韵律风格。

进行有氧健身操时需注意：①重视每次热身准备和整理活动；②穿戴有弹性的运动服和有弹性的运动鞋；③循序渐进，防止快速和大幅度的强直收缩，尤其是初学者和体质弱者、中年人和老年人，以防肌肉突然拉伤；④健身操运动后，要及时更换汗湿的衣服，避免着凉；⑤运动时应配合呼吸，避免屏气。

2. 跳绳　是在环摆的绳索中做各种跳跃动作的体育运动，也是一项老少皆宜的全身性有氧健身运动。包括侧身斜跳、单脚屈膝跳、分腿合腿跳、双臂交叉跳、双人跳绳、绕旋跳及侧脚跳。

该活动可增强耐力，提高平衡协调能力，促进血液循环，增强人体心血管、呼吸和神经系统的功能，增进人体器官发育，有益于身心健康，强身健体，丰富生活，提高整体素质。跳绳运动只需一条绳、轻便衣服及舒适的运动鞋；简单易学，趣味性强；所需的地方也不大，无需租借特别场地，简单易行；参与人数不限，可单独一人或多人进行；跳绳花样繁多，可简可繁。

进行跳绳活动时需注意：①跳绳之前需做准备活动，如伸展运动、牵拉四肢肌肉等，以免突然的剧烈运动导致肌肉拉伤；②开始练习跳绳时，动作要由慢到快，由易到难，循序渐进；③选择适当的场地装备，应避免灰尘多或有沙砾的场地及凹凸不平的水泥地；

④穿着适当的服装，最好穿运动服或轻便服装，穿软底布鞋或运动鞋；⑤跳绳方法是用前脚掌起跳和落地，切记不可全脚或脚跟落地，以免脑部受到震动；⑥饭前及饭后半小时内不要跳绳；跳完之后，一定要做小腿的拉伸动作；⑦治疗师需根据患者的耐受情况适当地调整活动的难度，以及运动的频率、强度和时间。

考点提示 增强耐力的作业治疗方法。

四、改善协调能力的作业治疗

（一）概述

协调是指人体产生平滑、准确、有控制的运动的能力。所要完成运动的质量应包括按照一定的方向和节奏、采用适当的力量和速度、达到准确的目标等几个方面。协调与平衡密切相关，两者之间的功能会相互影响。许多疾病都会导致协调功能障碍，最常见的是中枢神经系统的疾病，如脑卒中（尤其以脑干出血影响最大）、脑外伤、脑瘫、脊髓损伤、帕金森病或帕金森综合征等，其他如骨科疾病外周神经系统疾病等也会影响协调功能。临床上如果发现协调功能出现障碍，除了针对病因进行药物或手术等治疗外，一些常用的作业治疗技术也是重要的训练方法。除了要对协调功能障碍进行积极的治疗外，还要与平衡训练综合在一起治疗。

（二）目的

改善动作的质量，即改善完成动作的方向和节奏、力量和速度，以达到能准确地完成日常生活活动的目标。

（三）基本原则

1. 循序渐进 由简单到复杂、粗大到精细，先进行简单动作的练习，掌握后，再完成复杂的动作，逐步增加训练的难度和复杂性。减少患者的挫败感，提高训练的积极性。

2. 重复性训练 每个动作都需多次重复的练习，才能起到强化的作用，这种多次重复过的动作才能被大脑记忆，从而促进大脑的功能重组，达到运动再学习的目的，进一步改善协调功能。

3. 针对性训练 所有训练活动的设计都应针对具体的协调障碍，达到有的放矢的训练，这样训练更有目的性。

4. 综合性训练 协调训练不是孤立进行的，即在进行针对性训练的同时，也需要进行一些其他相关的训练，如改善肌力的训练、改善平衡的训练、改善感觉功能的训练。特别是增强肌肉力量，提高平衡功能，对提高协调能力有着至关重要的作用，所以在协调训练前，都应常规进行前面两种基础练习。

（四）训练方法

1. 上肢协调训练 包括交替动作练习、定位方向性动作练习、节律性动作练习和手眼协调练习。

（1）交替动作练习 主要根据关节的运动方向而进行。①双上肢交替摸肩上举：左、右两侧上肢交替屈曲肘关节，摸同侧肩，然后摸对侧肩，然后上肢要平举至水平位，并逐渐加快速度。②双上肢交替上举：左、右侧上肢交替举过头顶高度，手臂尽量保持伸直，并逐渐加快练习的速度。③交替屈肘：双上肢起始位为解剖位，然后左、右侧交替屈肘，手拍同侧肩部，并逐渐加快速度。④前臂旋前、旋后：肩关节前屈90°，肘伸直，左右侧同时进行前臂旋前、旋后的练习，或一侧练习一定时间再换另一侧练习。⑤腕屈伸：双侧同时进行腕关节屈伸练习，或一侧练习一定时间再换另一侧练习。⑥双手交替掌心拍掌背：双手放于胸前，左手掌心拍右手掌背，然后右手掌心拍左手掌背，如此交替进行，逐渐加快速度。

（2）方向性动作练习　包括以下几个方面。

1）对指练习　双手相应的手指相互触碰，由拇指到小拇指交替进行；或左手的拇指分别与其他四个手指进行对指，练习一定时间，再换右手，或双手同时练习。以上练习同样在患者功能情况允许的条件下逐渐加快速度。

2）指鼻练习　左、右侧交替以示指指鼻，或一侧以示指指鼻，反复练习一定时间，再换另一侧练习。

3）手指敲击桌面　双手同时以五个手指交替敲击桌面，或一侧练习一定时间，再换另一侧练习。

4）其他　画画、下跳棋等。

（3）节律性动作练习　以上的交替动作和方向性动作练习过程中，每一个动作练习都需注意节律性，先慢后快反复多次练习，逐步改善协调能力。

（4）手眼协调练习　①插木、拔木插棒：从大到小、依次将木插棒插入孔中，然后再将木插棒拔出，反复多次练习。②抓物训练：如将小球放在桌子上，让患者抓起，然后放在指定的位置；或者将花生、黄豆等排放，让患者抓起放入小碗中。③抛接小球练习：将小球抛入指定的框中，或是接住治疗师抛过来的小球。④画画或写字：无论画画或写字，开始可以让患者在已有的画上或字上描写，然后在白纸上画或写。⑤下跳棋、拼图或堆积木等，这些作业训练均有助于提高手眼协调能力。⑥打地鼠游戏。

2. 下肢协调训练　包括交替动作练习、整体动作练习和节律性动作练习。

（1）交替动作练习

1）交替屈髋　仰卧于床上，膝关节伸直，左右侧交替屈髋至60°，逐渐加快速度。或是仰卧在床上交替进行空踩自行车的动作。

2）拍地练习　足跟触地，脚尖抬起作拍地动作，可以双脚同时或分别做。

3）坐位交替踏步　坐位时左右侧交替踏步，并逐渐加快速度。

4）交替伸膝踢球　坐于床边，小腿自然下垂，在患者前画挂一个小球，让患者左右两侧交替伸膝踢小球。

（2）整体动作练习

1）原地踏步走　踏步的同时可双上肢交替摆臂，逐渐加快速度。

2）原地高抬腿跑　高抬腿跑的同时双上肢交替摆臂，逐渐加快速度。

3）走一字步　双脚脚后跟脚尖成一字步向前走，走的同时可外展双臂，并逐渐加快速度。

4）其他　跳绳、踢毽子等。

（3）节律性动作练习　同上肢协调训练一样，下肢的交替动作和整体动作练习过程中，也需注意节律性，先慢后快反复多次练习，逐步改善协调能力。协调训练开始时均在睁眼的状态下进行，当功能改善后，可根据具体情况，将有些训练项目改为闭眼状态下进行，以增加训练的难度，如指鼻练习、对指练习等。

（五）注意事项

1. 协调功能训练适用于具有协调功能障碍的患者，但需要有个性化的治疗方案，不能每个患者都一概而论。

2. 当患者具有严重的心律失常、心力衰竭、严重感染或严重的痉挛等，则暂不宜训练。

3. 训练前、训练中要注意协调功能评定，以了解问题所在，制订或修改训练方案。

4. 协调功能训练不是孤立进行的，要同时进行相应的肌力训练、平衡功能训练等其他训练。

考点提示　改善协调能力的作业治疗方法。

五、改善平衡功能的作业治疗

（一）概述

平衡指人体所处的一种稳定的姿势状态，在运动或受到外力作用时自动调整并维持这种稳定姿势的一种能力。人体平衡可以分为静态平衡和动态平衡。静态平衡是指人体处于某一稳定而不运动的特定姿势，例如站位、坐位、蹲位等。动态平衡又分为自动动态平衡和他动动态平衡。自动动态平衡指人体在进行自主运动，例如各种跨中线或重心位置（坐到站、站到坐、伸手前倾取物）变化的运动时，能重新获得稳定状态的能力；他动动态平衡指的是人体对外界作用力，例如推、拉、撞击等恢复稳定状态的能力。

平衡反应是指人体不论在卧位、坐位、站立位均能保持稳定的状态或姿势。平衡反应是一种自主反应，受大脑皮层控制，属于高级水平的发育性反应。可根据需要进行有意识的训练，以提高或改善平衡能力。各种原因引起平衡能力受损后，都可以通过积极的治疗和训练，使平衡功能得到改善或恢复。平衡反应是平衡训练的理论基础。

作业治疗主要关注的是长坐位、端坐位、跪位和站位平衡，这里主要介绍这四种平衡的作业治疗训练技术。

（二）目的

改善患者维持活动所需稳定姿势或者状态的能力，为更高级别的自主活动（步行、进食、穿衣等）提供基本的体位支持。

（三）基本原则

总体的训练原则是难度从低到高，逐渐增加难度，并结合基础能力训练，例如肌力、关节活动度、肌张力控制、本体感觉训练等。

1. 重心由低到高，重心越低稳定性越好。

2. 支撑面由大到小，支撑面越大稳定性越好。

3. 先睁眼后闭眼，视觉对平衡有代偿作用。

4. 先静态平衡再动态平衡。

（四）训练方法

长坐位、端坐位平衡训练、坐位静态平衡训练。通过作业治疗师辅助维持患者坐位平衡，并逐渐减少帮助，当已达到自己维持平衡12秒，过渡到下一个阶段。

1. 坐位自动动态平衡训练

（1）抛接球练习　根据患者的具体情况选择球的大小和材质，临床中常采用排球，并且减少充气量。从各个不同的方向和速度把球抛向患者，然后让患者再抛回给治疗师。治疗过程中应有另一名治疗师坐在患者身边以保护安全。

（2）长坐位、端坐位 Bobath 球练习　将 Bobath 球放在患者身后，球的另一端靠在墙上。通过调节患者身体与球的距离来调整难度。让患者身体后倾靠在球上，然后身体慢慢向前坐正，提醒患者通过腹肌的控制来达到要求的体位。

（3）身体前倾取物练习　患者身体前倾拿取木插棍然后放回到身后。通过调节前倾的距离来控制难度。训练时间不宜超过 45 分钟，根据患者的耐受能力来具体调整治疗时间。

2. 坐位他动动态平衡训练　主要是通过施加不同大小和方向的外力来训练。

3. 跪位平衡训练

（1）跪位静态平衡训练　先帮助患者在跪位维持静态平衡，并逐渐减少帮助，能够维持 12 秒以上后再到下一阶段。

（2）跪位自动动态平衡训练　把木插棍放在正前方、右前方、左前方等不同方向，让患者在跪位前倾拿住木插棍再旋转身体放在对侧后方，必要时给予适当辅助。跪位抛接球练习，根据患者的具体情况选择球的大小和材质。从各个不同的方向和速度把球抛向患者，然后让患者再抛回给治疗师。治疗过程中应有另一名治疗师坐在患者身边以保护安全。训练时间不宜超过 45 分钟，根据患者的耐受能力来具体调整治疗时间。

（3）跪位他动动态平衡训练　主要是通过施加不同大小和方向的外力来训练。外力要能使躯体的重心或是重力线发生明显的偏移。

4. 站位平衡训练

（1）站位静态平衡训练　由作业治疗师辅助或是患者使用站立架、拐杖等辅具维持站位平衡，然后慢慢减少辅助量，直至完全独立站立，维持 12 秒以上可进行下一步训练。站位静态平衡训练要特别注意患者的安全。

（2）站位自动动态平衡训练

1）站位取物训练　患者站在与自己腰水平同高的桌前，治疗师将两木插板放于桌子的两端，患者一手从一端的木插板拾起木插棍放于另一只手内，并将木插棍插至另一木插板上、通过调节两块木板的远近来调整重心移动的距离；患者站在两张较高桌面的桌子中间（面对其中一张站立），木插板放在两张桌子上面，从面对桌面上的木插板上拿下木插棍，旋转身体把木插棍放在身后的木板上。通过调节两张桌子的距离来调整难度。

2）站位投篮训练　通过调整篮筐的距离和篮筐的高度来调整难度。

3）站位抛接球训练　作业治疗师通过调整自己抛出球的方向和速度来调整训练的难度。

4）平衡板上训练　患者在作业治疗师的保护下站上平衡板，然后通过调整脚放置的位置来调整躯体摆动的方向（左右放置，左右摆动；前后放置，前后摆动）。训练时间不宜超过 45 分钟，根据患者的耐受能力来具体调整治疗时间。

（3）站位他动动态平衡训练　主要通过施加不同大小和方向的外力来训练。训练时可以先让患者站在平整坚硬的地面上，并且稍微分开双脚加大支持面，以最小的难度进行训练。然后慢慢把脚并拢，减少支撑面，并且给予患者不是很平坦或是表面较软的支撑面来逐渐加大难度来训练站位他动动态平衡。最后达到引起髋策略、踝策略而平衡不被破坏为准。

（五）注意事项

1. 平衡训练要特别注意患者的安全，预防跌倒的发生，可以通过加大保护（家属、护工或是治疗师辅助进行训练）来实现。平衡训练要循序渐进地进行，避免因难度太大而导致危险的发生。

2. 平衡训练要与协调训练、基础功能训练（肌力、肌张力控制、关节活动度、感觉）同时进行，不能单独进行。

3. 有其他高风险基础疾病（心律失常、心力衰竭、急性期感染）的训练需特别注意，或是停止训练。

考点提示 ▶ 改善平衡功能的作业治疗方法。

六、缓解肌张力的作业治疗

（一）概述

肌肉静止松弛状态下的紧张度称为肌张力。肌张力是维持身体各种姿势以及正常运动的基础，并表现为多种形式。如人在静卧休息时，身体各部分肌肉所具有的张力称静止性肌张力；躯体站立时，虽不见肌肉显著收缩，但躯体前后肌肉亦保持一定张力，以维持站立姿势和身体稳定，称为姿势性肌张力；肌肉在运动过程中的张力，称为运动性肌张力，是保证肌肉运动连续、平滑（无颤抖、抽搐、痉挛）的重要因素。

脑血管意外、脊髓损伤、脑瘫、重症肌无力、末梢神经病神经根炎或小脑损害等都可能出现肌张力下降。脊髓损伤、脑血管意外、小儿急性偏瘫时在瘫痪早期可有肌张力低下，数日或数周后可出现肌张力增高，腱反射增强。锥体系疾病出现肌张力增高；锥体外系、基底节病变肌张力可降低或增高，有时表现为齿轮样肌张力增高。本节所讲主要针对偏瘫患者肌张力增高的情况，运用的一些作业治疗专业技术缓解肌张力。肌张力在一些外部因素刺激下也有增高的可能，例如寒冷、疼痛、情绪、紧张、激动等，在做缓解肌张力的活动时，应尽量避免上述情况的发生。

（二）缓解上肢肌张力的作业治疗

1. 肘关节支具 部分偏瘫患者或者颈段脊髓损伤者患侧上肢屈肘肌群肌张力过高，在很多时候肘关节都成屈曲模式。肘关节支具可以帮助肘关节成持续的伸直位，帮助抑制屈肘肌群的肌张力。该支具呈长方形，一个方向可折叠裹起来包住肘关节，另一方向强度较大不可折叠并装有魔术贴。裹起肘关节后可收紧使肘关节成伸直位。肘关节支具要根据每个人的尺寸来设计，避免长度不够而不能控制成伸直位、太长而限制运动的情况。

2. 滚筒训练 以偏瘫患者为例，患者坐在桌前，滚筒放在桌上，患者双手 bobath 握手，前臂放在滚筒上，用健侧手带动患侧手滚动滚筒。在滚动的同时健侧手带动患侧手旋前旋后，整个过程中保持肘关节伸直。可根据患者的情况调整滚筒的大小，每次训练时间可根据患者情况，20～30 分钟不等。

3. 上肢负重训练 患者端坐位，患侧手放在身体旁边，手指分开撑在床边或是椅面上，肘关节伸直（可由健侧手辅助），将身体重心慢慢移至患侧，移动过去的重量不宜过多，让患者感受到有比较大的重量但又没有任何疼痛或不适感出现为宜。整个过程中，可以由作业治疗师或是患者自己辅助慢慢移动手指的指向，以达到带动前臂旋转的作用。

拮抗肌肌肉力量的训练在磨砂板训练时，肩关节前屈，肘关节屈曲位，刺激和辅助患者主动伸直肘关节，当肘关节打开后，患者自己用健侧手或是在作业治疗师帮助下将患侧手移动到起始位置，反复进行。

（三）缓解手指、腕关节肌张力的作业治疗

1. 腕关节、手指休息位支具　将腕关节固定在背伸 10°～15°，轻度尺偏，掌指关节和指间关节半屈的位置。除了洗手和训练的时间取下外，其他时间都应佩戴。

2. 气动式手康复装置　主要是在伸指状态下被动的缓慢的背屈腕关节，以达到缓解屈腕肌群张力过高的目的。在做训练的同时应尽量保证肩关节前屈或是外展，肘关节伸直的状态下进行，以最大限度的打破上肢屈曲痉挛的异常运动模式。

3. 磨砂板训练　用分指板将手指分开，然后在磨砂板上用健侧手带动患侧手进行活动。活动的轨迹可由作业治疗师根据患者的上肢功能预先设定。

（四）缓解下肢肌张力的作业治疗

1. 辅具改造　脊髓损伤患者可能出现的双侧大腿内收肌张力过高的情况，这部分患者大多数时间都是在轮椅上度过。所以在坐位时为患者加装一个 T 形泡沫板。T 形中间的竖直泡沫板宽度要在 8～10cm。患者坐轮椅的时间都置于两腿之间，这样就可以持续的控制和缓解内收肌张力。改造脚托及患者脚的放置位置，把脚托高度调整到可以使大腿远端下缘抬离椅面 2.5cm 左右的位置，然后尽可能地把脚往脚托的后面放，使踝关节成背屈的位置。这样不仅可以预防跟腱挛缩，还可以有效的控制和缓解小腿三头肌的肌张力。

2. 站立训练　可以适当地在脚下加斜板，站立训练时应注意预防膝关节过伸，并且提醒患者将重心转移至患侧。

3. 行走架训练　无论是截瘫还是偏瘫患者都可以在情况比较稳定以后做行走架步行训练，行走架步行训练可以使双腿充分负重，并对下肢的肌肉进行充分有力的牵拉以达到控制和缓解肌张力的目的。

考点提示　缓解肌张力的作业治疗方法。

第二节　改善感觉功能的作业治疗

扫码"学一学"

　　神经损伤后部分再生的神经束在与原有的神经束对接时可能发生错位，使得感觉中枢对于一个以往熟悉的相同传入信号刺激产生了与受伤前不同类型和程度的解译。感觉重塑训练的目的就是促使大脑重新理解这部分改变了的信号，促使感觉恢复正常。

　　感觉重塑训练是周围神经损伤后康复程序的一个组成部分，是指帮助周围神经损伤修复后的患者学会感知由再生神经纤维传入的、与原来性质不同的神经冲动，重建中枢与外周神经正确联系的一类治疗方法，它能使损伤肢体在功能性感觉恢复中发挥最大的潜能。

　　1966 年，Wynnparry 首次使用周围神经损伤后感觉重塑训练的概念。他在患者感觉开始恢复时，对辨别物体的能力进行测试，通过辨别时间的缩短来反映功能的改善，并提出可通过增加物体的复杂性来提高患者对物体的识别能力。1968 年，Delloy L 以感觉纤维组织学与神经电生理学之间的相互关系为基础，观察周围神经感觉恢复的顺序，发现痛觉和温度觉首先恢复，以后是触觉、30Hz 振动觉、动态触觉、静态触觉及 256Hz 振动觉依次恢复，并认为在康复的早期如果运动训练超过了患者承受的能力，便会招致失败，感觉恢复同样如此。为此，感觉重塑训练的最佳途径是在感觉恢复的适宜时间采用相应的训练方法和时间，具体内容的安排取决于感觉恢复的模式。

 知识拓展

感觉重塑训练的机制

感觉重塑训练的机制还有待深入研究，但可以确认的是周围神经损伤后虽然有神经纤维再生与终末器官重建联系，但向中枢的神经传导往往不同于以前。目前认为主要原因有：①神经修复后，向远侧再生的轴突数目少于损伤前；②再生感觉神经纤维长入的部位不同于原来部位的感受器，如原来传导触压觉的纤维长入传导感觉振动的感受器内等；③再生轴突长入相同类型的感受器但不同于原来部位，如中指的触觉纤维长入拇指的触觉感受器内。也可能是由于远端的少数小神经纤维和感受器的功能异常，可出现感觉定位和定性的改变，或是大脑皮质未能正确识别已改变的由再生轴索或感觉终端传来的输入信息。这都需要大脑的重新认识和辨别，对新的刺激模式作出相应反应。故神经修复后，传导感觉冲动的方式发生改变，感觉在数量、信息定位、机械传导电位方面也发生改变，大脑皮质体感中枢收到的信息是紊乱的，患者不能将接收到的冲动加以有效整合和分析。临床发现，尽管患者已有触觉反应，但定位能力差，不能辨别模型及物体的形状、质地等，不同程度的感觉过敏也常出现。

感觉重塑训练的目的是帮助患者对异常感觉模式作出正确的整合，使患者功能性的感觉、触觉水平尽可能达到最高程度的恢复，从而理解和解决感觉问题。其技术多种多样，有人认为，任何可以使患者集中注意力于那些发生改变了的感觉传入冲动和学会正确辨认它们的方法都是合适的方法。所以，可以根据不同患者、不同病情、不同地点、不同条件等因地制宜地进行。通常，感觉重塑训练可分阶段进行，损伤初期应对没有感觉或逐渐出现敏感的肢体实行脱敏和保护，随着神经的再生，过敏得到缓解后进行感觉的再教育。

感觉重塑训练的技术主要包括感觉脱敏技术和感觉再教育技术。

一、感觉脱敏技术

（一）概述

感觉脱敏技术又称感觉抑制法，是降低感觉敏感程度的一种技术。在周围神经损伤修复的初期，早期仍未有保护性感觉期间，即痛觉和温觉，患者不能感知针刺、温度、压迫及摩擦等变化，而容易被扎伤、烫伤、冻伤及擦伤。一旦受伤感染，则会影响功能的正常恢复。因此，培养患者的保护意识并养成习惯至关重要。随着受损神经轴突的生长，逐渐会出现感觉障碍部位的触觉敏感现象，即感觉过敏。对损伤区或其附近的非痛性刺激常出现疼痛反应，即感觉过敏，是神经再生长的常见现象。增生至皮肤和肌肉的神经末梢，可能由于不成熟和敏感度增加，感受器容易受刺激。患者常因为皮肤敏感而感到疼痛、害怕而不愿活动，引起损伤部位过度保护和肢体失用，影响手正常的功能活动。因此要早期治疗，若不克服这种敏感现象，很难进行其他功能锻炼。事实证明，通过脱敏训练，使皮肤的敏感区反复接受刺激并逐渐再次习惯正常的接触，可以克服疼痛过敏现象，配合目视的方式主动参与可加快协助大脑更新触觉的感知。

（二）作用原理

脱敏技术以强化抑制机制为基础。一方面，中枢神经有抑制性感觉神经元的存在，这有助于理解脱敏的效果。临床也发现感觉过敏常可通过感觉的再训练得到解决。Barber 提出脱敏技术与感觉再训练在概念上是一致的。实际上，它们都有相同的大脑可塑性机制。对肢体触物感觉疼痛或不适，通过脱敏技术，大脑皮质渐渐抑制了不适的感觉信号，患者能集中感受有用的感觉信息。总之，脱敏技术是痛觉再训练而非触觉的再训练。另一方面，脱敏训练可以刺激粗大 A 类神经纤维，使传导疼痛感觉的慢反应 C 类无髓纤维活动减少，从而减轻疼痛。压力、摩擦、振动、经皮神经电刺激、敲击及主动运动能机械地刺激轴突，使敏感部位的程度逐渐下降，达到脱敏目的。

（三）适应证与禁忌证

1. 适应证　截肢后神经瘤或手术伤口所致的残肢痛、烧伤后瘢痕的感觉过敏、外周神经损伤后的皮肤触痛。

2. 禁忌证　开放伤口或受伤区感染。如疼痛证实是神经瘤引发，脱敏训练的效果不佳。

（四）治疗技术

1. 操作器材　棉丝、布类、砂纸、各种豆类、果仁、陶粒、软木塞、各种刷子、按摩用品、振动器等各种不同程度刺激的物品。

2. 操作步骤

（1）患者教育　在伤口愈合后，首先是教育患者减少恐惧心理，有意识的使用敏感区，通过循序渐进感觉脱敏训练，让患者理解接触过敏的特性，减少患者的恐惧心理，明白这种敏感是神经再生过程的必然现象和过程，体会反复刺激敏感区域可以减轻敏感现象。

指导患者以目视的方法保护感觉缺损的部位；或用常识判断物体和活动的危险性，比如刚用过的锅，正在冒烟的烟头等。必要时可以用感觉正常的部位或肢体先尝试进行后，再用感觉障碍部位参与。

对环境或工具作适当的调整以使患者避免接触冷、热及尖锐物体，比如更换普通杯子为双层隔热杯等。尤其注意拇指、示指、中指尖部及小指、手掌等容易受伤的部位。

手部感觉丧失的患者应该还包括以下安全教育：①避免接触热、冷和锐器物品；②避免使用小把柄的工具；③抓物品不宜过度使力；④避免长时间用手；⑤使用工具的部位经常变换，预防某一部位的皮肤有过多的压力；⑥经常检查手部皮肤有无受压征象，如红、肿、热等情况；⑦假如感觉缺损区皮肤破溃，应及时处理伤口，避免进一步损伤；⑧良好的皮肤护理，保持无感觉区皮肤的柔软及弹性，如果患手使用过程中出现压痕、划痕及发红等情况应暂停相应活动，并积极治疗以防止皮肤感染。还应加强日常护理，以保持皮肤柔软及一定的温湿度，防止干燥及皲裂。

对于手外伤或是各种原因导致的感觉障碍恢复期间，出现再次损伤的情况临床上并不少见。所以，如何保护感觉障碍部位及相应的安全宣教相当重要。治疗师或康复工作者可以给患者发放相关宣传单或是定期集中宣教，以降低再次损伤的发生。

扫码"看一看"

（2）质感刺激 可先要求患者用低刺激的物质，用粗的、光滑的以及粗糙的材料在过敏区交替摩擦，首先轻擦1~2分钟，再用较强力擦1~2分钟，最后用柔软力擦1~2分钟，提高神经痛阈。根据需要可重复摩擦，治疗开始用柔软的、刺激作用小的材料，如可用棉花、软布。当患者适应后，改用棉布或者质地较粗糙的毛巾布摩擦敏感区。过敏减轻后，可增加摩擦力、时间、频率及选用刺激效果较强的材料。

（3）振动刺激 使用电动的按摩器、振荡器等工具以提供深层的震动、压力及不同的触感，持续刺激过敏的部位。使用振动治疗时，振动器放置、活动时间及振动等级以频率为基础预先设置，用轻力或重力敲打也能减少感觉，因过敏区不能出现划痕，建议使用机械振动器或敲打器，或用铅笔的橡皮端叩击敏感区以增加耐受力。自周围开始逐渐移向患区，由间歇性刺激开始逐渐增至持续性刺激。

（4）插入 将患手插入大米、黄豆、赤豆、念珠或爆玉米中，反复抽出、插入，进行摩擦，至过敏区的皮肤适应了上述刺激后，再由弱至强顺序增加刺激的强度，以取得比较好的疗效。

（5）其他 经皮电刺激、冷暖浴、漩涡浴同样是缓解过敏症状的有效措施。油或霜有助于维持手过敏区皮肤潮湿，预防皮肤脱落和裂开，能辅助脱敏。国外研究及实践证明含有可可油的润滑剂能够提高效果。

3. 注意事项

（1）治疗应从正在经历疼痛时受的刺激开始，每天3次，每次10~20分钟。

（2）先在患者健侧示范。开始刺激较弱，以后逐渐加强，如果敏感程度严重，开始时可用胶布或橡胶保护患区，然后逐渐去除保护。

（3）治疗期间要求患者一直保持放松。

（4）过敏症状会在训练后20~30分钟内逐渐恢复，应鼓励患者自行进行轻柔的摩擦及经常拍打感觉过敏的部位，令脱敏训练持续进行，以达脱敏的效果。

（5）如过敏性疼痛持续没有改善，应考虑神经瘤形成而转介骨科医生检查。脱敏计划也可能因为患者不能忍受神经瘤刺激而失败，用可的松醋酸盐注射液有助于分解神经瘤，使脱敏技术更加有效，必要时进行神经瘤手术切除及神经末端的处理。

（6）截肢术后的幻肢痛是一种截肢后的普遍情况，可以考虑使用脱敏训练促进大脑更新对自我肢体的认识从而取得效果。

（7）即使在损伤早期，只要伤口愈合及不影响损伤组织恢复的前提下，都应鼓励患者使用患侧，尽量避免肌肉、关节、韧带等组织挛缩，保持病变部位的大脑皮质体感区不至于缩小。

考点提示 感觉脱敏技术的操作步骤。

二、感觉再教育技术

（一）基本原理

感觉再教育技术是用于感觉障碍的康复治疗技术。感觉再教育技术教授患者注意和理解各种感觉刺激。此项治疗技术适用于感觉不完全缺损者，包括神经损伤、神经移植、踇趾-拇指移植、皮肤移植以及中风患者等。

周围神经修复后，由于轴突再生的方向错误，再生的神经束在寻找其原有的远端时往往发生错位，只有部分神经纤维能够正确地重新连接末端器官，即皮肤的感觉小体（环层小体）。其结果表现为一个从前所熟悉的刺激会启动一个不同的感觉传入冲动。当这个改变了的传入信号到达感觉皮层时，患者不能将其与以往有过的或记忆中的模式相匹配，因而无法识别这种刺激。外周神经损伤的患者可能能对针刺和压力做出反应，却不能利用触觉正确的辨别一分钱和五分钱的硬币。患者能够感觉到两者（1分钱和5分钱）之间的差异，但这种感觉与受伤前使用时所获得的感觉截然不同，因此患者不能正确地分辨它们。图4-8演示了感觉正常的手和正中神经损伤修复后的手拿着同一螺母引起不同区域的皮层感觉。说明感觉再教育是帮助感觉损伤患者学会重新理解传达到皮层的、改变了的感觉传入信号的一种方法。所谓感觉的再教育就是帮助感觉损伤的患者重新学会理解传达到皮层的这个改变了的感觉传入信号。

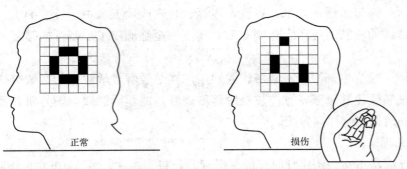

图4-8　正常手和正中神经损伤修复后的手拿相同螺母引起的不同皮层感觉比较示意图

（二）治疗技术

感觉再教育适用于能够感觉到针刺、温度变化以及压力，但触觉定位、两点分辨以及触觉识别功能受损的患者。感觉再教育技术强调感觉康复要与神经再生的时间相配合。在神经纤维与感受器重新连接在一起之前就开始训练，会导致失败和产生挫折感。

1. 感觉再教育的基本原则

（1）每一项活动都要在有和无视觉反馈两种情况下进行。

（2）训练活动的分级可从不同的角度进行，既要有难度又不能使患者产生畏难和沮丧的情绪。

（3）感觉测验和训练时要求环境安静无干扰。

（4）每次治疗时间不宜过长（10～15分钟），每天2～4次。

感觉再教育需要持续相当长的一段时间，可以一直到出院回家后能够用手做家务或参加工作，或恢复到平台阶段。结束治疗后，患者仍要继续积极地用手去做各种精细活动，只有这样，感觉再教育中所获得的进步才能够得到巩固和加强。

2. 外周神经损伤的感觉再教育　外周神经损伤患者的感觉再教育或训练分两个时期进行。

（1）早期训练　当患者能够分辨 30Hz（CPS）的振动及移动性触觉恢复时，可开始进行感觉训练。早期的治疗目标是训练移动和固定触觉的正确分辨，训练正确的触觉定位。用铅笔末端的橡皮头压在治疗部位并来回移动。要求患者注视压点，以视觉来协助判断压点位置，然后闭上眼睛感受压点的触感。如此反复练习。当患者能够分辨移动性触觉后，可采用按压固定一点的方法训练固定触觉定位。训练程序与移动性触觉训练相同，即睁眼－闭眼－再睁眼，该训练程序有利于促进学习的整合过程。

（2）后期训练　在移动和固定触觉以及指尖定位恢复后，可进入后期训练。此时患者已可以分辨256Hz的振动。指导患者恢复触觉识别能力（实体觉）是此阶段的治疗目标。

实体觉训练是最适合于进行触觉识别能力再教育的手段。实体觉训练尤其适用于正中神经损伤患者。实体觉训练效果受多种因素影响，诸如年龄、智力、文化背景和职业，以及内在动机和积极性等。

实体觉训练应在安静的治疗室中进行。训练过程中要求遮蔽患者双眼。通常用一个帘子将患者的手和视线分开。实体觉训练分三个阶段进行。

第一阶段，识别物品。患者闭目，治疗师从不同形状的积木中挑选出一个放在患者手中，让其尽可能描述手中物品的特征，如它是扁的、光滑的、冷的、正方形的等等。然后让患者睁开眼睛，如有遗漏，补充描述其特点。可先用健手进行上述训练，然后再行患手训练。记录正确识别所需时间。触摸识别应从形状简单、体积较大且质地相同的目标开始，逐渐过渡到形状复杂、体积较小且质地不同的目标。开始可将物品放到患者手中，以后可要求患者从许多物品中摸索出指定物品进行匹配。在选择或匹配作业中，应逐渐增加物品的数量。

第二阶段，识别物品的质地。首先选择形状相同但质地不同的物品如砂纸、皮革、纸、塑料等进行识别并比较。从差异明显的材料开始比较，如丝绒和粗砂纸的比较。随着触觉识别能力的提高，再识别两者质地差别细微、分辨难度较大的物品，如比较天鹅绒和棉绒，棉絮、砂纸、金属片、软木、毛皮等是治疗中常用的材料。

第三阶段，识别日常生活用品。从识别较大的物品开始，如电插销、火柴盒、羽毛球等逐步过渡到识别小巧的物品，如硬币、大头针、区别针、纽扣等。可以将这些物品混合放在一只盛有豆子或沙子的盆里以增加识别的难度。此外，在此阶段应增加识别速度的训练。正常人在5秒钟以内（常用2秒）即可做出正确地识别。正中神经损伤的患者需要5秒钟以上或根本不能识别手中物品。

3. 脑卒中后感觉障碍的再教育　在脑卒中偏瘫的康复治疗过程中，常常将感觉功能与运动功能的再教育结合在一起进行。由于异常肌张力干扰感觉体验，因此在进行感觉训练之前，应首先使肌张力正常化并抑制异常的运动模式。偏瘫患者的感觉再训练需要成百上千次的重复，因此感觉再训练的内容应当包括在每一个治疗单元中。在治疗运动功能严重障碍的患者时，将感觉刺激加入到训练活动中有利于促进和加强运动功能的进步。在上肢负重训练过程中，采用不同质地的支撑面，既可以易化运动又可以促进感觉功能的恢复。触觉障碍存在时，应在每一次治疗开始时首先运用强触觉刺激如叩打、摩擦及用刷子刷皮肤表面。注意避免引起痉挛。

用于增加偏瘫患者感觉输入的作业活动举例如下：①在皮肤上涂擦护肤液；②用粗糙的毛巾摩擦皮肤表面；③揉面或揉捏不同硬度的橡皮泥；④用手洗小件衣物；⑤制陶；⑥编织或刺绣；⑦将各种器皿把手或手柄的表面材料或形状进行改造，以提供更多的触觉刺激。

4. 注意事项

（1）训练场最好是安静的环境，使患者易于集中精力，全力以赴，迅速收到良好的效果。

（2）不得用健手直接触及患手，以免大脑皮质同时接受两套感觉输入造成混淆。

（3）训练过程中强调视觉的修正、加强和明确作用、帮助大脑皮质对新的感觉传入建立可重复性记忆。

（4）每天3～4次，每次15分钟，可以指导家属或好友执行训练计划。

（5）每月一次定期检查患者指尖各种感觉的恢复情况，适时调整训练内容。

考点提示 感觉再教育的治疗技术。

本 章 小 结

　　本章主要讲述了改善运动功能的作业活动、训练方法及注意事项，改善感觉功能的感觉重塑训练技术，即感觉脱敏技术和感觉再教育技术的基本原理、治疗技术等内容。其中需要学生重点掌握改善运动功能的作业活动选择、设计、实施，感觉脱敏和感觉再教育的基本知识和技能，培养学生运用作业治疗活动改善患者运动功能，运用感觉脱敏技术、感觉再教育技术进行感觉重塑训练的能力与素养，是学生在今后从事康复治疗尤其是作业治疗实践所必需的。本章内容在编写过程中也参考了职业资格考试大纲的相关内容及要求，能够满足学生的考试需要。

扫码"练一练"

自 测 题

一、单项选择题

1. 改善协调功能的基本原则不包括以下哪项
   A. 循序渐进　　　　　　　　　　　　B. 由小范围到大范围
   C. 重复性训练　　　　　　　　　　　D. 针对性训练
   E. 综合性训练

2. 感觉障碍的作业治疗不包括
   A. 基本动作训练　　　　　　　　　　B. 感觉再教育
   C. 脱敏疗法　　　　　　　　　　　　D. 代偿疗法
   E. 感觉刺激

3. 检查感觉功能下列哪项错误
   A. 检查者必须耐心细致，既有重点又要左右侧和远近端比较
   B. 一般从正常部位查至感觉缺失部位
   C. 从四肢远端向近端检查
   D. 感觉检查由两部分组成，即给予刺激和观察患者对于刺激的反应
   E. 患者必须意识清楚

4. 感觉再教育技术不适用于下列哪一类患者
   A. 神经损伤　　　B. 中风患者　　　　C. 皮肤移植　　　　D. 疼痛过敏者
   E. 神经移植

5. 下列哪项是增加偏瘫患者感觉输入的作业治疗活动
   A. 用手洗小件衣物　　　　　　　　　B. 音叉振动
   C. 浸入疗法　　　　　　　　　　　　D. 经皮电刺激
   E. 超声波

6. 下列哪项不是运动障碍的类型
   A. 肌无力　　　　　　　　　　　　　B. 耐力下降

C. 运动协调性和准确性下降   D. 平衡能力下降

E. 记忆力下降

7. 关于平衡功能障碍的作业治疗正确的是

  A. 训练顺序为前臂支撑下的卧位–双膝跪位–肘膝跪位–半跪位–坐位–站位

  B. 静态平衡需要肌肉的等张收缩

  C. 通过在不同质地的地面上训练可以提高踝关节对平衡改变的控制能力

  D. 首先恢复动态平衡能力

  E. 必须在具备独坐、独站能力之后，才能进行坐位和站立位的平衡练习

8. 下列哪项不是改善手部精细活动训练的作业治疗方法

  A. 搓橡皮泥   B. 串珠子   C. 打地鼠游戏   D. 拧螺丝

  E. 骑自行车

9. 协调功能障碍的作业治疗错误的是

  A. 由前馈转移到反馈   B. 必须要患者意识清楚，有治疗意愿

  C. 使用本体觉的方法   D. 使用视觉的方法

  E. 不能只做动作训练，必须把各种手工艺和 ADL 动作统一

10. 下列哪项不是增加关节活动度的作业活动

  A. 磨砂板   B. 抛接球   C. 踏自行车   D. 穿衣

  E. 阅读

11. 下列哪项作业活动不能缓解肌张力

  A. 肘关节支具   B. 快速擦刷   C. 滚筒训练   D. 上肢负重

  E. 站立训练

12. 下列哪项不适用于增加偏瘫患者感觉输入

  A. 在皮肤上涂擦护肤液   B. 用粗糙的毛巾摩擦皮肤表面

  C. 揉面   D. 制陶

  E. 插花

13. 下列哪项不是增强耐力的治疗性活动

  A. 跳绳   B. 舞蹈   C. 太极拳   D. 游泳

  E. 下棋

14. 脱敏技术是

  A. 痛觉再训练   B. 触觉再训练   C. 振动觉再训练   D. 温度觉再训练

  E. 感觉再训练

15. 观察周围神经感觉恢复的顺序，发现首先恢复的是

  A. 触觉   B. 痛觉和温度觉   C. 振动觉   D. 动态触觉

  E. 静态触觉

二、思考题

1. 上肢关节活动度的作业治疗的方法有哪些？

2. 脑卒中患者的感觉再教育技术的基本原理是什么？

（彭丽丽）

第五章

认知功能障碍的作业治疗

学习目标

1. **掌握** 认知的定义；认知障碍的定义；注意障碍的训练方法及注意事项；记忆障碍训练方法及注意事项。

2. **熟悉** 注意障碍的分类；记忆障碍的分类。

3. **了解** 注意的分类；记忆的分类。

4. 学会对有注意障碍的患者和有记忆障碍的患者进行作业治疗。

5. 具有基本的作业治疗思维与素养。

📷 案例讨论

【案例】

张某，男，25岁，消防员，为脑外伤患者。可在他人的监护下行走，但是当另外一人从其前面走过时，患者会因失去平衡而止步，甚至摔倒；当询问其当天早上早饭是什么时，回答与实际不符合。

【讨论】

请分析该患者存在的障碍类型，并给予适当的作业治疗。

第一节 概 述

人类认识事物的过程包含感觉、知觉、思维、意识四个阶段。认知是指人在对客观事物的认识过程中对感觉输入信息的获取、编码、操作、提取和使用的过程，是输入和输出之间发生的内部心理过程，这一过程包括知觉、注意、记忆、思维和语言等。认知的加工过程通过脑这一特殊物质实现，因此，认知过程是高级脑功能活动。认知功能障碍是脑卒中、脑外伤以及各类痴呆患者常见的神经心理学症状。各种原因引起的脑损伤所导致的不同形式和程度的认知功能障碍，将影响患者日常生活活动能力，甚至有时认知障碍对日常生活活动能力的影响要大于躯体功能障碍对它的影响。严重的认知障碍的患者在生活上不能自理，需依赖他人并需要更多的专业护理。

一、认知的概念

认知（cognition）是对事物认识和知晓的过程，包括感知、识别、记忆、概念形成、思维、推理及表象过程，是输入和输出之间发生的内部心理过程。实际上认知是大脑为解决问题而摄取、储存、重整和处理信息的基本功能。

当认知功能因大脑及中枢神经系统障碍而出现异常，称之为认知障碍（cognitive deficits）。有多方面的表现，如注意、记忆、推理、判断、抽象思维、排列顺序的障碍等，临床上以注意障碍、记忆障碍多见。

考点提示　认知和认知障碍的定义。

扫码"看一看"

二、常见认知障碍

（一）注意障碍

注意（attention）是心理活动指向一个符合当前活动需要的特定刺激，同时忽略或抑制无关刺激的能力。在多数情况下，需要排除内、外界刺激的干扰，借助于自己的意志努力使注意力较长时间集中于某种特定的对象上。它包括警觉、选择、持续的成分。注意本身并不是一种独立的心理过程，而是感觉、知觉、记忆、思维等在心理过程的一种共同特征。注意是心理活动的一种积极的状态，使心理活动具有一定的方向。例如，当学生注意教师讲课的时候，知觉便处于积极的状态，使他有选择地知觉教师的讲课内容，而不去知觉其他东西。这样对于被知觉对象的感受性便会提高，讲课内容听起来强度增加了，知觉得更清楚。人在注意着什么的时候，就在感知什么、记忆着什么、思考着什么或者是想象着什么。在记忆、思维、想象等过程中也都有注意现象。

注意按其水平可分为重点注意、连续注意、选择性注意、交替注意和分别注意五种类型，其表现可见表 5-1 中。

表 5-1　各种注意力表现

种类	表现
重点注意	特殊感觉（视觉、听觉、触觉）信息的反应能力
连续注意	连续一段时间注意某项活动或刺激的能力，又称之为集中，与警觉有关，取决于紧张性觉醒的维持水平
选择性注意	选择有关活动、任务，而忽略无关刺激（如外界的噪声，内在的担心等）的能力
交替注意	两项活动之间灵活转移注意重点的能力
分别注意	对多项活动同时反应的能力，也称之为精神追踪、同时注意

大多数活动都需要两种以上的注意，有意识的注意一般缓慢而又费力，需要精力集中并涉及一系列处理过程，如学习新技能、解决某个问题等；而自动注意则较快，涉及平行的处理过程，如展现已知的技能等。

注意代表了基本的思维水平，这个过程的破坏对其他认知领域有负面影响。由于注意与皮质觉醒程度有关，注意减退常被视为意识清晰程度降低的指标。许多脑损伤患者不能在康复治疗过程中保持注意状态，常常失去了集中精力一段时间和从周围环境中去除干扰的能力。尽管注意力降低可随着康复的进程而改善，但这种缺陷也可能将以各种程度伴随患者一生。

考点提示 注意的分类及表现。

 知识拓展

注意力缺失过动症

有注意力缺失过动症（attention deficit hyperactivity disorder，ADHD）的孩子，其表现通常有注意力不集中、无法抑制自己的冲动以及坐立不安的情况。在大人，主要问题则常在于 ADHD 患者无法计划好他们的生活与每日简单的工作，因此注意力不集中与坐立不安的情况常是次要的问题。美国精神医学会（APA）出版了《精神疾病诊断与统计手册》第四版文本修改版（DSM-IV-TR，APA，2000 年）。ADHD 的主要病征是：注意力涣散（inattentive）或集中困难（attention-deficit）、活动量过多（hyperactive 或 hyperkinetic）、自制力弱（impulsive）。

（二）记忆障碍

记忆（memory）是既往经验在脑内的储存和再现的心理过程，包括信息的识记、保持和再现三个环节。识记是人识别并记住事物的过程，是记忆的第一环节。保持是识记的事物在头脑中储存和巩固的过程，是实现回忆的必要前提。回忆是对头脑中所保持事物的提取，是记忆的最后一个阶段。回忆有再现和再认两种表现形式。再现是当识记过的事物不在时能够在头脑中重现。再认是当识记过的事物再度出现时能够把它识别出来。

根据记忆时间的长短可分为瞬时记忆、短时记忆、长时记忆，其中长时记忆又可分为近期记忆和远期记忆。根据信息提取（回忆）过程有无意识的参与，分为程序性记忆和陈述性记忆，陈述性记忆又分为情节性记忆和语义性记忆。各种定义总结于表 5-2 中。

表 5-2　各种记忆定义

种类	定　义
瞬时记忆	信息保留的时间以毫秒计，最长 1~2 秒，又称感觉记忆
短时记忆	信息保留的时间在 1 分钟以内，又称工作记忆
长时记忆	信息保留的时间在 1 分钟以上，包括数日、数年直至终生
近期记忆	长时记忆，信息保留的时间在数小时、数日、数月以内
远期记忆	很长的长时记忆，信息保留的时间以年计，包括幼时发生的事件
程序性记忆	又称内隐记忆，自动地、不需要有意识提取信息的记忆，即对于信息的回忆不依赖于意识或认知过程，如条件反射和运动技巧
陈述性记忆	又称外显记忆，是需要有意识提取信息的记忆，即对于信息的回忆依赖于意识或认知过程
情节性记忆	与事件整个过程相关信息的记忆，包括发生时间、地点及相关条件背景，如个人亲身经历及重大公众事件
语义性记忆	有关一般知识、事实、概念以及语言信息的记忆

记忆随年龄增长会有所减退，当各种原因的损伤累及记忆相关的神经结构（如脑外伤、脑卒中）或神经递质（如老年性痴呆）时可以出现永久性的记忆障碍。记忆障碍（memory deficit）是指识记、保存、回忆和再认过程的受损，表现为识记或回忆困难，输入的信息不能储存或难以检索，如不能重复刚听到的几个词（瞬时记忆），但对久远的事情回忆影响不大。虽然记忆力随时间推移可逐步改善，但大多数人仍有严重问题。某种程度记忆障碍可在脑损伤后 2 年才出现，对个人重返工作岗位和独立生活能力逐步产生影响。

考点提示 记忆的分类及表现。

第二节 注意障碍的作业治疗

一、概述

注意是完成各种作业活动的必要条件。注意障碍者不能处理用于顺利进行活动所必要的各种信息。警觉水平、集中功能、分散功能和持续性是注意力的四大特征。存在注意障碍的患者在加工和接收新信息或技术时将面临困难。虽然注意障碍只是认知障碍的一个方面，但其康复却是认知障碍康复的中心问题，只有纠正了注意障碍，记忆、学习、交流、解决问题等认知障碍的康复才能有效地进行。

二、分类

脑损伤患者的注意障碍主要体现在注意的警觉程度、广度、持久性、选择性、转移性和分配性等多个方面。根据其临床表现的不同，可将其分为下面 6 个类型。

1. 警觉程度低下 因网状结构功能障碍，患者对痛、触、视、听及言语等刺激的反应时间延迟，不能迅速、正确地作出反应，患者对刺激的反应能力和兴奋性下降，表现为注意迟钝、缓慢。

2. 注意范围缩小 患者的注意范围显著缩小，主动注意减弱，当患者集中于某一事物时，而其他一般易于唤起注意的事物并不引起患者的注意。

3. 保持注意障碍 指注意的持久性或稳定性下降，患者在进行持续和重复性的活动时缺乏持久性，注意力涣散，随境转移，易受干扰，不能抑制不合时宜的反应。因此，患者不能完成阅读书报、听课任务。在康复训练时，由于患者不能将注意力长时间保持在所进行的活动上而影响康复治疗效果。

4. 选择注意障碍 患者不能有目的地注意符合当前需要的特定刺激及剔除无关刺激。有研究表明，脑损伤患者从复杂环境中提取所需信息困难是由于脑损伤患者对突出刺激的注意和不相关信息的过滤存在缺陷所致。患者很容易受自身或外部环境因素的影响而使注意不能集中，如不能在较嘈杂的环境中与他人进行谈话，丧失了从复杂或嘈杂背景环境中选择一定刺激的控制能力。

5. 转移注意障碍 患者不能根据需要及时地从当前的注意对象中脱离并及时转向新的对象，因而不能跟踪事件发展。额叶损伤时表现为注意固定，又称为持续状态。如果患者是一个学生，则无法交替地听老师讲课和记笔记；在进行康复训练时，患者在指令下从一个动作转换到另一个动作会出现困难。

6. 分配注意障碍 患者不能同时利用所有有用的信息，表现为不能在同一时间内做两件事。有研究显示，重度脑损伤患者在同时进行两项任务时常常会出现注意的分配障碍。在从事或执行那些需要有意识地控制加工过程的任务时，由于信息加工速度变慢而引起注意分配障碍；不需要有意识控制而自动完成的任务则不会引起分配障碍。这些研究结果也证实了正常的分配注意是建立在熟练掌握技能活动并相互协调的基础上的。

考点提示 注意障碍的分类。

三、作业治疗

对于有注意障碍的患者，在治疗前，作业治疗师首先要对患者进行注意障碍的评定。注意障碍的评定主要通过神经心理学测试中，视觉、听觉测验对被试者注意的选择性、持续性、转移的灵活性方面进行评定，亦可通过测试其信息处理的速度和效率来进行评定。常见的注意障碍的评定有：视跟踪和辨别、数或词的辨别、听跟踪、声辨认、斯特鲁普测验和日常专注力测验。以上详细评定方法可参考本套教材《康复评定技术》。下面将具体介绍注意障碍的作业治疗。

（一）信息处理训练

1. 兴趣法 利用患者感兴趣的物品和用熟悉的活动刺激患者注意的保持，如使用电脑游戏、打牌、看电影、下棋等。在训练中需要注意观察患者是否有精神疲乏。

2. 示范法 治疗师边示范动作，边应用语言提示，通过视觉、听觉等多种感觉信息输入方式向患者展示要做的活动，可帮助患者知道需要集中注意的信息。如进行穿衣训练时，一边让患者看到示范者的示范动作，一边讲解多种要领，使患者视觉、听觉都调动起来，加强注意。

3. 奖赏法 用称赞性词语或其他强化刺激表扬患者完成了目标活动，增加所希望的注意行为出现的频率和持续的时间。当希望的注意反应出现之后，立即给予奖励。治疗师可准备一些巧克力、糖果、水果、卡通贴纸等作为小奖品，奖励给注意持续时间达到一定阶段的患者，激发患者的热情。

4. 代币法 利用行为疗法中的代币法进行，也是一种奖赏方法。让训练者用简单的方法在 30 分钟的治疗中，每 2 分钟记录一次患者是否注意治疗任务，连记 5 日作为行为基线。然后在治疗中应用代币法，每当患者能注意时就给予代币，每次治疗中患者得到的代币数要达到给定值才能换取患者喜爱的物品。当注意改善后，训练者可逐步提高上述的给定值。

5. 电话交谈 在电话中交谈比面对面谈话更有利于患者注意力的集中。由于电话提供的刺激更有限，治疗师可采用电话分机与患者分处两室进行交谈，也可鼓励患者与不同住的家人、朋友、亲友打电话聊天，特别是患者感兴趣的话题。打电话之前指导患者将要交谈的内容列简要提纲，随时查看提纲以免跑题。

（二）以认知技术为基础的训练

该项训练除了需要集中注意力外，还需要一定的理解力和判断力。

1. 反应时训练 反应时训练可以改善和提高对于刺激的反应速度。

（1）时间感训练 如给患者秒表，要求其按训练者指令开启秒表，并于 10 秒内自动按下秒表；以后延长至 1 分钟，当误差小于 1～2 秒时改为不让患者看表，开启后心算到 10 秒停止；然后时间可延长至 2 分钟，当每 10 秒中误差不超过 1.5 秒时，改为一边与患者讲话，一边让患者进行上述训练，要求患者尽量不受讲话的影响分散注意。

（2）数数游戏 两人或多人接力数数，从 1 数到 100 或从 100 倒数到 1，数到含有"5"的数字的人就要站起来，否则就要表演节目，当然数错了也要表演节目。可以通过缩短间隔数字、增大递减数距来增加难度。

（3）运动项目 可以通过一些大的运动项目来增强和加快对于刺激的反应能力，如击鼓传花、投球等。

2. 注意稳定性训练

（1）视觉注意稳定

1）视跟踪 可让受试者目光跟随光源做左、右、上、下移动，训练患者注视固定和追视移动的目标的能力。

2）猜测游戏 取两个透明杯子和一个弹球，在患者注视下由治疗师将杯子覆扣在弹球上，让患者指出哪一个杯中扣有弹球，反复数次，无猜测错误后改用两个不透明的杯子，操作同前，此时患者已不能透过杯壁看到弹球，让患者指出何杯中扣有弹球，反复数次；成功后改用三个或更多的不透明杯子和一个弹球，方法同前；成功后改用三个或更多的不透明杯子和两个或更多的颜色不同的弹球，扣上后让患者指出各种颜色的弹球被扣位置，移动容器后再问。

3）删除作业 训练注意和运动速度，因简单易行，故被广泛使用。

在白纸上写汉字、拼音或图形等，让患者用笔删去指定的汉字、拼音或图形，反复多次无误差后，可增加汉字的行数或词组，训练患者。或在白纸中部写几个大写的汉语拼音字母如 WEDTHBA（亦可依患者文化程度选用数字、图形），让患者用笔以最快的速度准确删去训练者指定的字母如"B"。改变字母的顺序和规定要删除的字母，反复进行数次，成功后改用两行印得小些的字母，以同样的方式进行多次。随着治疗的进展，可进一步增加训练的难度，如改为三行或更多行的字母、纸上同时出现大写和小写字母、穿插加入以前没出现过的字母等。

（2）听觉注意稳定 可以进行听认字母、复述数字、词辨认等作业活动。

1）听报数字：要求患者听完后立即报出来。

五位数：45673，67539，80237，43964

六位数：267349，540853，389540，231890

七位数：7652341，9063218，6306278，5609238

2）倒背数字 要求患者听完后立即报出来。

示例：作业治疗师说 504，患者说 405。从 3 位数开始，逐渐提高。

3）听报词语训练 要求患者听完后立即报出来。

示例：听报词语万紫千红、三长两短、鸟语花香、风马牛不相及、桃花坞里桃花庵。

4）给患者讲故事 嘱患者故事讲完了之后要提出问题让他回答，也可以在训练之前，将题目提前告知患者。

（3）数目顺序训练 让患者按顺序说出或写出 0～10 之间的数字，或给患者 11 张写有 0～10 数字的字卡，让他按顺序排好，反复数次。上述方法成功后改为按奇数、偶数或逢 5 的规律说出或写出一系列数字，如"2－4－6－8……""5－10－15－20……"。数字可以从小到大，或从大到小反复训练，还可以训练加减法、乘除法，增加难度。如训练者提供一系列数字中的头四个数，从第五个数字起往后递增时每次加一个数目如"3"等，让患者继续进行，每次报出加后之和，如"1－4－7－10……"反复数次。成功后改为每次递增时从原数上乘以另一数值或除以另一数值。

（4）静坐放松训练　是提高注意稳定性不可忽视的重要手段，通过静坐、听冥想音乐使患者全身放松，情绪稳定。

（三）分类注意训练

目的在于提高患者不同程度的注意力。操作方式多以纸笔练习形式进行，要求患者按指示完成功课纸上的练习，或对录音带、电脑中的指示做出适当的反应。其内容按照注意力的分类可分为重点性、连续性、选择性、交替性及分别性注意训练。

1. 重点性注意障碍的训练　对特殊感觉信息做出反应的能力。如听录音磁带，对某个字母、发音或声音做出反应。

2. 连续性注意障碍的训练　连续一段时间注意某项活动或刺激的能力。可以从删除作业、连线作业、击鼓传花、下棋等活动中选择，也可在日常生活活动和娱乐游戏中寻找训练方式。例如：在治疗师监督下进行穿衣训练，如果发现患者的注意力发现漂移，可以暗示其回到相关的任务中来。可通过"刚才我们做到某某地方了，接下来我们继续做。"等语言进行暗示。在训练过程中，应注意给有连续注意障碍的人安排足够的中途休息时间以提高效率。刚开始时，将活动的持续时间安排短些，将兴趣度高和兴趣度低的活动交错安排，有助于提高患者保持注意力的时间。

3. 选择性注意障碍的训练　选择注意与活动或任务有关的刺激而忽略无关刺激的能力。播放一段背景嘈杂的录音，找出要听的内容，如门铃声、鸟鸣声或鼓声，并数出指定声音出现的次数；将干扰积木放在众多的积木中，患者找出干扰积木；电脑游戏中的"大家来找茬"游戏。

4. 交替性注意障碍的训练　在两项及以上活动之间灵活转移注意重点的能力。治疗师通过突然改变命令的方式，要求患者将注意力转向特定的活动。如删除作业，给出一组随机排列的数字，要求患者依次删除偶数，可在患者操作过程中突然改变命令，要求患者删除奇数，相隔数秒后再次改变命令，删除偶数，反复改变指令直至作业完成；要求患者将20张扑克牌按颜色、图形或大小分类，操作过程中随时改变命令；在日常生活中朗读报纸时要求患者每读完一段在纸上记录所用的时间。

5. 分别性注意训练　对多项活动同时反应的能力。完成"一心多用"的活动。可采取听写字母或汉字、听写短文训练；拼图或下棋作业时与患者谈论时事；三种颜色的光源依次闪亮，治疗师同时随机说出红色、蓝色或黄色等，要求患者听到的颜色与灯光闪亮的颜色一致时，敲击桌面一次。

（四）电脑辅助法

种类繁多的电脑游戏软件对注意的改善有极大的帮助。通过丰富多彩的画面，声音提示及主动参与（使用特制的键盘、鼠标或耳麦），能够强烈吸引患者的注意，根据注意障碍的不同成分，可设计不同程序，让患者操作完成。根据国内现状，一般市售的游戏软件、用于儿童益智教育软件也可选择性用于注意障碍患者。

（五）适应性调整

1. 作业的适应性调整　作业的适应性调整或改造的目的是为了最大限度地减少对注意的要求。在治疗的初期阶段，应减少或限制一次呈现给患者的信息量。如简化指导，每一次仅指导一个步骤；减少一次呈现给患者的项目或选择的数量，如果患者由于不能集中注意力而无法阅读时，可自制一个供阅读训练用的缝隙卡，缝隙的大小从仅留有一行字开始，随注意力改善扩大缝隙；预先准备好某项作业活动所需的相关物品；将作业分解，一次仅利用其中的一个成分。如痴呆患者在吃饭时，如果在其前面只摆一只碗和一双筷子，而不是一堆餐具，将会减少信息量。随着患者注意力的进步，延长治疗时间并增加治疗性作业活动的复杂程度。

2. 环境的适应性调整　开始训练时应在有组织、整齐和安静的环境中进行。应当限制环境中杂乱和分散注意到的各种因素，如拔掉电话线、关上窗户、关上收音机等。在进行刷牙作业时，应当将无关的用品从水池边移走，而所需用具应当具有鲜明的对比色彩。牙膏、牙刷和杯子的对比色起到了提示作用，有助于患者注意不同的物品。随注意力改善，环境应逐渐接近正常，不需要刻意组织、安排环境。

考点提示▶ 各种注意障碍的训练方法。

四、注意事项

注意障碍康复是认知康复的主要问题，只有纠正了注意障碍，记忆、学习、交流、解决问题等认知障碍的康复才能有效地进行。训练中应注意以下问题。

1. 训练前必须了解患者的疾病史、个人史、生活环境及注意方面的情况，做好详细记录。

2. 预先准备好训练用品，尽量减少患者视野范围内杂乱及不必要的物品。

3. 选择安静、不会引起注意力分散的环境，避免干扰，逐渐过渡到接近正常的环境中训练。

4. 注意患者的主动性，每次给予口令、建议、提供信息或改变活动时应确信患者已经注意。必要时可要求患者重复所听到的命令。

5. 治疗师在指导和训练患者时，须用简易的指令和暗示。

6. 根据患者的功能水平指导其在日常生活活动中进行注意训练或采用代偿方法。

7. 在治疗中可加入短暂的休息，重新开始时先复习。

8. 每一步骤反复训练直到掌握为止。

9. 教会患者主动观察周围环境，识别引起注意力不集中的因素并主动排除。

10. 当患者注意改善时，逐渐增加治疗时间和任务难度。

11. 鼓励患者家属参与训练，并能够在非训练时间应用所学到的技巧督促患者。

12. 注意训练的同时，兼顾记忆力、定向力、判断力及执行功能等。

第三节　记忆障碍的作业治疗

一、概述

记忆是过去感知过、体验过和做过的事物在大脑中留下的痕迹，是过去的经验在人脑中的反应。当记忆部分或完全失去再现能力，称为遗忘。绝大多数患者并不是所有记忆都丧失了，通常只是在某些时候记不住一些事情。在记忆重建过程中，学习的基本原则是记忆康复不能从头开始，凭空而起，而应强化仍留在记忆中的东西，这是一个自然渐进过程，试图促进建立新的脑功能系统；另一个原则是在学习过程中要考虑特异性。

二、分类

常见的记忆障碍有如下几种。

1. 记忆增强 患者对病前不能够回忆的事都能回忆起来。

2. 记忆减退 患者对过往经历的重大事件难以回忆，或者表现为一切新印象转瞬即逝。严重时不但记忆减退，而且连新刺激的识记、保持、再认也减退。

3. 遗忘 患者对某一段经历或重大事件的记忆缺失，遗忘有时间规律和选择性。新近识记的材料遗忘最快，逐渐发展到远事遗忘，曾经引起高度注意的事情较难忘记，主要表现为回忆的障碍。有以下几种不同表现。①顺行性遗忘：回忆不出疾病发生以后一段时间内所经历的事件。遗忘的时间和疾病同时开始。②逆行性遗忘：即回忆不出疾病发生之前某一阶段的事件。③进行性遗忘：指记忆的丧失随着病情的发展而逐渐发展。④心因性遗忘：是由沉重的创伤性情感体验引起，遗忘的内容与某些痛苦体验有关。

4. 错构 对过去经历过的事情，在发生的时间、地点和情节上出现错误的回忆，并深信不疑。在正常人有时也会见到，但弥漫性脑病变可使错构倾向更为强烈。

5. 虚构 患者在回忆时将过去从未经历过的事情当做亲身经历加以描述，以虚构的事实来填补已遗忘的那一段记忆空白。虚构一般见于有器质性基础的遗忘综合征，也可由医源性诱发，但不应与分裂症所涉及的记忆性幻觉或幻想性谎言混淆。

三、作业治疗

对记忆障碍可用韦氏记忆量表、记忆单项能力测定、Rivermead 行为记忆试验等方法进行评定，具体评定方法可参考《康复评定技术》。

记忆障碍的作业治疗通常包括内在性训练策略和外在性训练策略。内在性训练策略要求患者学习一些帮助记忆的方法，包括无错性学习和助记术；外在性训练策略，包括外在记忆辅助工具和环境适应，属于代偿性训练。

（一）内在性训练策略

大部分患者并不是丧失了所有的记忆，只是在某些时候记不住一些事情。内在性训练策略是在记忆重建过程中帮助最大的是强化仍留在记忆中的东西，这是一个自然渐进的过程，试图重建新的脑功能系统。通过调动自身因素，以损害较轻或正常的功能代替损伤的功能，从而达到改善或补偿记忆障碍的一些对策。如果患者的语言性记忆较差就鼓励他用形象性记忆，反之亦然。

1. 无错性学习 无错性学习就是在学习过程中没有错误的学习。大多数人可能从错误中学习或吸取教训，因为我们可以记住并在以后的努力学习中避免再犯错误。但是片段性记忆障碍者不能记住他们的错误，也难以纠正错误。如果行为是错误的，患者在从事这种行为活动中有可能会强化它。因此，应保证严重记忆障碍者要强化的行为是正确的。大量的研究表明，遗忘症患者能够正常或接近正常地学习一些东西，即使他们不会有意识地回想所学的内容。例如，在词汇学习中，应给予正确的意思，避免猜测，以防出现错误。

2. 助记术 助记术是指所涉及学习材料的精神处理方法，是有助于学习和回忆已学过知识的技术，如图像法等。通过创建一幅视觉图像以及将其与思维定位相联系的认知行为不仅是一种有效的助记术，也是一个高级而又精密的记忆编码过程。常用有以下方法。

（1）图像法　也称之为视觉意象。把将要学习的字词或概念幻想成图像，这是如何记住姓名的好方法。如记住"钥匙""鹦鹉"这两个词语，我们可以在脑海中想象："一把巨大的彩色钥匙插入到鹦鹉翅膀上，鹦鹉立即疼得跳了起来。"将一个人的形象、独特的面容特征和他的名字结合起来，有助于记住他的名字。如"胡长意"脸上长个大胡子，长长的脸，像个意大利人。对遗忘症患者而言，这种方法优于其他方法。

（2）层叠法　将要学习的内容化成图像，然后层叠起来。如需要记住"风筝、铅笔、汽车、电锅、蜡烛和果酱"这6个词，可以将其幻想成如下画面："你放着白色的风筝，风筝在天上飞。忽然有一支铅笔，被丢了上去，把风筝刺了个大洞，于是风筝被掉下来。而铅笔也掉了下来，砸到了一台汽车，挡风玻璃也全破了。后来，汽车只好放到一个大电锅里，当汽车放入电锅时，汽车融化了，变软了。后来，你拿着一个蜡烛，敲着电锅，当当当的声音，非常的大声，而蜡烛被涂上了果酱。"然后你再回想一下："风筝怎么了？被铅笔刺了个大洞。铅笔怎么了？砸到了汽车。汽车怎么了？被放到电锅煮。电锅怎么了？被蜡烛敲出声音。蜡烛怎么了？涂上了果酱。"如果你再回想几次，就把这6项记了起来。要求学习者记住这幅图像而不是单词。

（3）联想法　当试图回忆一件事或一个事物时，想到有关的信息，或将新学的信息联系到已存在和熟悉的记忆中，在大脑里产生一个印象有助于记住它们，也称之为关联法，通过联想可加强记忆。联想有语义的，如手杖拐杖；听觉的，如香和响；视觉的，如申和甲等。

如我们以《早发白帝城》来举例。"朝辞白帝彩云间，千里江陵一日还。两岸猿声啼不住，轻舟已过万重山。"可以想象成：我在白帝城的地方，早上我从这个地方出发了，这个地方很高，耸立于彩云间。以船为交通工具，一日之间便可以到达江陵了。河的两岸猿猴叫个不停，船走得很快一下子就穿过了很多山头。

如要记住电话号码："57535100"要求学习者想象5个75岁的老人，爬到3座山上去看5位100岁的老和尚。

（4）故事法　让患者按照自己的习惯和喜爱将要记住的信息编成一个他自己熟悉的故事来记忆。通过语义加工，让患者为了记忆而产生一个简单故事，在这个故事中包括所有要记住的内容。中国的成语一般都有典故，在开发儿童的学习与记忆力时，常常采用的就是故事法。

（5）现场法　通过创建一幅房子的视觉图像来帮助记忆。把我们想要记住的东西放在我们日常熟悉事物的位置上去记忆，比如身体、办公室或抽屉等。如一个人想记住买灯泡、洗涤剂、拖把、牛奶，他可以想象他在餐厅吃饭，突然灯灭了，结果伸手拿牛奶杯的时候，不小心把牛奶洒在地板上了，然后去阳台拿拖把把地板拖干净，拖完地放拖把的时候，发现洗涤剂溢出来，拖把池里都是泡泡。

（6）倒叙法　倒回事件的各个步骤，找到遗漏的物品或回忆一件事。假如，不慎将购物清单留在家里，通过想象购物清单写在什么纸上，在纸上的具体位置，写清单当时的情景等，均有助于回忆起购物清单的具体内容，免除了再回家取购物清单之苦。

（7）关键词法　也称为首词记忆法，常用于罗列事物的记忆。如果需要记住某一活动的特殊顺序或同时有许多事情要做，关键词法大有帮助。将所罗列的各项事物的第一个字、词摘出，编成自己容易记忆的顺口溜。为了发挥联想记忆的作用，某些"头词"还可以用谐音字或"形象描述字词"替代。

如把"笑看坎坷风雨年，口出话语注重轻，常翻万卷自信永，开心十分把爱驻"的四句话的头一个词编成"笑口常开"这样一句容易记的话。在日常生活中也可以用 5W 表示"When、Where 、Who、What、Why"，可以让患者方便记住"什么时候""什么地点""谁""去做什么事情""为什么要做"来记住所需要做的事情。

（8）组块　将要记忆的信息组成与患者记忆广度相适应的节段。如患者的记忆广度只能达到两项，就以两项为一节，称为组块。组块时，对于言语记忆要将语义相近的组在一起。如数字分段是一种有效记忆数字的基本方法，如门牌号码和电话号码等。例如，87335100可分为 8733－5100 或 87－33－51－00 等几组数字记忆。在使用密码登录账号时，人们发现使用数字组合来记忆密码是非常有用的。

（9）时空顺序　可以利用与信息同时发生的事件来回想；利用某一印象深刻的事件与信息的前、后、左、右、上、下的关系来回想。例如，不知道将钱包放在哪里，可以回想在买菜时掏出钱包付钱，然后将菜放在篮筐里，可以去篮筐里找一下钱包是否在那里。

（10）因果关系　利用信息与某一事件的因果关系来回想。

（11）重要性和新近性　重要的和新鲜的事比不重要的和陈旧的易于回忆，可利用这种特点进行回想。

（12）精细加工　让患者对要记住的信息进行详细的分析，找出各种细节，并将之与已知的信息联系起来。

（13）兼容　要患者形成一种信息总有可能和他已知道的事实相并存的概念，并将两者联系起来。

（14）自身参照　让患者仔细探讨要记住的信息与他本身有何关系，并尽量将之和自身联系起来。

（15）放置地点法　凡能以固定顺序记住建筑或几何部位的患者都可以用。此法的原理是将新信息和按固定顺序排列的几何部位相联系，以后即可按顺序回顾来回想物体。如某患者早上有三件事要完成：取牛奶、洗衬衣和漆门。让其将这三件事的突出形象和屋子内的三个房间联系起来：牛奶在门厅中央，衬衣在起居室的扶手椅上，门板放在卧室的床上，为回想这三件事他只需环视三个房间就可以想起。

（16）自问法　当回忆一件事时，问自己一些问题，开始是一般性问题，探索情景时，要多问一些特殊的问题。

3. 书面材料的学习

（1）PQRST 法　PQRST 是预习（previewing）、提问（questioning）、评论（reviewing）、陈述（stating）和测试（testing）的英文缩写，是记忆书面材料的一种完整理想的学习方法，即理解性记忆，实践证明 PQRST 比单纯死记硬背效率更高，效果更好。

（2）信息检索法　下面是常用的策略和步骤：①主动浏览要记住的材料，查看各个方面，确定主题、重点或背景；②自发地把关注焦点转移到不同的刺激点上，如最重要的信息或要记住的细节上；③把注意力保持在要学习的材料上，并重复要学习的信息；④将新的信息与熟悉的事物联系起来，归类或组合类似的东西；⑤把一些信息编成押韵诗或悦耳的曲调来帮助记忆。

（二）外部法或外部对策

1. 外在记忆辅助工具　利用身体外在辅助物品或提示来帮助记忆障碍者的方法，适用于功能性记忆障碍者，如年轻、记忆问题不太严重并且其他认知障碍较少的患者。

辅助物应便于携带，并能容纳较大量的信息；使用的时间较长；应使用方便且不需依靠其他工具。提示应能在最需要时立即提供；提示的内容对被提示的信息有特异性。

（1）记事本　这是一种最通用有效的方法。在日常生活中，通过建立参考及运用记事本，可以减轻因记忆力下降而带来的问题。患者可以通过问卷方式去学习有关记事本的目的、内容、名称、每一项目的使用方法等。在患者能够阅读，最好也能书写时应用，可以记下约会、地点、电话号码、交通路线，列出要做的事等。开始使用要求患者能挑选主要成分、关键词。开始每 15 分钟为一段作记事，记忆能力提高后酌情延长，并在实际生活中学会使用。治疗师每天应在不同的时间给予患者充分练习使用记事本的机会，以建立患者使用记事本的习惯和熟悉使用方法、时间。例如，预约患者在某日开会，请他于某时会面，为他人庆祝生日等。注意要一人一本，适合装在衣袋里，便于随身携带，放在固定地方等。

使用电子记事本等数码产品来代替传统的记事本对患者会有很大的帮助。现在使用的手机多数带有记事本功能，教会患者使用，或者借助手机软件，方便患者在日常生活中使用。除此以外，还可以利用以下物品帮助患者记事。

挂历：如将来某日需做一件事，可在该日期的日历页折起一角，到达当日时将会提醒患者。大的每日格内可记事的月历也有类似的作用；小月历上用彩色笔作标记亦可，但效果较差。

日记本：可帮助患者记住过去的事。若每日所占的版面较大还可以写上有关的细节，要教会患者给日记本编上页码，并在最后一页上作索引以便查找。日记本放置的地点要恒定。

备忘录：选用每星期一小本的最好，要训练患者养成每日必翻备忘录的习惯，以查找需做的事。

（2）时间表或日程表　将有规律的每日活动，制成大而醒目的时间表贴在患者常在的场所，如床头边、入户门上。开始时要求家人经常提醒患者看日程表，让他知道什么时间应做什么。用一移动的标记沿着进展的方向移动，或用铅笔将已做完的事删去。可以在手机上在时间到达时设置提醒闹钟，教患者每次闹钟响时查时间表上相应时间还有什么事要做。时间表以大而醒目为好。

（3）明显的标志　适用于伴有空间、时间定向障碍的患者。用大的地图、大的罗马数字、大的箭头和鲜明的标志指引常去的地点及路线。

（4）照片　使用较大的照片将人的姓名和有关事件记在照片背面并写上日期。由于同时具有形象和言语提示，信息较多而易于回忆。

（5）记忆提示工具　包括清单、标签、记号、录音机提示等。①清单：治疗师或家人为患者列出要记住的事情清单，患者按清单完成任务。②标签：在橱柜、衣柜、抽屉、房门上用易粘贴纸条作标签，写上内置何种物品及其位置，补偿记忆丧失。对于那些忘记物品放在家中何处，不知道哪间房属于自己的记忆障碍者而言，则是一个有效的方法。③记号：在日历牌上作记号，以刺激患者记住重要约会和事情。④言语或视觉提示：口头提示有关的问题，同时让他看有关的图片等。⑤各种电子记忆辅助具：这些产品种类繁多，功能多样，绝大多数是普通产品，并非为记忆障碍者专门设计，但功能可供记忆障碍的患者去使用。有些产品可通过更改程序即可适用于特殊需要，例如，存储文字留言或语音信息，电话号码及人名，编制计划、约会、工作程序等各种文件文本，设置重要日期，各种报时、定时闹钟等，以提醒记忆障碍患者去按时完成任务。目前，多数人群使用的手机为智能手机，患者随身携带手机，便于使用，可以下载安装备忘录、工作安排表、时间提醒等手机软件，帮助患者完成任务。

这些代偿方法需要额外的训练，促使患者掌握和记住去使用它们，否则记忆障碍的患者很难记住和使用这些外在的记忆辅助工具。同时，还需要纠正患者及其家属的错误观念，即使用这些辅助工具会延缓记忆的自然恢复。内部和外部提示方法都需要用，在决定哪种提示用于哪个患者时，治疗师需要充分了解患者的兴趣、动机、情绪及情感、意志与决心等非智能因素。另外，患者的体能年龄、体能和文化程度也应充分考虑，如把一个笔记本给一文盲的患者是无用的，给一个偏瘫患者不能写。

当患者需长期使用这个系统时，确定使用哪种记忆帮助时，患者及其家属都应在场，充分的协助非常重要。

2. 环境适应 环境适应适用于记忆系统失去了足够功能的患者。通过环境的重建，满足他们的日常生活的需要。如果使用适当，对于严重记忆障碍的患者也是唯一的解决方法。

（1）简化环境 物品放置井井有条，突出要记住的事物，消除分散注意力的因素。①将环境中信息的量和呈现条件控制好：每次提供的信息量少比多好，信息重复的次数多比少好，几个信息先后出现时相隔的时间长比短好。②减少环境的变化：日复一日地保持恒定重复的常规和环境，常使患者易于记忆，如每天以同样的次序收集衣服和穿衣服，在同一个地方脱鞋子，可方便患者知道在哪里找到它们。③修改外部环境以利记忆：如门上贴大的名字或颜色鲜艳的标签，简化环境，突出要记住的事等。④组织好环境可以帮助记忆：如门后挂一把无用的钥匙可以提醒患者出门时别忘了带钥匙等。

（2）家用电器的安全 通常使用电水壶、电炊具、电灯等，设计隔一段时间可自动关闭装置，避免健忘者使用时带来的危险。

（3）避免常用物品遗失 把眼镜架系上线绳挂在脖子上，把手机、电子助记产品别在腰带上，可有效防止遗忘。

3. 计算机的应用 与许多其他领域一样，新技术的发展正在给记忆康复带来益处。实际上这是环境适应和外在记忆辅助工具在高新技术方面的延续。

（1）智能屋 计算机与显示器连接在一起的摄像机组成的装置。用来监控认知功能严重障碍患者的生活环境，目的是提高患者的生活独立性和活动性，进而提高生活质量。具有跌倒倾向、定向力障碍、需要急救、家务管理受限者均可利用此装置。还可通过对一般家庭所拥有的设备改造，使智能屋更加完善。

（2）使用电话 在患者网络中，把10个重要成员的照片贴在特殊电话按键上，每个按键编上程序，要打电话给其中某人，按贴着照片的按键即可，省却了记住电话号码；患者家中和照顾中心或主要帮助者之间提供可视电话连接；一个大的红色帮助按键提供给患者，以便呼叫照顾中心或亲戚。

（3）进出住宅 在门前安装一盏感应灯，当有人走进来时，灯会亮；一个运动探测器连接到词语信息器上，当某人正要进来可以显示提醒；使用智能锁利用指纹开门；安装环境控制系统，可以做到远距离开关屋门。

（4）温度控制 一套适合控制淋浴和浴缸的系统，可以保证水温既不太冷也不太热；中央控制系统可以用来调节室内温度。

（5）报警系统 当炊具或其他电子设备放在那里并且一段时间没有使用时，可发出警告声音；为了防止迷路，当某人离开屋内时，报警系统可发出声音；在着火或其他紧急情况下，报警系统或照顾中心的警铃会响，一个语音信息会转发给患者，告诉他由于紧急情况尽快离开这所房子。

（6）交互式活动指导系统　这是正在开发的另一项新技术，这个系统用电脑提供一套指令，指导患者按部就班地进行日常生活活动，如烹调、清洁等。电脑作为代偿装置提供分布指导，使用者要略懂电脑的操作。通过这个系统的使用，患者自我满足感增强，沮丧情绪下降。有人认为随着人机界面的改进，电脑在记忆康复中将越来越发挥重要作用。

考点提示　各种记忆障碍的训练方法。

四、注意事项

在临床治疗中，让患者学会并应用助记术并不是难事，但是脑损伤患者很难自发的使用它们。为了有效地应用助记术，应注意以下几点。

1. 在治疗前，治疗师要充分了解患者的疾病史、个人史、生活环境及认知情况。

2. 选择安静的房间，使环境有序简洁，备好用具，物品固定放置。

3. 对患者和家属说明训练的目的、内容及要求，使家属了解训练情况，指导家属在家中或社区中给患者以必要的帮助。

4. 记忆障碍者在采用视觉意象时，应让患者看到纸上或卡片上的图画，而不是单纯依靠想象。

5. 双重编码，即用两种方法比单用一种方法学习更有效。

6. 要学习的信息应该是现实的并且与患者的日常需要有关，教患者去想他们真正需要知道的东西，而不是来自操作手册中的材料。

7. 助记术是教会患者新信息，患者家人、朋友也必须采用这种方法鼓励患者去学习。

8. 要经常与患者一起找出差距，纠正错误。

9. 患者成功时一定要给以强化，至少是口头的表扬。

10. 对于记忆障碍的患者，即使教过他怎样使用助记术，在一个新的环境中他们也很难自发地使用助记术，需要不断地重复强化。

本 章 小 结

认知障碍是脑外伤、脑卒中及痴呆患者的临床常见症状，是导致残疾的重要原因之一，也严重影响患者的日常生活活动、工作及休闲活动能力。本章节主要介绍了认知及认知障碍的概念、常见的认知障碍、注意障碍的概念与分类、注意障碍的作业治疗及注意事项、记忆障碍的概念与分类、记忆障碍的作业治疗及注意事项。其中需要学生重点掌握认知及认知障碍的概念、注意障碍的作业治疗与记忆障碍的作业治疗。能够对有认知障碍的患者进行全面、有效的认知功能训练，能够帮助患者最大限度回归社会。本章内容在编写过程中参考了职业资格考试大纲的相关内容及要求，能够满足学生的考试需要。

扫码"练一练"

自测题

一、单项选择题

1. 下列现象属于选择性注意的是
    A. 观察某人时，注意其特殊的面部特征
    B. 在客厅里，别人看电视时，你却在看报纸或做作业
    C. 在听音乐
    D. 正在做某项工作时，电话铃响了，你会暂停工作去接电话，然后再恢复工作
    E. 开车时，边开车边听广播

2. 关于注意力描述不正确的是
    A. 单侧忽略症属于一种注意力障碍
    B. 注意减退常被视为意识清晰程度降低的指标
    C. 注意力的损害对其他认知领域有负面影响
    D. 有意识的注意一般是快速而省力的
    E. 注意力代表了基本的思维水平

3. 关于记忆力的描述不正确的是
    A. 记忆是一种动态过程
    B. 根据记忆时间的长短可分为瞬时记忆、短时记忆、长时记忆
    C. 陈述性记忆又分为情节性记忆和语义性记忆
    D. 感觉记忆又称工作记忆
    E. 记忆障碍是脑损伤后患者最常见的主诉

4. 注意力的类型不包括
    A. 分别注意　　　B. 连续注意　　　C. 选择性注意　　　D. 交替注意
    E. 同时注意

5. 静坐放松属于哪项训练
    A. 注意转移性　　B. 注意稳定性　　C. 注意分配性　　D. 反应时训练
    E. 注意选择性

6. 电话交谈最适用于
    A. 时间定向力训练　　　　　　　　B. 注意障碍的训练
    C. 推理能力的训练　　　　　　　　D. 理解力的训练
    E. 单侧忽略

7. 图像法记忆属于
    A. 助记术　　　　　　　　　　　　B. 外在记忆辅助工具
    C. 环境适应的一种　　　　　　　　D. 电子记忆辅助工具
    E. 内在记忆辅助工具

8. 外在记忆辅助工具不包括
    A. 记事本　　　　B. 日历或月历　　　C. 无错性学习　　　D. 记号
    E. 标签

9. 注意障碍信息处理训练不包括

A. 示范法　　　　B. 奖赏法　　　　C. 猜测法　　　　D. 代币法

E. 兴趣法

10. 瞬时记忆保持时间在

A. 1 分钟以内　B. 2 秒以内　　　C. 1 分钟以上　　D. 1 天

E. 1 个月

11. 训练注意力的方法不包括

A. 删除作业　　B. 连线作业　　　C. 猜测游戏　　　D. PQRST 法

E. 数字顺背，倒背训练

12. 助记术不包括

A. 故事法　　　B. 联想法　　　　C. 首词记忆法　　D. 图像法

E. 清单

13. PQRST 法不包括

A. 复述　　　　B. 预习　　　　　C. 提问　　　　　D. 评论

E. 陈述

14. 老年性痴呆患者注意力的训练中，"让患者按顺序说出 0 到 10 的数字，或看数字卡片，让他按顺序排好"属于

A. 时间感　　　B. 代币法　　　　C. 猜测游戏　　　D. 删除作业

E. 数目顺序

15. 脑外伤的记忆训练中，回忆几天前发生的事情属于

A. 瞬时记忆训练　　　　　　　　B. 短时记忆训练

C. 长时记忆训练　　　　　　　　D. 无错误学习技术

E. 取消提示技术

二、案例分析

患者，男，42 岁，建筑工人，6 个月前因高空坠物致脑挫裂伤，MRI 示大脑皮层多处散在出血灶，颅内水肿，伤后没有进行颅脑手术，住院 1 个月后出院。目前，肢体运动功能良好，但经常抱怨记忆差，家人也发现不能从事以前工作，丢三落四，即使搭乘公交工具也会忘记路线。现已伤后半年，症状无好转。

请分析该患者存在的障碍类型，并给予适当的作业治疗。

（王　琼）

第六章

知觉功能障碍的作业治疗

案例讨论

【案例】

患者，女，53 岁，1 个月前发生车祸，MRI 示双侧额叶挫伤可能，左侧额颞顶部硬膜下出血，蛛网膜下腔出血，额顶颞骨骨折。予临床处理后，患者意识清，运动功能良，对答尚切题，眼球难以追随物体，视物较茫然，无法进行准确命名，步行过程中可以有效避开障碍物，日常生活中不会主动完成功能，命令下患者可以进行刷牙、洗脸等。

【讨论】

请思考患者可能存在哪些认知障碍？

扫码"学一学"

第一节 概 论

一、知觉的概念

知觉（perception） 是人对客观事物各部分或属性的整体反映，是对事物的整体认识或综合属性的判别，借助于以往经验所形成的一种整体印象。知觉以感觉为基础，但不是感觉的简单相加，而是对各种感觉刺激分析与综合的结果，是大脑皮质的高级活动，是获取感觉信息的意义的过程，换句话说，知觉是现实刺激和已有的知识经验相互作用的结果。

知觉障碍（perception deficit） 指在感觉传导系统完整的情况下大脑皮质特定区域对感

觉刺激的认识和整合障碍。

事物的感知觉整理加工过程如图6-1所示。

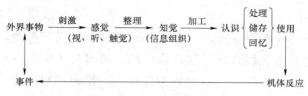

图6-1　事物的感知觉整理加工

二、常见知觉障碍

一般来说，知觉障碍的表现形式以各种类型的失认症、失用症、躯体构图障碍以及视觉辨别障碍为常见。

1. 失认症　说到失认症，首先要说认识，认识是通过感受器将各种感受变为有意识的感知，并将接受的感觉与以往经验进行比较和联想进而达到认识该物的过程。认识的过程是以许多不同脑区共同活动为基础的。不同感觉的认识都有其特定的神经加工途径。而失认症可粗略的理解为"不能识别"，是物品、人、声音、形状或气味等识别能力丧失的总称，指在特定感觉正常的情况下，患者不能通过该感觉方式认识以往熟悉的事物，但仍可通过其他感觉途径对其识别的一类症状。失认症并非由感觉障碍、智力衰退、意识不清、注意力不集中等情况引起，也不是运动时感觉信息的传入障碍，而是感觉信息向概念化水平的整合和输出过程受到破坏的结果。

2. 失用症　又称运用不能，是指在运动与感觉系统及其协调完好，并有良好的理解力和完全协作的情况下，不能执行复杂的有功用、精巧熟练的动作的运动行为。"失用"一词仅适用于以运动为基础的损害。

3. 躯体构图障碍　躯体构图指本体感觉、触觉、视觉、肌肉运动觉及前庭觉传入信息整合后形成的神经性姿势模型，包括人体各部分之间相互关系及人体与环境关系的认识（即自身在空间的定位特征）。身体构图障碍是指与人体知觉有关的一组障碍，包括左右分辨障碍、躯体失认、手指失认等。

4. 视觉辨别障碍　又称视觉空间知觉障碍。空间知觉是物体的空间特性，如形状、大小、远近、方位在人脑中的反映，主要包括形状知觉、大小知觉、深度知觉、方位知觉。其中深度知觉又包括绝对距离知觉（距离知觉）和相对距离知觉（立体知觉）。空间知觉为后天习得，它是视觉、触觉、动觉等多种感觉系统协同活动的结果，而其中视觉起到重要作用。

知觉也可按其发生的感觉通路来分类，每种类型的通路问题形成不同的知觉障碍。分为视知觉障碍、听知觉障碍、触知觉障碍，以及在其他几个感觉通道上发生的知觉障碍。其中视知觉障碍是人们在知觉领域研究最多的知觉障碍形式。

脑血管意外、脑外伤、痴呆、脑性瘫痪、中毒性脑病等各种脑部损伤的患者都可能存在知觉障碍。各种原因引起的脑损伤可导致不同形式和程度的知觉功能障碍，从而影响患者的生活活动能力。如能及时发现并给予正确评定，制定出相应的康复训练方案，通过对知觉功能的训练，可以促进患者肢体功能康复及日常生活能力的提高。

考点提示　知觉、失认症、失用症、躯体构图、视觉辨别障碍的定义。

第二节　失认症的作业治疗

失认症有各种不同的表现形式，一般按感觉通道不同进行分类，与视、听、躯体感觉相关的联合皮质受损或各联合皮质间联系中断，将导致不同类型的失认症，分为：视觉失认、听觉失认、触觉失认等。这种分类方法从应用角度出发，对于诊断和处理较为便捷。

一、视觉失认

（一）定义

视觉失认指不能识别视觉刺激的意义。患者能看见视觉刺激（目标），但不能赋予其意义即不知其是什么。目前人们已将视觉失认划分为不同的类型，包括物体失认、人面失认、空间失认（见本章第五节）、颜色失认等。

视觉失认的患者不能依靠视觉来辨识或辨识不清以前可以毫无困难就认出的事物，这种视觉性的失认不是由于视力或智力方面的问题导致的。大部分失认都发生在视觉通路上，这或许是因为视觉失认症表现最明显、最容易发现的缘故。

视觉失认症状时有波动，此时非常严重不能识别某物，彼时该症状又完全消失而能够识别。

（二）神经心理学机制

视觉认知形成过程如图6-2所示。

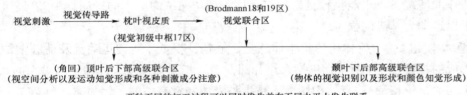

图6-2　视觉认知形成

左右半球在视觉信息加工上有明确的分工如图6-3所示。

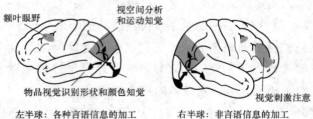

图6-3　左、右半球信息加工

视觉接收到物体信息到输出命名的过程如图6-4所示。

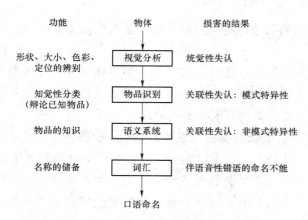

图 6-4　物体命名过程

额叶在眼球运动、视觉注意等刺激方面起到重要作用。亦有研究表明，面容识别和物体识别在大脑中有不同的加工机制。面容识别相关的神经系统如图 6-5 所示。

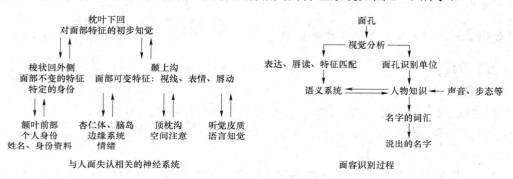

图 6-5　面容识别过程

（三）大脑损伤定位

许多研究发现左侧枕叶外侧面皮层的病变和视觉性失认有关。Kleist（1934）指出左侧枕叶 19 区在该种失认症中极其重要。另外一些研究者表明，虽然左侧枕叶损伤是视觉性失认症的常见原因，但右侧枕叶外侧面的病灶也可导致这种症状的发生。

考点提示 ▶ 视觉失认损伤定位。

（四）临床表现

不同的失认种类在临床中有不同的表现。

1. 物体失认　物体失认在视觉上物体的辨别障碍，在其他通道上可以被辨识。患者视力和视野正常，但由于对所见物品的各种属性和以往经验进行合成的功能受到损害，因而不能得到正确的解译。例如拿一支牙刷问患者这是什么患者不认识，但用手触摸后知道是牙刷；指着一台钢琴问患者是什么，患者不知道，但是钢琴一旦被弹奏，患者即刻可识别出该物是钢琴。有时患者可以使用这些物体，却难以辨识他们。

2. 人面失认　患者看到熟悉的人认不出是谁，严重时连自己亲属和密友也认不出来，甚至分不出男女，连镜子里自己的脸和别人也难以区分开。人面失认有正常的智能，对人面以外的事物可以正确辨识。对于人面失认也可以用其他通道进行代偿识别，比如通过声音、步态或特征性衣着等线索来辨认熟悉的人。

根据现代的认知加工模型面孔的辨别过程起始于知觉阶段，而后进入识别阶段，后一阶段中面孔如果被归类为熟悉，则与存储的已知面孔的表象相比对，最后找到该面孔的正确名字，如图6-5示。

人面失认最常发生于双侧枕颞叶下部病变，但也偶见于单纯的右侧半球病变。人面失认常与视野缺损或其他视觉失认并存。亦可在无物体失认的情况下独立存在。此外许多患者还同时伴有其他的损害，如色盲或单纯性失读。

3. 颜色失认 患者由于脑部损伤，导致原先认识的颜色如今难以辨认，主要分为原先认识的颜色分辨不出，或是可以认识颜色但是难以对认识的颜色进行命名。

颜色失认也是中枢性色盲的特征性表现，中枢性色盲患者在按模版着色时，能够区分模板的图形，但其中各种颜色难以辨认，如果问患者天空、草地分别是什么颜色，患者会回答蓝色、绿色。虽然回答正确，但是在着色时还是不能涂上正确的颜色。

大脑局部损伤虽然使视觉受损，但仍然保留了其他视觉功能，如运动知觉和形状知觉。颜色失认常与视野缺损、面容失认或其他视觉失认并存，症状一般与右侧同侧偏盲相连，通常不表现出失语症状。

考点提示 视觉失认不同类型的临床表现。

（五）评定

1. 物体失认

（1）描述物品的特征 对于指定的常见物品特征进行描述，不能完成。

（2）匹配排列的物品 如按物品用途分组。钥匙-锁、牙刷-牙膏、碗-筷等，不能完成。

（3）物品配对 对于相同物品如别针、钥匙、钢笔等各两枚混在一起，让患者把相同物品分开，不能完成。

（4）指物呼名或按口令指物 不能完成。

（5）按指令使用物品 如戴眼镜等，不能完成。

（6）通过触摸来命名 可以完成。

（7）正式测试 视觉物体与空间感知测验（VOSP）中的部分测试

需要注意的是：物体失认需要和命名性失语相鉴别。可以让患者描述物体的用途或展示如何使用这些实物，命名性失语患者可以描述或使用物体而失认症患者则不能，他们根本不认识该物体了。

2. 人面失认

（1）对熟悉的著名人物的照片进行命名并描述，难以完成。

（2）在包含有不同面孔的照片组列中匹配相同的面孔（有时拍摄于不同角度与光线条件），难以完成。

（3）识别面孔所表达的情感，难以识别。

3. 颜色失认

（1）颜色辨别 如在组列中匹配相同颜色的样品，可正确完成。

（2）颜色命名 如对着有颜色的物品说出其正确的颜色，不能完成。

（3）轮廓着色 如给图画上的香蕉涂色，不能完成。

（4）颜色知识 非视觉回答物体颜色，如"香蕉是什么颜色的？"，可以完成；对同种颜色进行配对，可以完成。

需要注意颜色失认要和先天性色盲相鉴别。颜色失认患者对于不同物体有颜色的常识，且能分辨出不同的颜色，而先天性色盲患者对于上述任务均不能正确完成。

（六）作业治疗

1. 基本理论 明确每种知觉障碍的特点，利用其他残存的知觉对于丧失的知觉信息重新建立，根据患者的年龄、性别、职业以及家庭环境等因素，参考患者及家属的需求给患者制定合适的个体化的目标。而作业治疗师在知觉康复中的角色在于帮助患者减少、克服或代偿知觉障碍，帮助其重获日常生活与工作所需的技巧及能力，提高生活质量，使患者重新融入社会。

（1）知觉作业治疗原则 包括：①治疗计划个体化；②治疗由易到难，循序渐进；③治疗环境要适宜；④对患者及家属的宣教与指导。

（2）训练策略 包括：①恢复性策略；②代偿性策略。两种策略的侧重点有所不同，知觉康复的过程是两种策略的结合。通常在疾病或损伤的早期以改善功能的恢复性策略作业活动为主，然后逐渐增加与实际生活相关的功能代偿和适应训练的治疗比重。

（3）注意事项 包括：①保持在最佳注意水平，采取饱和提示后逐步撤除提示；②训练难度由易到难；③每次治疗均让患者体会到成功感与结束感；④选出主要的功能缺陷并进行综合训练；⑤鼓励患者持之以恒地接受长期性的康复治疗；⑥家属应给予支持，但不应过分呵护。

2. 视觉失认的作业治疗

（1）物体失认 方法包括：①对常用的，生活中具有特定功能的必须物品，通过反复实践进行辨认；②提供非语言的感觉、运动指导，如通过梳头来辨认梳子；③教患者注意抓住物品的某些特征；④照图绘制线条图；⑤学习物品相关知识；⑥必要时可在物品上贴标签，提示患者；⑦鼓励患者在生活当中多运用感觉如触觉、听觉等。

（2）人面失认 方法包括：①对于熟悉的某一个人的一张照片进行观看，告知是谁；②让其反复看熟悉的人的多张不同角度不同光线的照片；③让患者从不同场景，不同角度与不同人合影的照片中寻找他熟悉的人；④描述面孔；⑤面孔的识别与命名；⑥教患者根据人的特征如发型、声音、身高、服饰等辨认不同的人。

（3）颜色失认 方法包括：①识别训练，识别物品、识别照片、识别颜色；②使用视觉外的正常感觉输入方式；③在物品上贴标签进行提示。

考点提示 知觉作业治疗的原则、训练策略、注意事项。不同类型视觉失认的训练方法。

（七）康复管理

1. 物体失认

（1）对于在治疗室里学习的物品进行着重反复告知。

（2）对于日常生活中常用的物品或经常接触到的物品如碗、筷、毛巾、梳子、鞋袜、轮椅等，在使用的时候，让患者去识别，给患者描述或让其触摸后说出物品名称再帮助其使用，使用过程中同时告知该物品的作用。

2. 人面失认

（1）在患者身边常备熟人的照片，经常拿出来给患者看，让其辨认，辨认出后，再加入同一人的新的照片，让其辨认、分类。

（2）对于平日里常见到的人，询问患者是谁，教给患者特征让其进行辨认，辨认出后让其碰到人都要打招呼，并且有正确的个体化的称呼。

3. 颜色失认

（1）对于常见的颜色鲜艳的物品，比如门、墙壁、餐具等询问并告知患者是何种颜色。

（2）身边常备色卡，告诉患者常见的颜色。

（3）让患者说出和色卡相同颜色的物品。

 知识拓展

康复管理

康复管理在患者康复的过程中发挥着极其重要的作用。患者怎样把治疗的内容熟练地掌握并稳定延伸到日常生活中去，这和康复管理是分不开的。而住院期间的康复管理的主要实施者则是在病房里和患者见面最多的护士以及其照顾者。

治疗师给患者提供的管理方案，需要把训练的内容进行巩固，同时要运用到日常生活中去，因此治疗师需要对于患者生活中完成功能的环境进行评估，对于治疗进度准确把握，及时提供或更改康复管理措施。交代照顾者辅助其完成，护士监督并进行反馈，以利于治疗师提供进一步的指导，把训练扎根到日常生活中。

二、听觉失认

（一）定义

听觉失认是指患者不能辨识出以前可以轻易辨别出的钟声、动物叫声、汽笛声、水流声等声音或者听不懂说话。患者这种障碍和听力损伤无关，和智能也无关，这种障碍在临床上较为少见。听觉失认分为非言语声音失认（狭义的听觉失认）和言语声音失认（纯词聋）。

（二）神经心理学机制

听觉认知形成过程如图 6-6 所示。

听觉信息 ──通过听神经──→ 耳蜗中螺旋器 ──→ 蜗神经核 ──若干中转──→ 后丘脑的内侧膝状体

听放射 ↓ 发出纤维

颞顶枕高级联合区 ←──右半球Wernicke区（22区）── 颞上回后半部 ←── 颞横回（听觉中枢，即41、42区）

联合纤维 ── 右半球相应部位 （次级听觉联合区）

（位于颞极的高级联合区参与听觉模式的识别与学习）

图 6-6 听觉认知形成

听觉信息经过分析加工，分辨出特定的听觉模式，如听见人的说话声以及钟鸣声等。大量研究证实非言语和言语听觉，加工信息位于不同的大脑解剖定位，有不同的传输途径，左半球的听觉次级中枢 Wernicke 区（22 区）主管言语性的听觉，负责分析、加工言语性的听觉信息；而右半球主管识别音乐以及非语言声音的分辨理解，如音调、音高、声音的调制等等。

（三）大脑损伤定位

听觉联合皮质受损将导致听觉性识别障碍，单纯非言语听觉失认患者的皮质损伤为右侧颞叶，言语性听觉失认损伤为左侧颞叶，言语和非言语声音的识别障碍同时存在时，大多数临床病例报道显示为双侧颞叶损伤（多为大脑中动脉梗死）。

（四）临床表现

非言语性声音失认（狭义的听觉失认）患者，不能将一种物体和它所发出的声音联系在一起，表现为不能分辨各种声音的性质，如钟声、电话铃声、汽笛声等。

言语声音失认为听觉性言语失认又称为纯词聋，仅不能识别言语声音的意义，而言语声音以外的所有听觉，包括非言语声音的理解都被正常保留，患者仅表现为听理解功能破坏，其他言语功能如阅读理解、书写和自发语均正常。实际上，单纯非言语性听觉失认在临床上很少见，大多数患者为混合性即言语性和非言语性听觉障碍同时存在。

（五）评定

1. 无意义声音配对　物品所发出声音和物品配对。

2. 与声源图片配对　物品所发出的声音和声源物的图片配对。

3. 名－物或图片配对　和患者说物体的名称嘱其找到物体或图片。

4. 听音乐跟唱

（六）作业治疗

1. 建立声与发声体之间的联系　治疗师吹一个口哨，患者吹另一个口哨，然后让他将口哨的图片与写有"口哨"的文字图片配对。

2. 分辨发声和不发声体　治疗师让患者细心听（不让看）吹口哨的声音，然后让患者从画有风铃、口琴、闹钟、口哨的图片中认出口哨。

3. 声－词联系　治疗师提供音频播放猫叫、狗吠、鸟鸣的声音，让患者找出与叫声一致的动物的词卡。

4. 声辨认　治疗师从发"a"音开始，让患者对着镜子模仿此音，数次后，出示一张写有"啊"字音的字卡，再领患者模仿此音，下一步加入元音"i""ao""o"，分别出示相应的字卡。一旦建立了声视联系，治疗师提供音频声音，让患者分辨上述字。

5. 声－动作联系　给予简洁口令同时做出动作，让患者模仿，利用视觉建立声音与动作联系，逐渐减少动作的示范。

6. 功能代偿性训练　指导患者利用其他感官进行代偿，如把门铃附加闪灯等。

（七）康复管理

1. 建立语音口令和日常生活活动间联系。比如吃饭时跟患者说"吃饭"；让患者站起来首先给予口令的声音刺激，后给予示范让患者明白跟着做；让患者伸腿时给予示范等，每次给予的口令无论是治疗师、护士还是家属都要保持简洁一致，这样更容易让患者匹配出声音－动作，更容易理解言语声音刺激。

2. 常见的声音响起时让患者寻找声源。比如钟声、鸟叫声、水流声等。

3. 播放不同种类或不同物品的声音，让患者说出是什么物体发出的声音。

考点提示　　听觉失认损伤定位以及作业治疗。

三、触觉失认

（一）定义

触觉失认表现为患者感觉功能相对完整和适当的认知功能保留，但以手接触后不能识别原来熟悉的、可正常感知的实体。

触觉形状感知包括全面性空间能力、触觉性空间能力、手法形状探索、甚至米制长度的精确感知等。该症具有手的特异性，仅见于手的掌面。具有形状特异性主要是形状感知障碍而非定位感知障碍，表明"what""where"之间触觉过程联系中断。触觉失认在临床上发现较少，研究上也较少，可能和触觉在日常生活中并不是特别重要，而临床中也不易发现有关。临床上实体觉缺失是视觉失认的一种表现形式。

（二）神经心理学机制

触知觉形成过程如图6-7所示。

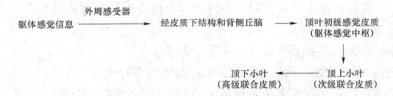

图6-7 触知觉形成

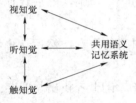

图6-8 视、听、触知觉相互联系，共用语义系统

躯体感觉的联合皮质区和视觉联合皮质区、听觉的联合区均有联系。而视、听、触觉联合区共用一个语义记忆系统如图6-8所示。

当告知患者物品名称，并被要求其用手触摸后将该物品从许多物品中挑选出来时，首先Wernicke语义-记忆系统传导路参与诱发出该物品的语义知识，接下来进一步提取物品的视觉图像，一旦视觉图像被诱发出来，视觉图像即可以与触觉性图像匹配，从而完成物品的选择。

（三）大脑损伤定位

触觉失认为顶叶下部的局限性病变所致，通常只累及对侧手。

（四）临床表现

1. 明知手机等物在什么地方，在黑暗中摸到却不能识别。

2. 在看不见的情况下，在一堆物品中，难以摸出目标物。比如看着锅中的菜肴同时拿盘子装菜时，不知道哪个是盘子。

（五）评定

1. 质地觉评定 闭眼触摸粗砂纸、细砂纸、毛巾、绸缎等。不能分辨。

2. 形态觉评定 用木制不同形状的模型块，让患者闭目触摸。不能识别形状。

3. 实体觉评定 给出形状、大小、质地各不同的几种物品，让患者闭目触摸后说出名称或者让患者睁眼挑出触摸过的物品，如弹珠、铅笔、硬币、曲别针、纽扣、积木、剪刀等。不能完成。

4. 语义相关性检查 用手触摸三种物品，如短小的铅笔、橡皮、牙签，从中选出两个语义相关的物品（铅笔和橡皮）。左、右手分别测试。不能完成。

5. 视觉识别测验 要求患者看物品图片后对其命名。可以完成。

注意触觉失认应该与立体感觉丧失鉴别。在触觉失认中，所有立体感觉功能均正常，而患者仍不能只通过触摸来识别熟悉的物体。立体感觉丧失者，可因为基本躯体感觉功能的障碍而不能识别物体。

（六）作业治疗

1. 感觉刺激　用粗糙的物品沿患者的手指向指尖移动进行触觉刺激；用手掌握锥形体刺激压觉感受器；摩擦刺激和压力刺激交替进行。

2. 辨识训练　用手感觉和分辨不同的材料，先粗后细，先睁眼后闭眼。

3. 利用其他感觉　如视觉或健手等感觉，帮助患肢体会感觉。

4. ADL 训练　强调利用视觉或健手帮助患肢进行感知，重视对物体的形状、材料、温度等特质的体验。

5. 提高对障碍的认识　帮助患者了解触觉失认所造成的潜在危险（如在厨房），避免损伤。

（七）康复管理

对于日常生活中常用的物品每次使用的时候，比如碗、筷、梳子等让患者用受累侧手触摸后，用非受累侧手触摸或用眼睛看，再用受累侧手触摸然后说出物品名称。

考点提示　触觉失认的作业治疗。

四、单侧忽略

（一）定义

单侧忽略又称单侧不注意、单侧空间忽略以及单侧空间失认，是指患者忽视一侧空间的刺激，例如画图时忽略一侧的图形，阅读时忽略一侧的文字，进食时忽略一侧的食物。是脑损伤后立即出现的最常见的认知障碍之一。

（二）发生的可能原因

患者的各种初级感觉（可以）完好，却不能对大脑损伤灶对侧身体或空间呈现的刺激（视觉、躯体感觉、听觉以及运动觉的刺激）产生反应。因为顶叶损伤破坏了整合的感觉功能，患者虽有知觉能力却未能全面察觉，表现为忽略。

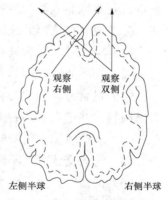

图 6-9　左侧偏侧忽略机制

每一侧半球都有自己的网状结构－边缘系统－皮质通路，但大脑左半球仅仅注意来自对侧的刺激，而右半球同时注意来自双侧的刺激。因此左侧大脑损伤时，右侧大脑仍然能够通过继续注意同侧来代偿左侧大脑带来的损伤，而当右侧大脑半球受损，由于左侧缺乏注意，而引起左侧单侧忽略，见图 6-9 所示。

 知识拓展

研究表明，单侧忽略发生可能有以下几种原因。

1. 注意缺损，忽略影响的不只是视觉，还有其他感觉，右侧顶叶损伤的患者中，患者向对侧的探索明显减少，忽略了身体的另一侧，而此症患者在听觉定位上也表现出明显的障碍，尤其是在大脑损伤的对侧。

2. 扫描方向从右向左，且扫描范围狭窄，研究表明，在平分线段的过程中，引导患者由左向右扫视的确可以克服单侧忽略。

3. 对于出现的刺激缺乏定向能力，是定向障碍，但也有认为，是单侧忽略导致了定向障碍。Danckert 和 Ferber（2006）认为，探索性运动和空间工作记忆障碍也都是导致单侧忽略的原因。

4. 心智感觉衰退，也可能是心智衰退造成患者难以整合感觉，造成单侧忽略。可见单侧忽略是由注意、扫视、定向、智能等因素共同影响的，此外，和单侧忽略相关的脑部结构，都有唤醒、激活、注意等历程，这些历程的损坏也是造成单侧忽略的重要因素。

（三）大脑损伤定位

大量的研究认为，大多数单侧忽略主要是右顶下小叶以及颞叶上部损伤造成的，另外，额叶、丘脑、底节区病变也可造成左侧忽略。一般左侧忽略更为多见，本节以左侧忽略为例。

（四）临床表现

单侧忽略患者有的症状较轻，不影响生活，仅在检查中发现症状。有些患者在单侧刺激会有反应，但是在双侧刺激会忽略左侧信息，这种症状即为双侧同时刺激时的单侧感觉消退；而有些患者在单侧刺激也没有反应。有些严重的单侧忽略患者日常生活中有明显的表现。

1. 单侧空间忽略　单侧空间忽略有知觉性忽略和再现性忽略两种表现形式，前者不能看到病灶对侧的空间环境，而后者看到环境后难以再现，该表现形式在临床中并不多见。知觉性忽略典型表现形式：视觉上，患者可能忽视脑部病灶对侧的所有视觉刺激，若病情严重，则难以鉴别视觉忽视与半侧偏盲；听觉上，患者似乎听不到从忽视侧传来的声音，并且会忽视坐在该侧的来访者；触觉上，患者忽视受累侧所有的感觉信息。具体表现如下。

（1）穿衣时，患者只穿右侧衣服，不注意左侧的物品。

（2）洗漱清洁时，患者只注意右侧物品，对于左侧物品从不取用。

（3）进食时，只吃右侧食物，尽管没有吃饱，但是并不吃另一侧，严重时患者身体向右侧倾斜，并把盘子向右侧推。

（4）步行或驱动轮椅时，对于左边的物品难以有效注意，经常容易碰到左侧的障碍物。

（5）与人交谈时，不注意左侧的人物及声音，提醒下可以注意。

（6）阅读时，只看到右边的文字，难以整体理解文字内容。

2. 单侧身体忽略　否认一侧肢体的存在否认偏瘫（病感缺失）；漠视功能障碍（疾病漠视）。具体表现如下。

（1）头、眼、躯干明显的向健侧倾斜。

（2）床椅转移时只注意到右侧，身体挤在轮椅的一边，把左边身体还留在轮椅外面。

（3）洗漱时，只梳右半边的头发，只刮右半边胡子。

（4）穿衣时，只穿右侧袖子。该表现是穿衣失用的一种表现形式，单侧忽略是穿衣失用的原因之一。

（5）步行时，患者只注意到右侧下肢，只走右侧，左侧下肢在后面拖拽，此种现象又称"侧步"。

（6）严重时合并疾病失认。

知识拓展

疾病失认

　　患者根本不认为自己有病，因而安然自得，对自己不关心，淡漠，反应迟钝。其病灶部位多为顶叶，好发于右侧，支配血管为大脑中动脉主干或其皮质分支。

（五）评定

1. 徒手照图绘制图案的测试　常规使用的图案包括钟面、花冠或房子、自由画、字体实验这些都是二维的对称图形，如图6-10所示。

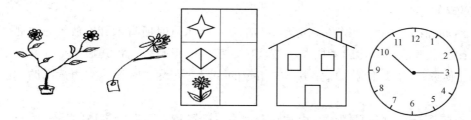

图6-10　偏侧忽略画图测试

　　如果要求患者照图绘制一系列的图形（如一个水杯、一棵树、一个人）时，他们通常只能完成每个图形的一半。这种现象称为"以物体为中心"的忽视，说明患者的问题不是普通的单侧空间忽视。而是特异性的对每件物品内在特征进行构建时的功能障碍，如图6-11所示。

2. 视觉搜索测试　要求患者在一系列视觉图案中寻找特定的图形或字母，此任务可能是检测轻度单侧空间忽视最敏感的方法。包括：Albert线段划销测验图、删字测验（Diller测验）等，见图6-12。

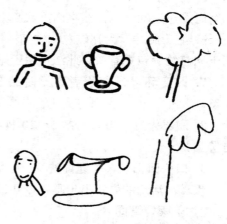

图6-11　以物体为中心的忽视

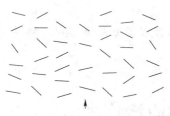

Albert线段划销测验

测定测验（Diller测验）

Schenken-berg二等分线段测试

图6-12　偏侧忽略测试

3. Schenken-berg 二等分线段测试　一张白纸上平行画有20条长度不等的线段，见图6-12。要求患者在每条线段的中点画一个标记，粗略目测发现受检者所画"中点"是否均偏向一侧，或漏掉偏向一侧（多为左侧）的线段未标注中点。还可通过较精细的测量和计算来判断受检者所画"中点"普遍偏向哪侧，偏离程度如何。

4. 高声朗读测验 给患者一篇打印在纸中间的短文，请患者朗读，观察患者是否可以读出正确文字，记录患者读的每行文字的起止点。

5. 行为检查 观察患者在日常行为中有无出现忽略一侧的现象。

（六）作业治疗

1. 感觉输入法

（1）浅感觉 带动忽略侧肢体感受不同的材质，如毛巾、丝绸、粗砂纸、细砂纸等；对忽略侧肢体的皮肤进行冷、热触觉刺激。

（2）深感觉 在患者的注视下，主动活动忽略侧手或用健手带动忽略侧手活动。

（3）视觉 训练患者对忽略侧有意识地扫描，面对镜子自画像、梳洗等。

2. 交叉促进训练 在患肢近端有一些活动时，将手放在有滑轮的滑板上，在桌面做越过中线的环形活动。

3. 活动训练 拼图时拼图块放置在忽略侧；插木钉时所有木钉均放置在左侧；将数字卡片放置在患者前方，让患者由左至右读出数字，读正确后，将其顺序打乱并全部移到左侧，再让他读；让患者删除几行字母中指定的字母，有漏删时让他大声读出漏删的字母并再删去。

4. 右眼遮盖 遮盖左侧忽略患者的右眼可以提高患者对左侧物体的注意水平。

5. 暗示 阅读文章时给予视觉暗示，在忽略侧用彩色线条标出或用手指指出做标记。书写时给予运动暗示，在桌面上或膝上间歇移动左手（主动或被动）。

6. 躯干旋转 为减轻左侧空间忽略，以往考虑的方法是头转向左侧，但这种方法不如躯干向左侧旋转更有效。此法可用于基本动作训练及步行训练。

7. 改变环境 与患者讲话时站在忽略侧。日用品、电视机等放在忽略侧，使患者注意。

8. 激发警觉 用蜂鸣器 5～20 秒鸣响一次，以提醒患者将注意力放在左侧，可提高全身警觉。

9. 口头回忆法（关键词法） 在 ADL 训练中，将复杂的动作分解，让患者记住活动的各个步骤，活动前先背出步骤，以知道动作过程。

（七）康复管理

1. 把床头柜或是常用的物品放在床的左侧。

2. 和患者说话的时候站在患者左侧。

3. 患者喜欢听的音乐或喜欢看的电视、喜欢的东西等放在患者座位的左侧。

考点提示 单侧忽略的临床表现、评定、作业治疗。

第三节　失用症的作业治疗

目前观察到的失用主要分四种类型，分别为运动性失用、意念运动性失用、意念性失用、结构性失用。穿衣失用为失用的常见表现形式，在本章单独列出来进行学习。

神经心理学认为，运用是人类在外界刺激下或内在神经冲动下，通过大脑作出的有目的、合乎内外环境要求的活动，它是大脑与行为之间的联系方式。

运用加工传导过程如图 6-13 所示。

扫码"学一学"

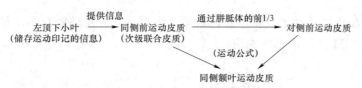

图 6-13　运用加工传导过程

运动公式：后天习得的技能动作要求身体的特定部位以不同的时间顺序置于不同的特定空间。

完成较复杂动作的心理过程如图 6-14 所示。

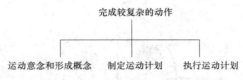

图 6-14　完成较复杂动作的心理过程

运动意念和形成概念：选择、组织和编排动作步骤，计划每一动作所需的时间以及动作的概念化组织，对于完成某件事需要做什么、怎样做、用什么做建立一个完整概念。制定运动计划：控制肌力、肌张力、感觉、协调性、编排和组织多个肌群的收缩顺序和收缩时间，即不同肌群的活动在时间和空间上相互配合以使动作精确和协调。执行运动计划：将运动计划付诸于行动，即完成协调的技能动作。

人和猴子顶叶损伤后的研究显示，顶叶主管感觉周围环境，确定并记录物体在该环境中的位置和人体相对于该物体的位置。右顶叶对于三维空间知觉十分重要，它负责提供有关自身以外的物体在空间中的定位信息，而左顶叶被视为肢体、手和眼睛在当前外环境中进行操作的"命令"机构。

听到用右手取物命令到完成动作过程如图 6-15 所示。

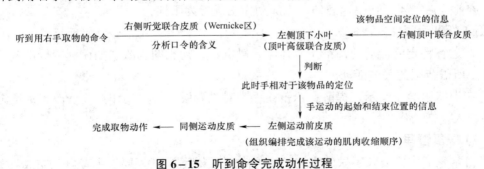

图 6-15　听到命令完成动作过程

一、运动性失用

（一）定义

运动性失用患者精细运动的组织能力及手指运动的协调能力受损，而这些功能是完成精细运动任务所必需的。患者在模仿无意义的手部姿势时表现尤其困难，而在模仿有意义的手势（如干杯、挥手等）时表现较好，并能准确使用实物。

（二）大脑损伤定位

运动性失用见于基底节、双侧或对侧运动区（4、6 区）或胼胝体前部病变的患者，见

图6-16所示。在皮质基底节变性早期，该类型失用是患者主要的且具特征性的表现，随着疾病进展继而会出现其他形式的失用。

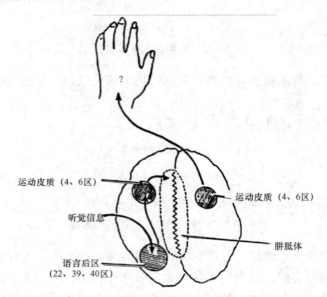

图6-16 胼胝体损伤造成失用

（三）临床表现

仅限于上肢远端，失去执行精巧、熟练动作的能力，执行口令、模仿及自发动作均受影响，如不能书写、扣扣子，擦火柴等精细动作。做事情时难以完成或者动作迟疑、缓慢、笨拙。

（四）评定

精细运动评测：①用手指快速敲击桌面；②用手指模仿治疗师做对指的动作；③快速的前臂旋前旋后；④手指快速屈伸。完成动作困难者为阳性。

（五）作业治疗

1. 在进行特定的活动前，给予本体觉、触觉、运动觉的刺激，如在刹轮椅手刹前，可将肢体做所需范围的关节活动。

2. 在训练中给予暗示、提醒、示范或手带着患者肢体完成动作，症状改善后逐渐减少提示并加入复杂动作。

（六）康复管理

1. 日常生活中需要随手做的事情（如轮椅停下来后刹车），要求患者自己完成，多次提醒后逐渐过渡到让患者自发完成。

2. 患者做一些每天必须做的事情（如刷牙、洗脸、进食）时，给患者规定在一定的时间内完成，逐渐缩短完成时间。

二、意念运动性失用

（一）定义

意念运动性失用患者无法按照指令执行动作，也不能模仿别人的手势或动作，但常常能自发地完成该动作。虽然能准确说出想做的动作，却不能付诸行动，表现出"知易行难"。同时患者实际使用真实物品时表现较好。

根据累及部位的不同，意念运动性失用可分为肢体失用和口腔－面部失用，该类型失用主要与失语相伴发但也可见于没有明显语言障碍时。

（二）大脑损伤定位

在右利手患者中，意念运动性失用与左侧半球（优势半球）病变相关。其病变的关键区域为顶叶下回与额叶前部区域，该损伤导致运动记忆的计划障碍。胼胝体前部病变可以导致一侧肢体（通常为左侧）不能执行指令，而其余肢体都可以正确完成该指令，此症大多是双侧半球弥漫性损伤的结果。

（三）临床表现

意念运动性失用的患者不能执行运动口令。患者不能按照口令用手势演示使用某种工具的活动；在适当的时间与地点下使用实物进行作业时能够下意识完成那些从前熟练操作的技能动作。例如，患者不能在指令下拿起牙刷或启动刷牙动作但是在早晨起床后却可以到卫生间自发地拿起牙刷，将牙膏挤到牙刷上，然后刷牙。

肢体意念运动性失用的患者不能完成精确运动，也难于做快速重复动作，如用手指连续敲击桌面。在功能活动中则表现为动作笨拙、不准确及反应延迟。患者常表现出持续症状，即不停地重复一个活动或其中一个动作，而难于结束当前的活动。

意念运动性失用仅仅在检查时被发现。

（四）评定

1. 执行口令　根据口令用手势演示完成某项任务。

要求患者用手势表演使用工具的动作。例如，用手势演示如何用锤子将钉子钉进（想象中的）墙内、用螺丝刀拧螺丝、用剪刀剪纸、用锯子锯木头、用刀子削土豆皮、用打蛋器打鸡蛋等。患者可表现出动作重复、笨拙、握工具的手的位置不正确，或动作在错误的平面上进行，或目标放置位置错误，或运动不正确。

2. 动作模仿　不能模仿动作，见图6－17所示。

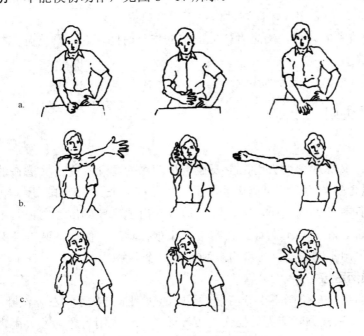

图6－17　模仿无意义动作

3. 实物操作　使用实物进行操作是最容易完成的作业。患者使用实物后，动作准确性明显提高。

当患者因脑损伤而致听理解受损时，检查者无法根据口令评价被试者的行为表现，在这种情况下只能检查患者的模仿或使用实物的能力。

4. Goodgless 检查法　有助于判断意念运动性失用所累及的身体部位。其动作检查包括以下三个方面。

（1）口腔－面颊　咳嗽、嗅味、吹灭火柴、用吸管饮水、鼓腮。

（2）肢体　挥手再见、用手示意"过来"、示指放在唇边示意请安静、举手行礼、示意"停止"、刷牙、刮胡子、钉钉子、锯木板、使用螺丝刀。

（3）全身　拳击手的姿势、打高尔夫球的姿势、士兵正步走、铲雪的动作、起立，原地转两圈，然后坐下。

按口令完成大多数动作，无需实物者为正常；在提供实物的情况下，能正确完成大多数动作者提示存在异常；即便给予实物也不能做规定动作者，提示重度障碍。

（五）作业治疗

1. 在治疗前及治疗中给患肢以触觉、本体感觉和运动觉刺激，加强正常运动模式和运动计划的输出。

2. 对于动作笨拙和动作异常尽量不用语言来纠正，而应握住患者的手帮助其完成动作，并随动作的改善逐渐减少辅助量。

3. 训练前先进行想象或观摩，然后再进行尝试。

4. 不宜将活动分解，应尽量使活动在无意识的水平上整体地出现；

5. ADL 训练应尽可能在相应的时间、地点和场景进行。

（六）康复管理

1. 配合康复训练中所选取的日常生活活动（如刷牙、进食等），为其准备好工具，让其在该活动的场景下，独立完成，在该过程中不加言语提示。

2. 根据患者遗忘的习惯，给患者树立固定的作息时间观念，严格强化执行，对于常用的物品固定摆放位置。

3. 逐渐增加管理的功能活动数量。

三、意念性失用

（一）定义

意念性失用，又称观念性失用，主要症状是动作的观念不完整（潜在的概念性知识缺失），不能执行包含复杂顺序的协调运动。虽然执行每一个分解动作无困难，却不能把这些动作在观念上进行有计划的安排，在实际行动中会出现次序颠倒、忘记其中某个步骤或某一个动作反复出现。看似心不在焉，其实是"知难行难"。例如，装烟斗并点燃或沏茶。但与意念运动性失用不同的是，患者可顺利完成每个分解动作。

（二）大脑损伤定位

意念性失用的损伤定位尚不十分清楚。不同的病例报道显示，左侧额叶（前额叶皮质、运动前区）、顶叶或顶枕颞叶交界处损伤均可导致意念性失用。意念性失用也常见于弥漫性脑损伤如脑动脉硬化，与痴呆有关的疾病等，而后者很难将失用对运动控制的影响从语言理解力不良与注意力减退的混杂作用中分离出来。

扫码"看一看"

（三）临床表现

1. 功能活动顺序错乱　如沏茶时要先将茶叶放进茶壶，加开水，然后盖上壶盖。意念性失用患者的动作，即放茶叶、加水、盖上壶盖的动作都可以正确地完成，但顺序出现错误如先倒水还是先放茶叶。

2. 难以描述复杂活动的实施步骤　让患者描述沏茶这个活动的步骤时，患者搞不清动作的顺序，不知道先打开壶盖还是先放茶叶，描述起来缺乏逻辑或者在描述的过程中有部分动作的缺失。

3. 工具的选择和使用障碍　患者在不使用工具的情况下可以很好地模仿运动，但是当实物放在面前时则出现选择和使用错误。尽管患者能够认识物品本身却不能告知物品的功能或用途，物品被错误地使用。如在餐盘中摆放棋子、铅笔、牙刷，患者可能会选择铅笔或牙刷用于吃饭；用牙刷梳头；如果给患者烟和火柴，让其点燃香烟，患者可能会将火柴放进口中，或用未点燃的火柴去"点燃"香烟。

意念性失用可体现在检查中，也可在日常生活中表现出来。

（四）评定

1. 执行口令　根据口令用手势演示完成一项任务。不能正确地执行口令。患者表现出动作步骤错误。

2. 动作模仿　模仿检查者的动作或行为较之执行口令容易。患者可以很好地模仿各种动作。

3. 实物操作　患者不能正确地选择和使用工具，可表现为动作顺序错乱或物品（工具）挑选及使用错误。

当患者因脑损伤而致听理解受损时，检查者无法根据口令评价被试者的行为表现，在这种情况下只能检查患者的模仿或使用实物的能力。

（五）作业治疗

1. 故事图片排序练习。
2. 把某项 ADL 活动分解为若干步骤，逐步串连起来完成一整套系列动作。
3. 口头、视觉或触觉提示。
4. 应选用动作简化或步骤少的代偿方式，如使用松紧腰带裤、松紧口鞋、弹力鞋带等。
5. 慎重选择需较高水平运动计划能力的自助具。

（六）康复管理

1. 在日常生活中选取一件或几件比较常用或比较简单的事情，比如，刷牙等，告诉患者动作顺序，分解成一、二、三……个步骤，让患者复述，每次做之前先说一遍或几遍，然后按分解的动作一步一步地完成。
2. 模仿功能活动的动作。
3. 逐渐增加选取活动的复杂性。

四、结构性失用

（一）定义

结构性失用是组合或构成活动障碍。在组合性活动中，清楚地观察每个部分并理解各个部分之间关系，是把部分合成整体的必要条件。结构性性失用患者由于丧失对空间分析能力，当一项作业需要把部分按照一定的空间关系组合成一体时，就会难以完成。

该种结构性障碍包括二维和三维的模型或结构。

（二）大脑损伤定位

结构性失用损伤部位常见右侧顶叶后部，但大脑其他部位如左半球损伤也可能出现结构性失用，且左右半球损伤机制不同，右半球结构性失用是由于视空间知觉障碍导致，而左半球损伤是执行和概念障碍所导致。

（三）临床表现

结构性失用患者不能自发或根据命令将"部分"组合成"整体"，不能装配零件，不能用积木、物品或图画装配、画出二维或三维的结构。轻度的结构性失用在临床上不易被发现，只有通过心理测验才可检查出来。严重的结构性失用将对生活产生很大的影响，可能难以完成穿衣、摆放餐具、包饺子等需要将不同的零件组装在一起的活动。

（四）评定

1. 模仿绘制三维形状（如立方体）或者重叠的五边形及画钟测试，见图 6－18 所示。不能完成结构性作业可能由于计划不好、画图顺序不好、注意力不集中或定向注意力异常。一些患者可忽视图形的左侧或右侧半边。

通常认为非优势侧半球顶叶可形成图画的轮廓，而优势侧半球顶叶可增加其细节。一般来说，完成大多数结构性作业更需要非优势侧半球顶叶功能正常。

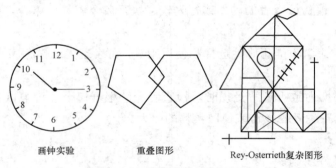

画钟实验　　　　重叠图形　　　　Rey-Osterrieth复杂图形

图 6－18　结构性失用绘制图形

2. 模仿绘制 Rey Osterrieth 复杂图形，见图 6－18 所示。

3. WAIS 中的积木设计。

结构性失用患者在 WAIS 量表构图和拼物上有明显障碍，甚至抄画也有明显缺陷，但是患者对于形状辨别方面功能相当完好，而且没有意念运动性失用或运动不能症状。

（五）作业治疗

1. 指导患者完成桌面上的二维三维作业，并逐渐增加其复杂性，例如增加所使用的积木数量或使用不同的形状和大小的积木。

2. 在患者进行一项结构性作业前，让他用手触摸该物，进行触觉和运动觉的暗示。

3. 在患者操作时，治疗师可提供触觉和运动觉的指导，如组合螺钉螺母，治疗师可手把手教患者完成动作，根据完成情况逐渐减少帮助。

4. 分析动作成分，确定完成该作业有哪些困难，在完成过程中提供辅助技术，可用例行链锁法先完成部分再完成全部，如进行摆餐具作业时先摆好筷子、杯子，剩下的让患者完成。

5. 找出某项完成该作业活动的关键环节，如完成组装任务时，把配件按一定顺序摆放，或将配件按顺序作出标记，也可以提供模板（说明书或安装顺序）有助于提高效率。

（六）康复管理

1. 在摆放物品如餐具等时让患者协助摆放，如患者完成不了，可以先摆好几样，然后让患者接着完成。逐渐增加患者摆放物品的数量。

2. 和患者一起玩拼图游戏。

五、穿衣失用

（一）定义

穿衣失用指患者辨认不清衣服的上下、前后、里外，因而难以完成穿衣的任务。穿衣失用有可能是由于躯体构图障碍、视空间障碍、结构性失用、单侧忽略等障碍导致的结果。

（二）大脑损伤定位

穿衣失用常见于非优势（右侧）半球局灶性损害及更广泛的颅脑损伤之后。病变若为局灶性，则常见于右侧顶叶后部或枕叶。痴呆晚期或急性精神混乱状态（谵妄）患者也可能出现相同的问题。

（三）临床表现

不同原因导致的穿衣失用会表现出不同的症状。

1. 视空间障碍　患者分不清衣服的前后、内外、找不到袖口、裤腿、扣眼，找不到袖子，上肢从领口穿出来，扣错扣子等。

2. 躯体失认　患者分不清袖子要穿在上肢，裤子要对应下肢穿着，容易把上衣当裤子穿。

3. 单侧忽略　患者只注意到右侧，而忽视掉左侧的肢体，导致只穿半边衣服。

（四）评定

患者穿衣失用的临床表现并非运动瘫痪所引起，采用功能评定的方法，让患者穿上一件内衬外翻的衬衣或脱上衣，观察其动作。

1. 患者是否知道从何位置开始穿衣？

2. 患者能否正确找到袖口？

3. 患者是不是会忽略一侧的衣服忘记穿？

4. 患者能否准确扣好扣子？

做不到，则患者存在穿衣失用。

（五）作业治疗

1. 鼓励患者自己穿衣，提供声音和视觉暗示。在穿衣的过程中，治疗师始终要给予触觉和运动觉的指导，等有进步后，可减少或不用指导，如某个步骤出现停顿或困难，可重新给予指导。

2. 穿衣前，让患者用手去感受衣服的不同重量、质地，变换不同的穿衣技巧，目的是迫使患者使用受累侧肢体。

3. 找出穿衣动作中的一些表面特征，怎样变换能够使患者完成动作，例如是一次给一件，还是给许多件，哪一种方法更容易使患者穿上衣服。

4. 使用功能代偿的方法。教会患者根据商标或作标记区分衣服的不同部位，系扣有困难者，可采用由下而上的方法，先系最后一个逐渐向上对扣，如仍然完不成，可找相同颜色的扣子和扣眼匹配，用手指触摸的方法系扣和检查是否正确。

5. 告诉患者家属穿衣困难的原因，教给他们一些实用技术。对伴有失认、失用症的患者，应向他们讲解有关知识，让他们了解该障碍对日常生活活动的影响，鼓励他们独立完成日常活动，但必须提醒他们注意安全。

（六）康复管理

每天坚持让患者自己穿脱衣物，在患者做不到的时候给予言语提示，或者教会患者怎样做。

考点提示 ▶ 各种失用症的临床表现、评定方法及作业治疗方法。

第四节 躯体构图障碍的作业治疗

扫码"学一学"

人体的知觉被认为是以往的感觉（姿势、触觉、视觉、肌肉运动知觉和前庭）的体验与当前感觉在皮质水平上进行比较和整合的结果。

躯体感觉的形成过程如图6-19示。

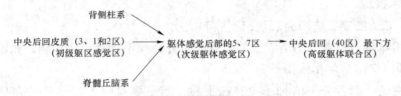

背侧柱系

中央后回皮质（3、1和2区） → 躯体感觉后部的5、7区 → 中央后回（40区）最下方
（初级躯区感觉区）　　　　（次级躯体感觉区）　　　　（高级躯体联合区）

脊髓丘脑系

图 6-19 躯体感觉形成

其中，初级中枢破坏不能直接感觉定位，不能判断压力、重量、形状、材质、温度的细微变化，不能识别身体各部分的位置。躯体联合区损伤后除了触摸物品后不能识别复杂形状外，有关自己身体形状的感受也消失，患者无法意识到脑损伤对侧身体的存在。

对于身体各部分及其相互关系的认识是一切运动的基础，身体的哪一部分移动，向哪里移动、如何移动均有赖于对于身体及其相互关系的正确认识，认识身体及其各部位关系也是理解人与物之间的空间关系的前提。躯体构图主要包括左右分辨障碍、躯体失认、手指失认等。

考点提示 ▶ 躯体构图障碍的分类。

一、左右分辨障碍

（一）定义

左右分辨是指理解、区别和利用左右概念的能力，包括理解自身的左右或对面检查者的左右。把人体手、脚、耳朵等明显分左右的器官图片单独按一个方向呈现，患者很难分辨出这些器官是在左侧还是右侧。

（二）大脑损伤定位

左右分辨障碍是左顶叶损伤的其中一个病征。

（三）临床表现

患者由于分不清左右，造成穿衣左右颠倒；难以准确模仿他人动作；难以听懂左右口令；不认识马路的左侧还是右侧；对于左右指路方式难以理解。左右分辨障碍的患者通常会伴存失语症。

（四）评定

1. 按指令完成动作让受试者出示左手、右眼、左耳和右手，然后用左手摸左耳（非交叉双命令）和用左手摸右耳（交叉双命令）。进行这一检查时，先让受试者睁眼做，再闭眼重复；然后让受试者指对面人的左手、右眼、左耳和右手，再用其左右手指对面人的左右耳。不能正确完成。

2. 指出人体模型或图画的方位。出现错误。

（五）作业治疗

1. 治疗师在患者注视下给患者触觉、本体觉的输入，还可在手腕处加重量或者压力。反复使用包含左右的口令或进行与左右有关的活动等。

2. 做一些反复强调左右差别的活动，给予指令如"让我看看你的右手""把你的左腿抬起来"等。

3. 对有困难的活动给予提示，如更衣动作将一侧袖子和裤腿与对应肢体做上相同标记，便于患者完成。

4. 对于区分左右实在有困难，且该症状对于康复目标没有影响的患者可以使用代偿的方法，如避免对患者使用带有"左"和"右"的口令，以东西南北或者旁边等其他方位名词代替。

（六）康复管理

反复询问患者"你的左手（左腿）在哪里""你的右手（右腿）在哪里"。在生活中反复使用含有左右的方位词，如把左边的刹车刹上，把右手边的铅笔递给我，把左边的毛巾挂在右边的架子上等。

考点提示 左右分辨障碍的作业治疗。

二、躯体失认

（一）定义

躯体失认是患者缺乏人体结构的概念，由此障碍的患者不能区别自身及他人躯体的各个部位以及各个部位之间的关系。该种失认在临床上并不常见，一般不会独立存在，通常伴随其他认知障碍共同存在。

（二）大脑损伤定位

一般认为，损伤部位在优势半球的顶叶和颞叶后部，也有研究表明损伤在右顶叶。

（三）临床表现

1. 患者不能执行区别身体各部分的指令 比如翻身时的"右手举起，向左摆动""右脚用力向下蹬"；或者床椅转移时"左腿放到前面，脚尖向内，以右腿为圆心转移"等，患者难以执行。

2. 模仿障碍 患者不能模仿他人动作。

3. 患者可能对自身肢体感觉歪曲变形 可能会觉得自己身体某一部位比实际大或小，或者变形。

4. 患者可能出现穿衣障碍 自身失认症患者能够自己穿衣服，可以准确使用身体每一部分，却不能正确报告和描述自己身体，也不能识别玩偶身体结构；自身部位失认的患者指认他人身体结构无障碍。

5. 其他　患者虽不能识别身体部位但却可以识别物体的结构。

（四）评定

1. 按指令触摸躯体的某些部位，如"请指你的鼻子"，不能正确地完成。

2. 模仿检查者的动作，可能出现错误。

3. 拼接躯体、面部的图版拼图，不能完成。

4. 画人像，不能完成。

5. 回答问题，如"手在胳膊的下面吗？"，可能回答错误。

（五）作业治疗

1. 感觉-运动法，即把感觉输入与特定的运动反应联系在一起。令患者自己用粗布擦拭治疗师所指的身体部位。

2. 让患者按指令做动作、说出或触及治疗师指定的身体部位的名称　如"让我看你的手"或"触摸你的膝盖"。

3. 在活动中鼓励运用双侧肢体，进一步鼓励患者多用患侧肢体，建立各种正常的姿势体位及运动模式，重建正常的身体模型。

4. 练习组装人体模型拼图。

5. 在日常生活中正确地进行提示。

（六）康复管理

1. 让患者指出身体的某部位，如左手、右脚。

2. 让患者和见到的人打招呼，给予口令"用你的左手打个招呼"。

3. 日常生活中给予患者辅助时，多给予患者关于身体部位的指令，如"左腿伸出来""左胳膊举起来"等。

考点提示　躯体失认的临床表现、评定和作业治疗。

三、手指失认

（一）定义

手指失认指在感觉存在的情况下不能按照指令识别自己的手指或他人的手指，包括不能命名或选择手指，也不能指出被触及的手指。可以表现为单手失认或双手失认。

手指失认很少单独出现，多与失语症或其他认知障碍合并存在，当双侧手指失认同时伴有左右失认、失写症和失算症时，称为 Gerstmann 综合征。

（二）大脑损伤定位

损伤部位可见于任意一侧半球顶叶角回或缘上回。手指失认被认为是触觉和躯体感觉信息不能传送到代表躯体构图的联合皮质或该联合皮质受到破坏的结果。

（三）临床表现

手指失认一般表现为双侧性，且对于中间三个手指命名和指认影响更多。手指失认一般不影响手的实用性，严重时会影响灵活性，进而会影响灵活性的动作。比如对手指要求很高的活动，系鞋带、系纽扣等动作。

（四）评定

1. 按指令出示手指，常出现错误。

2. 令被检查者说出检查者所触及其手指的名称，出现错误。

3. 说出检查者或图片上手指数目，出现错误。

4. 说出某两指间的手指数目，出现错误。

5. 令患者模仿治疗师所做的手指动作，不能正确模仿。

注：以上检查均在睁眼闭眼两种情况下进行，睁眼正确，闭眼错误，为轻型失认。

诊断时注意排除是否为感觉障碍，感觉性失语症患者也可能对检查者命名的手指不理解，运动性失语症患者由于有命名障碍也可能表现手指失认症状，评定时可以通过对手指图示指认分辨失语症和手指失认。

（五）作业治疗

1. 用粗布用力的摩擦患侧手臂，手和手指内侧和掌侧，至少两分钟，接受的刺激必须有一定的强度，在操作中可先睁眼观看、体会，再闭眼说出手指名。

2. 让患者主动或被动地用手抓握木质圆锥体，以对手指的掌面施加一个压力，压力的大小取决于物体的轻重，同时可移动手中的物品，使其产生摩擦感，至少两分钟。

由于身体的表现需反复刺激，才能在大脑皮层中再现，所以作业活动必须能使患者的指尖指腹得到外界反复刺激，亦可做按键盘、弹琴训练等。

（六）康复管理

1. 经常询问患者手指名称，让其伸出来，尤其是中间三指。

2. 给患者穿系扣的上衣，给予其充足时间让其多练习系扣。

3. 根据患者的特长、爱好以及生活习惯制定一些常用的训练方法（如敲键盘、捡豆子等）。

考点提示 ▷ 手指失认的临床表现、评定和作业治疗。

 知识拓展

Gerstmann 综合征

Gerstmann 综合征又称角回综合征，是由失写症、失算症、左右分辨障碍和手指失认等四种神经学障碍组成，损伤位于左顶叶角回。

临床表现有左右分辨障碍、手指失认、失写症和失算症。其中左右分辨障碍和手指失认，见前两节。

1. 失写症（agraphia） 中枢性失写，指书写能力丧失，可以表现为三种形式：不能完成书写、抄写以及自发性书写。左顶叶角回为高级联合区，它接受并整合视觉、听觉和躯体感觉信息后产生书写能力，因而，该区损伤后导致书写能力下降或丧失。

2. 失算症（acalculia） 根据损伤部位不同有三种表现形式：不能理解或书写数字，此症状常与 Wernicke 失语并存；能正确认识数字，却不能进行加减乘除计算，常见于 Alzheimer 病患者；笔算障碍，又称空间计算障碍，患者不能进行竖式计算是右半球损伤所致。

扫码"学一学"

第五节　视觉辨别障碍的作业治疗

视知觉形成过程，见图6-2。

视觉辨别（视空间）分析技能，包括图形背景分析、物体恒常性、空间关系、空间定位、视觉性闭合、视觉记忆、视觉形象化等。这些技能随着脑损伤出现异常后会出现视空间关系障碍。

视觉辨别障碍包含多种症状，主要表现为观察两者之间或者自身与两者或两者以上物体之间的空间关系上出现障碍。视觉辨别障碍患者难以在二维或者三维的关系上准确定位物体，即使利用触觉等感觉代偿，也仍然难以判断方向、角度、距离。

根据视知觉技能的损害特征以及与日常生活能力的密切关系，将视空间关系障碍分为图形-背景分辨困难、空间定位障碍、空间关系障碍、地形定向障碍、物体恒常性识别障碍以及距离与深度辨别障碍等。其中图形-背景分辨困难、空间定位障碍、空间关系障碍、地形定向障碍、物体恒常性识别障碍共同构成空间关系综合征。

右半球相应部位负责加工和视空间知觉相关的非言语信息，故空间关系障碍最常见于右侧脑损伤患者。颞叶在视觉记忆（瞬时记忆）的加工过程中占据重要地位，该位置损伤后可导致注意缺陷和视知觉障碍。额叶在自发性视觉信息加工中的重要作用体现在眼睛的运动控制、视觉刺激的注意、信息的提取、决策及任务的整合等。因此，凡影响前运动区和前额叶区功能等任何损伤都可以使视觉加工处理和该加工处理所必要的注意受到损害。

考点提示 ▶ *视觉辨别障碍的分类。*

一、图形-背景分辨困难

（一）定义

图形-背景分辨困难指患者由于不能忽略无关的视觉刺激和选择必要的对象，故不能从背景中区分出不同的元素。

（二）临床表现

图形-背景分辨困难患者难以从视野范围内不甚起眼的地方找出想要找的物品。

1. 难以在杂乱的抽屉里找到要找的东西。

2. 难以在单色的衣服上找到领子、袖口、扣眼、裤腿等，经常会穿错。

3. 不能找到楼梯上找到下一级台阶。

4. 不能在轮椅上找到手刹或者踏板。

5. 独立性和安全性降低。有图形-背景分辨障碍的患者很容易分散注意力，持续性注意会受到很大的影响，因此难以建立有效的独立性和安全性。

（三）评定

1. Ayres 图形-背景测试　异常：不能在1分钟内从测试图中正确指出3个物品，见图6-20所示。

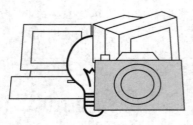

图6-20　Ayres 图形-背景测试

2. 功能性测试　从白布上取出白色毛巾，从盘中拿起勺子，指出衣服上的扣子等。

（四）作业治疗

1. 物品放置桌面，按指令指出，物品数量可逐渐增加。

2. 教患者养成在找东西时放慢速度并系统搜索的习惯。

3. 打一行混有大写和小写的字母，让患者从中挑出大写的某个字母。

4. 环境应简明有序，如抽屉内、床头柜上只放少数最常用物品，限制视觉刺激的数量，使用标签标明物体的位置。

5. 用颜色与衣服底色完全不同的纽扣。

6. 让患者根据短裤、长裤、长袖或短袖衬衣等标志将一堆衣服分类。

7. 楼梯的第一级与最末级用不同颜色标出。

（五）康复管理

1. 穿衣服的时候把衣服放在床上让患者自己拿起来，逐渐减少衣服与床单之间的色差。教会患者把要穿的衣服每次放在固定的地方，如床头。

2. 让患者从布满物品的桌子上找到要用的东西，比如杯子。

3. 让患者从吃饭的碗中找到指定的菜。

考点提示 图形背景分辨困难的定义、临床表现、评定与作业治疗。

二、空间定位障碍

（一）定义

空间定位知觉，即方位知觉，指对物体的方位上的概念，如上-下、前-后、左-右以及内-外等的认识。空间定位障碍者不能理解和处理物与物之间的方位关系。

（二）大脑损伤定位

损伤部位于非优势半球顶叶。

（三）临床表现

患者由于方位概念缺失使生活受到些许的影响。当指令包含有方位介词时，类似于"把笔放到笔记本上""把垃圾扔到桌子下面垃圾桶里"，患者由于缺乏方位概念，往往表现出不知所措。

（四）评定

1. **绘图** 在某图形的某个方位画图。

2. **图片检查** 确定图与图间的位置关系。

3. **功能性检查** 按指令摆放物体。

不能根据包含空间关系的口令来完成指令，需要排除图形-背景分辨障碍、偏盲、单侧忽略、失用症、协调性障碍、听理解障碍、注意力障碍等。

（五）作业治疗

1. **空间定位作业** 排列塑料板、摆放积木、排列实物，要求患者摆放在不同的方位。

2. **触觉-运动觉输入作业** 练习组装物体和拼装玩具，以提高估计短距离和物体与点的相对位置的能力。

3. **跨越中线** 跟随治疗师的"左""右"的口令反复练习跨越中线的作业活动。

4. **练习整理橱柜内容物** 掌握基本的空间定位概念。

5. 环境调整 家庭和工作环境应简洁，物体位置固定，使用标签帮助定位，并指导如何有效地寻求帮助。

（六）康复管理

多给患者一些简单的含有方位词的口令，比如"把菜夹到碗里""把箱子里牛奶拿出来""把脚放到踏板上"，或者稍复杂的口令"把枕头放到床上，并盖到被子里"等让患者自行完成，完不成的时候可以边说边同时给患者做示范动作或是带着患者共同完成。

考点提示 空间定位障碍的定义、临床表现及作业治疗。

三、空间关系障碍

（一）定义

空间关系知觉是指两个或两个以上物体之间以及与人体之间的相对位置关系的认识，如距离和相互角度的知觉的建立等。不能判断两物体之间的空间位置关系以及物体与自身的位置关系的症状称为空间关系障碍。

空间关系障碍常合并意念性失用。

（二）大脑损伤定位

大脑损伤定位主要由大脑非优势半球顶叶病变引起。

（三）临床表现

1. 穿衣 患者由于难以区分衣服的前后、里外，而经常前后、里外穿反。

2. 梳妆 患者戴眼镜时上下颠倒，将下列义齿安在口腔内上方。重症空间关系障碍患者可以给镜子里的人刷牙或洗脸，这种情况也提示患者同时存在躯体失认。

3. 转移和移动活动 当家属或治疗人员帮助患者从坐位站起时，患者的躯干不是配合地前倾而是向后倾斜。偏瘫患者手驱动轮椅时，将健手错误地放在轮椅的扶手上并向前下方压和推仿佛在驱动轮椅的扶手。

4. 结构性失用 患者不知道把餐桌上餐具摆放在合适位置，鞋难以正确的摆放到鞋柜上，不能正确判断出钟表上时针与分针的位置关系，难以说出正确的时间。

5. 失算症 患者由于视空间障碍，难以进行竖式计算。

（四）评定

1. 完成点阵作业 一张纸的左半边有一个点阵图，各点之间用线连接后形成一个图案，纸的右半边有一个相同图案的点阵图，要求患者用线将点连接成一个和左侧一模一样的图案；在设有 36 个孔的木板上按指定的位置插上小木棍。异常：位置差错。

2. 十字标 一张空白纸、一张示范卡片、一支笔。在示范卡不同的位置上画有若干个十字标。要求被检查者完全按照示范卡将十字标及其位置在白纸上准确无误地复制出来。如果患者不理解指令，检查者则需要给患者做示范。患者难以完成。

3. 结构性运用检查 绘图如几何图形、花儿、表盘等。难以表达出图画自身线条组成的正确关系。

4. 让患者用指针在钟面上表示时间 表示不正确。

5. ADL 检查 在穿衣、梳洗、转移、进食等活动中观察患者取放物品以及身体的相应位置的变化等。患者对于物体间距离表现出困惑。

注：诊断时需要排除单侧忽略、偏盲、手眼协调障碍、额叶持续状态以及意念性失

用等。

（五）作业治疗

（1）让患者完成含有空间成分的活动，如"请把门后的椅子拿来""请站在桌子与床之间"。

（2）让患者把几种物品放置在房间的不同位置，离开房间，然后返回，再指出或说出它们的准确位置并逐个取回。

（3）用家具设迷宫，让患者从入口走到出口。

（4）治疗师用积木搭构一个立体模型，让患者仿制。

（5）让患者将纸、积木、动物形状的木块、木钉盘等构成三维立体的情景模型。

（6）把常用物品摆放在相对固定的位置。

（7）放置重要物品的抽屉、柜橱贴上标记。

（六）康复管理

1. 在某地取物或把某物放于某处时让患者自行完成，如在吃花生时，从袋子里取出，剥开后壳放在垃圾桶里，仁放到嘴里。反复操作。

2. 常用物品让患者自行放置自行取出。

3. 协助患者完成立体拼图。

> **考点提示** 空间关系障碍的临床表现、评定及作业治疗。

四、地形定向障碍

（一）定义

地形定向障碍指不能理解记住两地之间的关系，在形成空间地图并利用它去发现达到目的的路线或解决有关地形问题上出现的种种错误。地形判断障碍很少独立存在，常与空间关系综合征的其他障碍并存。有学者认为，地形定向障碍是失认性障碍和遗忘共同导致的结果。

（二）大脑损伤定位

损伤部位于非优势半球顶枕叶。具体内容见表6-1所示。

表6-1 地形定向障碍

障碍类型	表现形式	损伤定位
自我中心性定向障碍	不能描述物体相对于自身的位置，常与Balint综合征伴随出现	双侧顶叶后部
路标失认	不能识别明显的环境障碍（如建筑物等），是关联性失认的一种形式	舌回（枕叶底部）
顺行性空间定向障碍	不能获取环境等新地图或表征	右侧海马旁回后部（旁海马位置区）

获取环境新地形的能力依赖于海马旁回后部，即旁海马位置区（parahippocampal place area，PPA）。右侧PPA病变患者完全无法学习新路径，而且似乎无法编码与新空间关系相关的信息。上述这些问题都与空间关系及空间路径学习相关，与此不同的是，累及舌回颞叶底部的患者会表现出一种与面孔失认类似的失认，但该类失认的症状还包括难以识别之

前熟悉的建筑物。

（三）临床表现

患者在熟悉的街道不能找到家住在哪儿，利用地图或者不用地图，患者都无法从一头走到另一头。即使住院期间，患者也很难找到自己的病房，严重者甚至找不到自己的床，不能描述路线、环境、布局，不能学习新的路线，不认识路标。

（四）评定

1. 画熟悉的地区图，并描述出路径　不能完成。

2. 使用地图　将一张所在城市的交通地图展开放在患者面前，检查者指出当前所在地点，嘱患者从该点出发并找出其回家的路线。不能完成。

3. 功能评价　要求患者描述个熟悉的路线或画个熟悉的路线图，如所住街区居住的位置及主要十字路口。不能描述。

4. 将患者领到某治疗室后让他自己回到病房　带领他多次走过后仍迷路。

注：患者一般不能根据地图发现自己的回家路线，或不能描述或画一个熟悉的路线图，即便能画或能描述，也仍然不能按路线图或所描述的行走。

（五）作业治疗

1. 反复练习从一个地点到另一个指定地点，从简短路线逐渐过渡到曲折复杂的路线。

2. 用标记标出路径，教患者辨认。标记物可用图片、文字、物品等，待患者掌握后逐渐将它们取消。

3. 在患者每日必经的路上，用鲜明的标志作路标，多次实践，患者可能记住，然后可逐渐减少甚至取消标志。

4. 嘱患者不要独自外出。

5. 告诉患者及家属存在的问题，外出时随身带着写有姓名、地址、电话的卡片，以防走失。

（六）康复管理

1. 每天常走的路或之前比较熟悉的道路，让患者描述如何行走。

2. 让患者找到从病房到治疗室或治疗室到病房的路，在每个路口或每个房门口询问患者应该往哪儿走，让患者带着找到目的地。

3. 扩大患者活动范围。

考点提示　地形定向障碍的临床表现、评定与康复管理。

五、物体恒常性识别障碍

（一）定义

物体恒常性识别是指知觉识别具有恒常性（当客观条件在一定范围内改变时，我们的知觉映象在相当程度上却保持着它的稳定性）可以识别两个具有相似形状但大小和位置不同的物体的能力。

（二）大脑损伤定位

损伤部位在右半球顶-颞-枕联合区。

（三）临床表现

物体恒常性识别障碍者不能观察或注意到物体的结构和形状上的细微差异，不能鉴别形状相似的物体或者不能识别放置不同角度（非常规角度）的物品，属视觉失认亦属于空间关系障碍。

1. 患者可能将笔和牙刷、大水罐和尿盆、手杖和腋拐等相互混淆。

2. 患者可能不能在不同角度辨认出同一物品。

（四）评定

将一组物品非常规摆放，如反放手表，或将形状相似、大小不同的几种物品混放在一起，要求患者辨认。将物品从不同角度呈现若干次（上下、正反颠倒）。患者难以辨认出物品。

注意物体恒常性障碍与视觉性物体失认鉴别。失认症检查时，需将物品一个个分别呈现在患者面前让患者逐一识别而不是将几种物品放在一起。不能识别者提示视觉物体失认。

（五）作业治疗

1. 辨识训练　①训练前先触摸物品，增加触觉刺激。②反复描述区分和演示形状、大小相似物品的外形特征和用途。③将同一物品以不同角度、多种规格呈现。④对外形相似的物体示范其用途强化识别。⑤辨认悬挂摆动的几何图形，感觉物品在空间形状、位置的变化。

2. 匹配训练　如将形状相似的积木进行匹配。

3. 物品分类训练　如根据短裤、短袖上衣、长或短袖衬衣等标准将一堆衣服分类。

4. 日常用品训练　将日常用品固定放置在易识别的常规位置或作标记贴标签注明。

5. 其他　识别困难时可采用视觉、触觉和自我提示相结合的方法。

（六）康复管理

1. 对于常见的物体，如患者喝水用的杯子，每次放置不同角度在不同位置，让患者辨认。

2. 对于家具如床头柜，经常变换位置，让患者能从不同角度认识家具。逐渐增加改变方位的家具的数量。

3. 教会患者找出不同物品的特征，以便于识认。

考点提示　物体恒常性识别障碍的定义。

六、距离与深度辨认障碍

（一）定义

距离与深度辨认障碍者在对于物体的距离及深度的判断上常常有误。空间失定向是导致距离知觉异常的重要因素。

（二）大脑损伤定位

病灶位于大脑右半球枕叶。

（三）临床表现

1. 患者难以辨别离物体的距离，在步行或移动过程中可能会撞到障碍物或者不能称为障碍物的物体。

2. 在抓握物体时由于不能准确地判断物体的位置，会未达到物体时空抓握或伸手过远将物体碰倒。

3. 吃饭时取不到饭菜或者不能准确地把饭菜送入口中。

4. 放置物品时不能放置在预期的位置。

5. 不能准确稳定地坐到凳子上。

6. 上下楼梯时，不能准确地判断每层楼梯间的距离，导致上下楼梯不稳。

7. 往杯子里倒水时水已经满了，还是不停往里倒。

（四）评定

1. 距离知觉 让患者伸手取物。异常：伸手不够、过度或迟疑。

2. 深度知觉 向杯中倒水。异常：水溢出或倒在杯外。

（五）作业治疗

1. 反复练习缓慢上下台阶，上下楼梯时让患者练习用足探知上级和下级台阶，或在行走时设置不同高度的路障来体会高、低的感觉。

2. 在治疗室内设一迷宫，中途的路上放一木板，让他越过；另一处挂一绳索，让患者弯腰低头才能通过，让患者从入口走到出口。

3. 练习把脚放在画在地板的足印中或点上。

4. 尽可能多地使用触觉，如移动前，先让患者伸手探查距离及高度，倒水前用手摸杯边，感受杯的高度等。

5. 用彩条标出台阶。

6. 移走突出的可导致患者损伤的物体。

7. 限制从事具有危险性的活动（驾驶、操作电器等）。

（六）康复管理

1. 每次把物品，如杯子放到固定的位置让患者观察距离，伸手去拿，每回只能拿一次，拿不到重新观察再拿。患者准确率提高后，换一个距离重新做。逐渐每次放在不同的距离。

2. 让患者倒水在杯子上划一条明显的线条，每次不许超过线条。尝试着去掉线条，让患者继续倒至该高度。可以做到后换不同的杯子继续训练。

> **考点提示** 距离与深度辨别障碍的定义、损伤定位、临床表现、评定和作业治疗。

本章小结

知觉是人对客观事物的整体认识，知觉障碍以失认症、失用症、躯体构图障碍和视觉辨别障碍较为多见。失认症在各感觉完好的前提下，难以通过视、听、触等方式认识事物。失用症与运动障碍无关，但失用可以造成患者不会做相关运动，因此在神经损伤患者中需要仔细鉴别。躯体构图是对于身体各部位之间相互关系与环境关系的认识，患者怎样动，向哪个方向动等都和躯体构图相关，其障碍类型包括左右分辨障碍、躯体失认、手指失认等。视觉辨别是安全的保障，其障碍者难以分辨物体的空间特性。因此，知觉是完成功能性活动的基础，需要加以重视。

扫码"练一练"

自 测 题

一、单项选择题

1. 下列哪项属于听觉失认训练

    A. 反复进行听声指物练习　　　　　B. 不同形状的积木做匹配训练

    C. 按功能将物品分类　　　　　　　D. 改造环境，如台阶用彩条标出

    E. 交叉促进训练

2. 若对患者进行"请把门后的扫帚拿来""请站在桌子与床之间"等类似训练，属于哪种空间关系综合征的训练

    A. 形态辨别障碍　　　　　　　　　B. 图形 – 背景区分障碍

    C. 空间关系辨认困难　　　　　　　D. 地形方位辨认困难

    E. 深度与距离辨认

3. 失用症是

    A. 运动障碍　　　B. 意识不清　　　C. 高级脑功能障碍　　　D. 听理解障碍

    E. 实体感觉障碍

4. 在患者行走时设置不同高度的路障来体会高、低的感觉。属于何种训练方法

    A. 形态辨认障碍　　　　　　　　　B. 图形 – 背景分辨困难

    C. 空间关系辨认障碍　　　　　　　D. 地形方位辨认困难

    E. 深度与距离辨认障碍

5. 下列哪项不属于躯体构图障碍

    A. 单侧身体忽略　　　　　　　　　B. 左右分辨障碍

    C. 手指失认　　　　　　　　　　　D. 躯体失认

    E. 视觉失认

[6~8 题共用备选答案]

    A. 韦氏记忆量表　　B. 删除测验　　　C. 失用症评定　　　D. 触觉失认检查

    E. 空间关系障碍检查

6. 患者四肢肌力检查正常，言语对答好，但不能用牙刷刷牙，用梳子梳头，这时，应首先考虑哪种检查

7. 家属反映该患者经常丢三落四，说过的事情又忘记，出门后不能回家，不能找到回家的路，此时应首先考虑何种检查

8. 不能同时排除另外一种认知障碍，需进行哪种检查

[9~10 题共用题干]

患者，女，59 岁，因右侧肢体偏瘫入康复医院治疗，经检查患者常常忽略右侧肢体及右侧环境中物体

9. 该患者为

    A. 物体失认症　　B. 颜色失认症　　　C. 面容失认症　　　D. 触觉失认症

    E. 单侧忽略

10. 可采用的治疗方法为

    A. 在物品上贴标签，提示患者

B. 将躯干向左侧旋转

C. 视扫描训练

D. 做动作前闭眼想象动作，然后睁眼尝试完成

E. 上楼梯时，将台阶用彩条标出

二、思考题

1. 试述失用症的鉴别诊断方法

2. 简述失用症的作业治疗方法。

（马小晴）

第七章

感觉统合障碍的作业治疗

学习目标

1. **掌握** 感觉统合、感觉统合障碍、感觉统合治疗的定义；感觉统合层次；感觉统合障碍的类型；感觉统合异常行为表现。

2. **熟悉** 感觉统合治疗理论之感觉系统、大脑学习发展历程、功能评定、治疗流程、感觉统合治疗器具。

3. **了解** 感觉统合的治疗理论和治疗设施，感觉统合辅助治疗。

4. 学会感觉统合评定和治疗。

5. 具有基本的感觉统合作业治疗思维与素养。

案例讨论

【案例】

小文，4岁，非常可爱乖巧，妈妈帮小文买了件羽绒衣外套，小文说什么都不肯穿，小文对衣服有排斥现象，为她穿衣服都要花很久时间，也常常会哭闹。另外，妈妈带小文剪头发时，小文会抗拒哭闹，需要安排很久才能完成剪发任务。小文对于别人的轻触偶尔有过度反应，喜欢依赖妈妈，很怕生。

【讨论】

请问小文的这些表现主要原因是什么？如何处理呢？

第一节 概　　述

扫码"学一学"

一、概念

感觉统合（sensory integration，SI）是一个信息加工过程，是指大脑将从各种感觉器官输入的信息进行多次组织分析、综合处理，作出适当的反应，使机体和谐有效地生活、学习。感觉统合的发育关键期是7岁以前。感觉统合是儿童发育的重要基础。

感觉统合障碍（sensory integration dysfunction，SID）是指大脑不能有效组织处理从身体各感觉器官输入的信息，导致机体不能产生有效的适应性行为，出现一系列行为障碍、

143

功能障碍，致使身心健康受到影响。各种感觉系统均可发生感觉统合障碍，主要表现形式有三种：调节障碍、辨别障碍和运用能力障碍。

感觉统合治疗（sensory integration therapy，SIT）是一种改善大脑对感觉加工能力的治疗方法。治疗人员基于感觉统合理论，为感觉统合障碍儿童组织有目的、有意义的治疗性活动，使其在获得所需要的感觉信息后做出适当的反应。这些治疗性活动常常具有个体针对性和趣味性。

 知识拓展

感觉刺激很容易与感觉统合相混淆。感觉刺激通常用于感觉调节障碍儿童的干预，被动输入感觉信息，不强调行为输出。而在感觉统合治疗中，只有最低层次的适应性反应为被动的感觉刺激，即便如此，治疗师也会非常重视个体对刺激做出的反应。被动的感觉刺激不是感觉统合治疗，在感觉统合治疗中结合感觉刺激，有助于丰富感觉信息输入，提高训练效果。如肌张力低下儿童直接跪于方板秋千上投掷沙包，治疗师会经常轻快地拍打、敲击其身体，保持躯干、骨盆的稳定性；或用刷子或毛巾等擦刷手部鼓励手的主动运用，将感觉统合治疗与感觉刺激有机地结合在一起。

二、感觉统合层次

感觉统合分三个层次，即感觉调节、感觉辨别、感觉基础性运动。

（一）感觉调节

感觉调节（sensory modulation）是指大脑根据身体和环境的需要对所接收的感觉信息进行正确调节和组织，从而能以分级的、恰当的行为方式作出适当反应，即大脑将警觉状态调整在理想的水平以应对日常生活需要。

（二）感觉辨别

感觉辨别（sensory discrimination）是指大脑利用前馈以及反馈信息，对所接收的感觉刺激的质和量进行分辨，进而改变和调整运动计划，对外做出适当的反应。正常的感觉辨别功能是身体构图（body schema）充分发展的基础。触觉、本体觉、前庭觉的准确辨别在姿势控制、双侧协调性和顺序性动作的发展中具有重要意义。

（三）感觉基础性运动

感觉基础性运动（sensory-based praxis）包括姿势控制和动作运用，是指大脑对环境作出反应前所进行的一系列动作计划、安排以及动作执行过程。动作运用需要三个步骤：①动作概念的形成（要做什么）；②动作计划（如何去做）；③动作执行（将动作指令传达到身体相关部位，完成动作）。

考点提示 感觉统合、感觉统合障碍、感觉统合治疗的定义。感觉统合的三个层次。

三、感觉统合障碍的原因

（一）生物学因素

发育中的大脑容易受多方面生物因素的影响，进而导致不同程度的脑功能障碍，这些生物学因素源于遗传、胎儿、孕妇、环境等不同方面，可发生于产前、产时、产后不同阶段。

产前孕妇罹患妊娠高血压、TORCH 感染，高龄妊娠、有吸烟嗜酒等不良生活习惯，情绪低落、抑郁、长期生活在污染的环境中等；存在胎位不正、前置胎盘、宫内感染、胎盘老化、脐带绕颈、发育迟缓等；产时发生窒息、早产、脐带脱垂、助产不当（如产钳、胎头吸引）、剖宫产等；产后各种疾病，如核黄疸、各种原因的脑损伤、营养不良、小头畸形等，遗传因素如唐氏综合征、X 脆性综合征、各种遗传代谢病等。

（二）社会心理因素

过度保护，抱得过多使缺少运动、爬行，与同伴玩耍缺乏等不良养育习惯，使孩子缺乏环境刺激与主动探索环境等促进感知觉发育的机会。

特殊家庭的子女被忽视、甚至被虐待，圈养使之与社会严重隔离、缺乏教育和良性环境刺激的机会。

四、感觉统合障碍的类型

感觉统合障碍主要有三种类型：感觉调节障碍、感觉辨别障碍和感觉基础性运动障碍。这三种类型的感觉统合障碍可以单独存在，常常合并存在。

（一）感觉调节障碍

感觉调节障碍（sensory modulation dysfunction，SMD）是指机体不能对所接收的感觉信息进行正确的调节组织，将警觉状态调整到活动所需的层次，故而不能对感觉刺激作出适应性反应。表现出害怕、焦虑、负面固执行为、自我刺激、自伤等不恰当行为反应。各个感觉系统都可发生感觉调节障碍，主要由两种类型。

1. 感觉反应过高（sensory overresponsibility，SOR） 即感觉防御，是指机体对同一感觉刺激反应，明显较一般人快速、强烈或持久，表现出惊吓、逃跑、抗拒等逃避刺激的行为。除本体觉外所有感觉均可发生感觉防御，其中触觉防御最容易被发现。感觉防御可表现在衣着、饮食、情绪、人际交往等多个方面。

2. 感觉反应低下（sensory underresponsibility，SUR） 即感觉迟钝，是指机体对同一感觉刺激的反应，明显较一般人低下、缓慢，需要更强、更长时间的刺激才能发生适当行为反应。所有感觉系统均可发生感觉迟钝。表现出对环境刺激迟钝故而寻求更多的刺激，动作迟缓，表情淡漠，嗜睡等。

感觉寻求（sensory seeking，SS）是指机体因不能满足感觉需求而不断地寻求更强或更长时间的感觉刺激，寻求前庭觉、本体觉、触觉等各种感觉刺激。可表现为动个不停、爬高爬低、故意跌倒、摇头晃脑、撞头、磨牙等。

有些个体感觉反应过高和过低同时存在。

（二）感觉辨别障碍

感觉辨别障碍（sensory discrimination disorder，SDD）是指大脑不能正确地诠释所接收的感觉信息，或信息处理时间过长，进而影响机体对环境的适当反应。各个感觉系统都可发生感觉辨别障碍。躯体感觉辨别障碍（触觉、本体觉、前庭分辨障碍）个体无法完成分级、平滑、协调的运动，如下楼梯时靠重力作用往下跳。视觉、听觉辨别障碍个体看不懂、听不懂。触觉辨别障碍个体在依据触觉辨认物体特征时有困难。

（三）感觉基础性运动障碍

感觉基础性运动障碍（sensory-based dyspraxis）被认为是视觉、前庭觉、本体觉信息处理存在障碍的外在表现，是指个体不能正确地处理与运动计划相关的感觉信息，在动作计划和安排上存在缺陷，包括动作运用障碍和姿势控制障碍两种类型。个体不能形成动作概念（缺乏活动动机），或者不能计划动作（不知道怎么做），或者不能有效执行动作指令（适应性反应），导致个体学习技巧性活动困难，动作笨拙，动作不连贯，不会新游戏和新的手工活动，手眼协调差，球类技能差，进食技能发育不完善，言语障碍，正确使用表情困难等。

感觉基础性运动障碍在孩子 3 岁以前表现不明显，容易被忽略。随着年龄增长，个体会逃避有困难的活动而被发现，到了学龄期，运动障碍充分暴露，进而影响学业及自尊心。

考点提示 感觉统合障碍的不同类型。

五、治疗理论

感觉统合，主要研究大脑感觉加工能力与个体行为之间关系，以及在此理论指导下的实践过程，于 20 世纪 70 年代由美国南加利福尼亚州立大学 Alice 博士首次提出。该理论体系仍在演变发展中，不仅可用于儿童个体，也可用于成人个体。目前，一些业界资深人士正大力倡导使用感觉处理障碍（sensory processing disorders，SPD）取代感觉统合失调，申请写入《美国疾病诊断与统计手册》（第五版）（DMS－Ⅴ）中。

（一）理论假设

1. 大脑正确高效地接收、加工和处理从各种感觉器官输入的信息，在此基础上计划和组织动作行为产生适应性反应，个体才能产生"学习"。

2. 大脑若接收、加工和处理感觉信息能力有缺陷，个体不能有效计划和组织动作行为，不能对外作出合适的反应，因而表现出一系列日常生活、工作学习等方面的行为问题。

3. 大脑可以从个体有意义的活动中获得丰富感觉信息，强化感觉输入，对这些信息进行正确有效的加工处理，产生适应性反应，可以提高感觉处理能力，进而促进个体学习和行为的发展。

（二）理论依据

1. 中枢神经系统具有可塑性 为了调节各种适应性反应，中枢神经系统是可变的，这种可变性即可塑性，又称为可修饰性。大脑的结构和功能具有终生的可塑性，表现为短期功能的改变和长期结构的改变。年龄越小，脑的可塑性越大，尤其是在 7 岁以前。而康复治疗在一定程度上决定着神经可塑性的方向和程度。

2. 发育的连续性 儿童生长发育过程中每一阶段的行为表现，都为下一阶段更高级的行为发育提供了基础，行为功能从低级向高级发展过程中，感觉统合功能不断发育成熟。

3. 大脑既分工又整体地发挥功能 大脑高低级中枢之间呈互动发展，大脑低层次中枢功能是高层次中枢功能发育的基础，高层次的感觉统合功能有赖于低层次的结构和感觉动作经验。大脑皮层的统合功能有赖于各级中枢提供充分的信息。

4. 适应性反应（adaptive response） 个体目标导向的行为与生俱来，能在接触环境刺激后作出自然地协助控制身体、感觉、情感等适当的行为反应，从而学到新的经验。这种成功有效应对环境挑战的反应，称为适应性反应。适应性反应以良好的感觉统合功能为基础，同时成功的适应性反应进一步促进更高层次的感觉统合。

（1）适应性反应表现 在运动控制、社交、行为组织、适应变化、心理调整和自我控制能力。

（2）适应性反应特点 一是反应的恰当性，是个体主动参与下的自然反应，该反应可以为个体带来成功感，这种成功感对个体带来的正面影响可以促进个体的全面发育；二是适应性反应有等级之分，最低级的反应是指个体被动地接受刺激，最高级的反应是指个体可以正确有效地对各种环境刺激的挑战作出反应。

（3）适应性反应的层次　适应性反应从低级到高级依次是：①被动性刺激（如新生儿、严重运动功能障碍个体，只能被动接受外界刺激，被动参与对刺激的反应）；②维持简单固定的反应模式（如平稳坐在静止的秋千上）；③可产生简单变化（如坐在秋千上能变换手脚的位置）；④会主动参与活动，但要在协助下产生适当的反应（如在帮助下连续荡秋千）；⑤能在熟悉的环境中做出适当的反应（如在家里和家长玩游戏）；⑥能在陌生环境中做出适当的反应，包括使用新的活动器材（如在同学家能跟同学游戏互动）；⑦能在各种环境中面对挑战，有效解决问题（如跟同学顺利出游）。

5. 内驱力　人类有参与有意义的感知运动的内驱力，寻求有益的感觉输入，促进自我指导和自我实现能力的发展。

考点提示　适应性反应的定义和层次。

（三）感觉系统

感觉系统包括触觉、本体觉、前庭觉、视觉、听觉、嗅觉、味觉等各种感觉，而感觉统合涉及各种感觉信息。其中，触觉、本体觉、前庭觉三大感觉系统是生存所需最基本、最重要的三大主干感觉系统。

1. 触觉系统　触觉感受器位于皮肤各层。触觉系统是人类最基本、作用最广泛的感觉系统。

（1）基本功能　触觉有 7 大功能：防御性反应、辨别性反应、稳定情绪、促进成长、促进动作灵活性、辅助视知觉、促进社交技能。防御性反应和辨别性反应是两大基本反应系统，此两种反应正常者才能为其他触觉功能提供正确的触觉信息。①防御性反应能保护自身免受伤害，本能地逃避刺激。②辨别性反应，需要对刺激精密辨别后作出反应，有助于判断肢体位置及外部环境中物体的各种物理性质等，对动作运用能力的发展起重要作用。

（2）触觉活动效果　快速点状轻触皮肤刺激可以提高人体的警觉性，大面积缓慢深度用力刺激皮肤可以调节情绪，镇静安神。

（3）触觉失调　分为四种类型，触觉反应过高（触觉防御）、过低（触觉迟钝）、触觉辨别障碍、动作运用障碍。

1）触觉防御　对刺激表现出排斥，身体极不舒适，如受到惊吓一般避免任何碰触；不愿意与人近距离接触；表现出情绪不稳定、易激惹、注意力不集中；逃避用手，使手部功能不能充分应用和发育，手功能差，最终影响学习和社交发展。

2）触觉迟钝　对触觉反应低下，过度渴望某些特定的触觉刺激，依赖一些毫无意义的安慰物品。

3）触觉辨别障碍　触觉辨别环境能力差，大脑中不能呈现环境中物体的正确信息，表现为无法进行搭积木等手部精细运动、学习新动作慢、笨手笨脚，学习困难、表情冷漠等。

4）动作运用障碍　是感觉基础性运动障碍的表现之一，是指个体不能正确地处理与运动计划相关的感觉信息，不能有效执行动作指令，动作笨拙、不连贯。

2. 本体感觉系统　本体感受器位于肌肉、肌腱和关节等深部。

（1）基本功能　本体感觉系统能感知身体的位置、动作和力量，觉察身体（body

awareness），感知和辨别肌肉伸展或收缩时的张力，调节四肢活动的力度，控制关节位置、关节活动的方向和速度。常与其他感觉系统共同作用，如与视觉系统配合伸手取物，闭目与触觉系统配合感知所触摸物体的物理特性，与前庭系统配合共同调节眼外肌。另外，本体觉系统具有记忆功能，能增加运动反馈信息；调节大脑兴奋性状态，平静情绪，增加安全感。

（2）本体觉活动效果　缓慢、有节奏地挤压关节可以安抚情绪；轻快、变奏的关节活动可以提高警觉性；抗阻力活动以及爬、跳、跨、绕、钻等越过障碍物活动所产生的本体觉信息比被动活动的效果大得多，有利于调节儿童在觉醒状态、发展动作计划能力、姿势控制和平衡能力。

（3）本体觉失调　包括本体觉反应低下、本体觉寻求、本体觉辨别障碍、本体觉防御（如扶站负重时哭闹）、重力不安全感（前庭－本体觉失调）、动作运用障碍。

本体觉失调会影响肌力、认知，易发生危险，表现为体弱无力、身体形象认知差、活动时力度时大时小、不怕痛。

本体觉失调常与其他感觉系统失调合并存在。本体觉合并前庭系统失调时，眼球控制、姿势控制和平衡维持差，活动时不能注视、坐不稳、不想动、东倒西歪。本体觉合并前庭觉、触觉系统失调时，不知如何进行身体活动，组织计划能力差，注意力不集中，身体双侧协调困难，表现为动作笨拙、模仿能力差、活动不利索。

3. 前庭觉系统　前庭感觉器位于内耳，包括三对互成直角的半规管，以及与之相通的球囊和椭圆囊（耳石），分别感受旋转变速运动和直线变速运动，共同作用可以感觉头部任何位置变化。

（1）基本功能　前庭觉系统感受头的方位变化，在潜意识中探测头及身体与地心引力之间的关系，并在脑干统合各系统的感觉信息，发挥多种神经系统的功能，如调节身体及眼球的活动，维持肌张力、姿势和平衡反应，分辨运动方向和速度，从而建立重力安全感，稳定情绪，同时参与空间视知觉、听觉－语言加工处理等活动。

（2）前庭刺激效果　任何牵涉到头部的活动都能产生前庭觉信息。快速、大幅度、短暂活动，前庭刺激强烈，具有神经兴奋作用。慢速、小幅度、持续性活动，前庭刺激温和，具有镇静作用。

（3）前庭觉失调　包括前庭反应过高（前庭防御即重力不安全感、对运动厌恶反应）、过低（前庭迟钝，好动、寻求更多的刺激、易跌倒、易分散注意力）；前庭分辨障碍；动作运用障碍。前庭觉功能失调还会影响多种感觉系统功能，如声音定向（听觉系统），左右大脑功能的分化和发展（本体觉系统）、视空感（视觉系统）等。

4. 视觉系统　视觉感受器位于视网膜。

良好的视知觉须有高效的注视和大脑对物体属性的正确解读。在视觉作用过程中，需要不断与前庭觉、本体觉、触觉、听觉等其他各系统感觉统合，才能产生对空间及物体各物理属性的认知。

（1）基本功能　眼球基本运动技能（扫视、注意、注视、跟随、前庭－眼反射、调节与辐辏）、视觉空间能力、视觉动作整合（手眼协调、手部精细动作）、视觉分析技巧（图形分析、记忆、专注力等）、帮助建立人际关系和沟通（如目光接触、情感表达等）。

（2）视觉刺激效果　红色、橙色、黄色令人亢奋；绿色、蓝色、紫罗兰色、粉红色令人放松；鲜艳、发光、移动、突然出现、陌生的物体，比暗色、静止物体容易吸引人的注意。

（3）视觉障碍　包括视觉防御、视觉迟钝、视觉寻求、眼球运动基本技能障碍、视觉分辨障碍、大脑对视觉信息的解读障碍。视觉与本体觉、前庭觉、触觉等感觉失调合并出现时，表现出手眼不协调、视觉空间认知困难、注意力不集中等。

5. 听觉系统　听觉感受器位于内耳的耳蜗。

（1）基本功能　包括声音分辨、记忆、对声音和语言的理解、空间定向、判断声源距离感等功能。

（2）听觉刺激效果　节奏鲜明的音乐使人振奋，节奏缓慢、旋律柔和、悠扬动听的音乐使人镇静，突然的出现的声音吸引人的注意，重复、持续、熟悉的声音容易被人忽视。

（3）听觉障碍　听觉反应过高（听觉防御）、听觉反应低下（听觉迟钝，听而不闻）、听觉寻求、听觉辨别障碍、听觉滤过能力障碍、听觉记忆能力障碍。

考点提示　触觉、本体觉、前庭觉的功能和障碍表现。

（四）感觉统合与儿童发育

感觉统合是一种与生俱来的神经功能，是儿童发育的重要基础。在感觉统合从原始到成熟、从低级到高级的逐步发展和演变的自然过程中，儿童各方面的功能也随之同步发展。

依据感觉统合与儿童发育过程，大脑学习的发展历程可以分为四个阶段：

（1）第一阶段　感觉通路的建立：个体能正确接受（registration）、筛选（screen）、调整（adjust）及封闭（shut down）感觉刺激。

（2）第二阶段　感觉动作的发展：触觉、本体觉、前庭觉的整合直接影响感觉动作，比如身体形象感觉、双侧协调、动作计划和动作执行、肌张力、重力安全感、母子感情依恋、眼动控制、姿势控制、平衡等感觉动作的发展。感觉动作是个体对外界刺激做出适应性反应的必备要素，是儿童发育的基石。

（3）第三阶段　知觉动作技能的发展：三大主干感觉加上视觉或听觉信息的整合，对所见、所闻的事情赋予了意义，并将所获得的经验信息储存、累积于大脑，个体才能感知环境中物体的物理属性，才能促进视感知、空间概念、手眼协调、有目的的惊喜活动、身体协调活动以及听说、模仿、完成指令等知觉技能的发展。

（4）第四阶段　认知学习的产生：认知学习是指个体发展理解、分析综合、语言文字、数量概念、专注力、自制力等功能。所有感觉系统的信息统合形成了脑的整体功能，产生了认知学习。视、听觉之间相互赋予意义，促进抽象思维和认知能力的发展。专注力和组织能力使个体可以接受入学教育。自尊、自制、自信的性格有利于个体建立良好的人际关系。身体双侧分离和左右大脑半球功能的专责化，使大脑功能最大化。

（五）感觉统合的循环过程

感觉统合是一个从感觉输入到行为输出、反复循环的信息加工过程。大脑在同一时间内接受来自身体及环境的多种感觉信息后（感觉输入），首先在脑干等部位进行信息筛选、调整及封闭等处理（感觉调节），继之丘脑等边缘系统结构对所输入的感觉信息进行辨别（感觉分辨），大脑皮层进行行动的计划和安排、形成动作指令（动作运用），最后输出行为完成指令（适应性反应）。大脑将接受的新信息与储存于记忆中的以往经验信息进行比较，而行为输出中所产生的信息又反馈给大脑，进一步调整身体对环境做出的反应，因此，大脑能正确地指挥身体做出适应性反应。感觉输入是大脑功能的原动力，行为输出是大脑接收感觉刺激作用的结果。

六、治疗设施

感觉统合训练设施是感觉统合治疗的载体，在感统治疗中起着非常重要的作用，对训练场地和器械有一定的要求。

（一）训练场地

治疗师为儿童实施感觉统合治疗需要在安全、舒适、宽敞、明亮、色彩丰富、充满童趣、布局合理的治疗室进行。地面、墙面软包保护，墙体、天花板上安装一些支架以方便悬挂一些治疗设施。设施设备的安装、维护要由专业人员负责，承重结构稳定牢固，使用前要进行负重测试，保证感觉统合治疗实施的安全性。

（二）治疗器械

治疗器械是感觉统合治疗的载体，治疗师须借助一些治疗器材为个体设计治疗性活动并实施。市场上感统治疗器材种类繁多，不同的器材可以发挥不同的作用，同一种器材在不同情境、不同组合下使用，也可以起到不同的治疗效果。另外，生活中有许多唾手可得的用品用具和活动，如各种质地的布料、橡皮泥、面团、沙子、石子、毽子、跳绳、橡皮筋、跳方格、松紧带、旧轮胎、呼啦圈等等，都可以用于感觉统合治疗。

感觉统合治疗的各种器具均经过特别设计，对儿童有很大的吸引力，常用器材种类有：悬吊式器材、滑行类器材、滚动类器材、弹跳类器具、触觉功能训练器材、重力类器材、行走类器材、视觉类器材、听觉类器材等。

七、注意事项

1. 确保治疗安全 定期检查和维护设备设施，谨防意外，严禁活动中进食或过饱后训练，做好卫生工作，确保儿童、治疗师及所有场地人员的人身安全。

2. 加强团队合作 感觉统合治疗需要团队协作，要与医生、护士、物理治疗师、语言治疗师、教师、家长等团队成员合作，各司其职，共同促进个体功能。

3. 制定切合实际的治疗目标 以个体为中心，充分考虑个体自身发育水平、感觉统合失调程度和类型、中枢神经系统损伤程度、身体状况、发展潜力、家庭承受能力等各种因素，与家长沟通，了解儿童或家长的治疗愿望，共同设定切实可行的治疗目标。

4. 遵守治疗原则 感觉统合治疗既不是一般性游戏，也不是单纯的感觉刺激或机械式的滑滑梯、荡秋千等。感觉统合治疗目标不是获得某种特殊技能，而是帮助儿童发展该技能所需的基本功，并将该技能泛化应用。治疗师必须遵守治疗原则，实现感觉统合治疗目标。

5. 医疗机构治疗与家庭和社会活动要紧密结合 以改善个体的参与能力、使个体以"最佳功能状态"回归社会为治疗目标，要培训家长、敦促家长，将治疗融入个体日常生活活动、社会生产活动、游戏休闲活动三大范畴作业治疗中，避免治疗与家庭和社会活动脱节。

扫码"学一学"

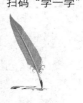

第二节　感觉统合评估

感觉统合失调常表现为行为障碍，但有行为障碍不一定有感觉统合失调。行为与很多因素有关，比如神经运动功能、认知、气质等，因此感觉统合评估必须与神经运动功能评估、智力测验、气质问卷、既往诊断等结果相结合，从异常行为表现、器具评估以及量表评估多方面进行全面综合分析。

一、行为观察

由个体照顾者提供描述个体在日常生活、游戏以及学习等作业活动中的行为表现并记录，或者有专业人员亲自观察个体作业表现，由医生、治疗师等专业人员进行分析，初步判断个体是否存在感觉统合问题、个体感觉统合优势、兴趣及感觉统合治疗的愿望。行为观察只是初筛判断，准确的评估需要借助标准化的评估量表进行。

（一）日常生活活动中的行为表现

1. 衣着更衣　穿脱衣服、扣纽扣、戴手套、坐位穿脱鞋子、系鞋带、不同体位下穿脱裤子等动作过慢或笨拙。不肯穿袜，拒绝穿衣，拒绝接触某些衣服，或坚持穿长袖长裤以免暴露皮肤等等。

2. 进食　喂养困难，拒绝橡胶乳头甚至母亲乳头，添加辅食困难，咽反射易引出，易诱发恶心、呕吐；筷子用得不好、饭粒撒漏明显、将水倒入杯中困难、打翻杯和碗、整理餐具困难等；严重偏食、挑食，不愿吃某些特定质地的食物等，经常口含食物不咽下，喜欢刺激性强的食物。

3. 个人卫生　不喜欢洗头、洗脸，拒绝触摸脸颊、口周，特别是口腔内；洗手、上厕所等动作缓慢。

4. 转移和移动　拒乘电梯，上下车、上下斜坡及楼梯等非常缓慢；上下楼梯困难，或用足击打台阶；方向感差，容易迷路；闭上眼睛易摔倒。

5. 社会行为　过分依赖家长，喜欢或者抵触被搂抱，躲避亲吻；逃避陌生环境，常惹事，怕黑。

（二）游戏时的行为表现

1. 协调活动能力差，动作僵硬，不会抛接球、跳绳、跳格子、拍球、跑动态踢球等快速连续动作的活动。

2. 不喜欢翻跟头、过山车等头部倒置游戏和各种移动的游乐设施，比如荡秋千、旋转木马、碰碰车等。

3. 与同龄儿一起玩游戏时，易撞击、跌倒，易激惹，出现焦虑紧张等情绪问题；不喜欢参加团体游戏。

（三）学习困难

1. 书写困难，书写时身体动作幅度大，力度控制不良，执笔忽重忽轻，容易折断铅笔，字迹浓淡不均；写字偏旁部首颠倒，字体大小不等；字体混乱，不能整齐的写在格子里；抄书时漏字、漏行或错行。

2. 阅读异常，视物易疲劳，感觉字体模糊或有重影；厌恶阅读，经常跳读漏读。

3. 计算困难，数字排列异常。

4. 入学后完成作业困难。

考点提示　感觉统合失调在日常生活中、游戏时的行为表现。感觉统合失调在学习障碍中的表现。

151

二、功能评估

（一）器具评估

器具评估是感觉统合评定常用方法之一，须由医师、治疗师操作或者在相关专业人员指导下进行。器具评估是借助所选器具，设定有针对性的活动，观察个体做出的最初反应，进而发现感觉统合障碍并予以分析。常用的感觉统合评估器具有小滑板（图7-1）、大笼球（图7-2）、袋鼠跳、旋转浴盆等。

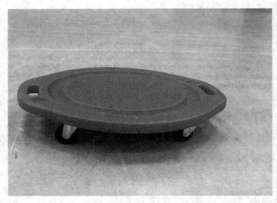
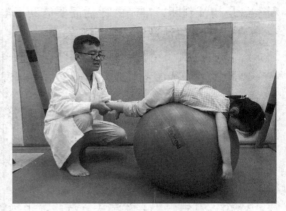

图7-1　感觉统合评估器具——小滑板　　　图7-2　感觉统合评估器具——大笼球

1. 小滑板　是 Ayres 博士经过数十年临床实践与研究设计的感觉运动训练器具，观察个体对小滑板滑行方向的控制、操作滑板时手的灵活性以及在滑板上的情绪表现等，有助于判断是否存在感觉统合问题。

2. 大笼球　个体前庭平衡能力和重力安全感评估的重要器具。

（1）俯卧大笼球　如果小儿头不能抬起，全身紧张僵硬，双手紧紧抱住大笼球或不知所措，常提示个体身体和地心引力相互协调不良。

（2）仰卧大笼球　如果小儿头部不能保持在正中位，发生左侧或者右侧倾斜，身体便会向头部倾斜方向滑落，提示儿童的前庭平衡能力不佳。

3. 袋鼠跳　直立位双脚装在袋子里向前跳动，身体平衡能力差、手脚协调不良的儿童，常出现身体向前倾、双脚跟不上等不协调表现，因此个体容易摔倒。

4. 旋转浴盆　用来测试儿童的平衡能力以及运动计划能力的成熟程度。

考点提示　感觉统合器具评估提示测试者异常的表现。

（二）标准化量表评估

1. 儿童感觉统合能力发展评估量表　是目前国内常用的标准化评估量表，适用于 3～12 岁儿童。由父母填写，按"从不、很少、有时候、常常、总是如此"5 级评分，"从不"为最高分，"总是如此"为最低分，个别项目与评估者经验关系较大。通过量表评估，可以准确判断个体有无感觉统合障碍以及障碍程度和类型，并根据评估结果制定出感觉统合训练方案。

量表由58 个问题组成，分为前庭失衡、触觉功能不良、本体觉失调、学习能力发展不足、大年龄儿童的问题 5 个项目。

（1）前庭失衡 主要针对身体的粗大运动和前庭平衡能力评估，包括"手脚笨拙"等14个问题。

（2）触觉功能不良 主要涉针对绪的稳定性及感觉过分防御行为的评估，包括"害羞、不安、喜欢孤独，不爱和别人玩"等21个问题。

（3）本体觉失调 主要针对身体的本体感及平衡协调能力评估，包括"穿脱衣服、系鞋带动作缓慢"等12个问题。

（4）学习能力发展不足 主要针对由于感觉统合不良所造成的学习能力不足的评估，包括"阅读常跳字错行漏行、抄写常漏字或漏行，写字笔画常颠倒"等 8 个问题。评估用于 6 岁以上儿童。

（5）大龄儿童的问题 主要针对使用工具及做家务的评估，评估用于 10 岁以上儿童，有 3 个问题。

评估得到各项的原始分值后，根据儿童的年龄查表，得出标准 T 分，低于 40 分说明存在感觉统合障碍，并依据分值将感觉统合障碍程度分类。30～40 分为轻度感觉统合障碍，20～30 分为中度感觉统合障碍，低于 20 分为重度感觉统合障碍。

2. 婴幼儿感觉功能测试量表 婴幼儿感觉功能测试（the test of sensory function in infants，TSFI），1989 年出版，由 DeGangi 设计，用于 4～18 个月婴幼儿，有较好的的信度和效度，但个别项目与评估者经验关系较大。

3. 感觉问卷 感觉问卷（sensory profile，SP），2002 年出版，由 Dunn 设计，适用于从出生到青少年、成年各年龄段。是适用于不同年龄段的一套量表，用于评估感觉感觉调节功能。

除此之外，还有多种其他种类的评估量表，比如感觉统合及运用测验（SIPT）、感觉加工评估量表（ESP）、感觉加工测试量表（SPM）、感觉统合临床观察记录表、Peabody 动作发育评估（PDMS－2）等等。

注意：由家长填写的量表，记录结果可能与儿童实际表现有出入，需进一步对儿童进行观察，并结合其他测试结果做出客观地评估。

考点提示 ▶ 常用感觉统合标准化评估量表的适用年龄。

第三节 感觉统合治疗技术

扫码"学一学"

感觉统合治疗由感觉经验和成功的适应性反应组成。治疗师借助特定的活动实施治疗，通过控制感觉输入的种类、剂量等，提供正面的感觉经验，引导个体做出成功的适应性反应。

感觉统合治疗可以促进大脑发育，促使大脑有效处理各种感觉信息，并做出适应性反应，最终可以帮助个体提高专注力、学习能力、兴趣等。感觉统合治疗适用于所有感觉统合障碍的人群，比如脑性瘫痪、唐氏综合征、注意力缺陷多动障碍、发育迟缓、自闭症等各类发育障碍儿童，还适用于伴有感觉统合障碍的成人个体。

一、治疗原则

1. 以儿童为中心的原则　治疗师熟知治疗目标，重点是提供适当的感觉刺激并控制感觉输入剂量，提供个体做出适应性反应的时间和机会，并予以及时表扬；要依据儿童的反应适时调整活动，尊重儿童意愿，暗示而不是指导儿童如何做出反应；为个体提供自助选择和设计活动的机会，并且要利用活动让个体尝试正确与错误、成功与失败，在自身体验中达到学习、自理的目标；协助儿童建立自然的情绪以及自信心，耐心培养儿童的兴趣。

2. 针对性原则　治疗师通过详细的评估确切掌握儿童的感觉统合问题、各方面发育水平、日常生活能力和学习能力，根据儿童存在的感觉统合问题有目的有针对性地组织治疗性活动；感觉统合治疗器材要能够提供多样的感觉刺激，能组合出不同的活动或在一个活动中提供多种刺激。

3. 成功、快乐的原则　活动内容、时间、频度以及难度必须适合儿童的能力水平，让其觉得"有点难度又不太难"（just－right challenge），并且活动最好可以有难度等级，让儿童在逐级挑战中改善功能增强自信；活动必须能激发兴趣，促使儿童自己主动尝试各种活动，让儿童成功地做出适应性反应，享受成功带来的快乐，促进儿童发育。

4. 全面性治疗原则　动态与静态、粗大与精细活动互相搭配，既保存适当体力，又能接受全面的刺激，使儿童的大脑能组织与统合感觉刺激信息，进而做出适合环境的反应。

5. 安全原则　治疗环境要安全，让儿童可以有足够安全感，大胆进行探索。

考点提示　感觉统合治疗的原则。

二、治疗流程

（一）分析感觉统合问题

逐项描述个体所存在的感觉统合问题，确定感觉统合障碍的类型，理顺感觉统合障碍与行为表现之间的关系。

（二）制定治疗计划

治疗计划制定是感觉统合治疗实施的核心部分，直接关系到治疗效果。需根据评估结果制定治疗计划；根据治疗情况，动态调整治疗计划。治疗计划包括治疗目标、治疗策略和治疗方案。

1. 确定治疗目标　如减轻感觉防御，减少自我刺激，改善姿势控制和身体认知等，最终改善自理、学习、社交、游戏等功能。

2. 确定治疗策略　解决哪个感觉统合层面的问题（包括感觉调节层面，感觉分辨层面和动作运用层面）、运用哪些感觉刺激、设计哪些治疗性活动等，必须在实施治疗前做出决策。

3. 制订治疗方案　根据治疗目标确定具体治疗方案，包括治疗目的、活动内容、治疗时间、治疗频度、注意事项等治疗具体实施计划。

4. 制订治疗方案原则

（1）个性化原则　根据每个儿童的功能水平、存在问题制定有针对性的治疗计划。高估与低估儿童的功能水平，都将影响治疗的效果，甚至有危害。

（2）循序渐进原则　从小运动量、比较容易引起儿童兴趣的项目开始，逐渐增大运动量，提高动作难度。

（3）由量变到质变原则　要保证每次治疗的时间、治疗频率及治疗周期，并按照要求完成每次的治疗项目。

 知识拓展

感觉统合辅助治疗：感觉餐单

感觉餐单（sensory diet）是一种治疗策略，是根据儿童个体的感觉需求而精心设计的多重感觉的一天、一周甚至一月的活动量和流程，像均衡的饮食营养一样，根据孩子的感觉"营养"需求，设计精心安排的、实用的、剂量适中的个体家庭活动方案。感觉餐单的感觉主要针对三大主干感觉系统：触觉、前庭觉和本体觉。

（三）感觉统合治疗实施

1. 严格按照治疗实施计划实施治疗。
2. 配合儿童心理辅导。
3. 进行家长咨询，取得家长配合。

（四）治疗效果评价

在治疗实施的过程中根据需要及时评估确保疗效，若效果欠佳需及时调整方案。一般在进行 3 个月治疗后，需再次进行系统性评估，以了解治疗效果及功能进步，根据评估结果提出下一步的治疗意见，及时调整治疗方案。

考点提示　制订感觉统合治疗方案的原则。

三、治疗器具

感觉统合治疗的有效实施必须依靠感觉统合器具的辅助，这些器具都是经过特定设计，对儿童有很大的吸引力。其核心是通过使用滑板、滑梯、彩虹筒、蹦蹦床等器具（图7-3）整合前庭觉、本体感觉、触觉、视觉等刺激，控制感觉信息的输入，提高感觉统合能力。见表7-1。

a. 蹦床　　　　　　　　　　　　　　　b. 大笼球+悬吊类

图7-3　感觉统合治疗器具（一）

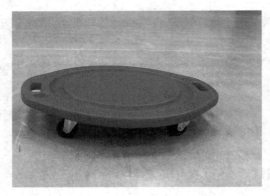
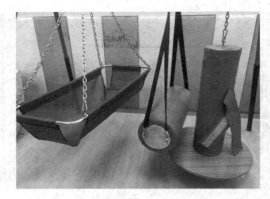

c. 小滑板   d. 悬吊类

图 7-3　感觉统合治疗器具（二）

表 7-1　常用感觉统合治疗器材的作用与使用方法

名称	作用	感觉输入	使用方法
悬吊类器材 　圆筒吊缆 　横抱筒吊缆 　游泳圈吊缆 　网缆 　方板秋千 　南瓜秋千	提高前庭系统功能； 纠正触觉防御； 提高手眼协调和注意力； 矫正重力平衡感，强化身体形象，促进身体平衡； 改善运动计划、平衡反应、视觉运动协调	前庭觉 本体觉 触觉 视觉	以各种不同的姿势如俯卧、坐、站等在器材上摇晃，并可结合手眼协调活动
滑行类器材 　滑板 　滑梯	强化前庭系统功能； 促进双侧统合，促进身体保护性伸展反应成熟； 强化身体形象，有利于注意力集中	前庭觉 本体觉 触觉 视觉	以卧、坐等姿势在滑板上进行各类活动，如：静态飞机式、青蛙蹬、乌龟爬行（仰卧）、滑板投球、俯卧旋转、单（双）人牵引滑行、滑板过河、滑板水平推球等；俯卧（坐姿）滑滑梯。熟练后可配合推球、取（扔）物活动等
触觉类器材 　触觉板 　触觉球	提供丰富的触觉和嗅觉刺激，减轻触觉防御，提高触觉分辨能力，稳定情绪	触觉 嗅觉	赤足在触觉板上行走； 触摸及感受触觉球； 熟练后可配合取物、扔物、取物-扔物活动，或与其他器具联合使用
平衡类器材 　平衡台 　独脚椅 　旋转浴盆 　晃动平衡木	提高前庭感觉机能，控制重力感你，发展平衡能力；强化身体形象； 提高视觉空间、眼动控制及视觉运动协调能力； 建立身体协调及双侧统合； 增强腰腹肌及下肢肌力	前庭觉 本体觉 触觉 视觉	静坐或跪立于平衡台上、双人扶持摇晃平衡台、站立摇晃平衡台、仰卧或俯卧摇晃平衡台、葡匐杨晃平衡台、被动站立摇晃平衡台、平衡台上蹲起； 坐独脚椅、独脚椅踢腿运动； 坐、蹲、站、俯卧旋转浴盆
重力类器材 　重力背心 　弹力背心 　重力被	强化本体感觉及触觉； 稳定情绪； 提高注意力	本体觉 触觉	每次 20 分钟左右，间隔 2 个小时可重复使用
弹跳类器材 　蹦床 　羊角球 　袋鼠跳	抑制感觉防御； 矫正重力不安全感和运动计划不足； 发展下肢力量及上下肢协调； 锻炼跳跃能力、强化姿势控制和身体双侧统合； 有助于情绪稳定	前庭觉 本体觉	在蹦床上双脚并拢跳，跳起时小腿后屈，足跟踢至臀部；双手抱球跳跃、与治疗师抛接球、投球入篮、击打目标等；坐在羊角球上，双手紧握手把，身体自然屈曲，双脚蹬地，向前跳； 站在袋中，双手提起袋边，双脚同时向前跳
滚动类器材 　彩虹筒	提高姿势控制及平衡能力； 强化运动计划能力； 促进身体协调，强化身体形象概念	前庭觉 触觉 本体觉	俯卧彩虹筒、筒内滚动
球类器材 　大笼球 　皮球	增强身体与地心引力之间的协调； 提高运动计划能力； 提高注视能力、手眼协调能力，强化身体形象； 提高对移动物体控制和运用的能力	前庭觉 本体觉 触觉	俯（仰）卧大笼球 坐上大笼球 大笼球压滚 俯卧大笼球抓物 趴地推球 对墙壁打球

考点提示 不同感觉统合治疗器具的作用和应用。

四、治疗活动

感觉统合治疗常用的活动非常多，而任何活动都可以同时提供多种感觉刺激。感觉统合治疗活动设计应注意以下几点：①动态活动与静态活动相结合；②表面、局部活动与延伸、拓展活动相结合；③专业机构中进行与现实生活中进行相结合。

考点提示 各个治疗性活动的适应证和应用。

（一）触觉与身体协调活动

1. 球池活动

（1）作用 改善触觉防御或迟钝、提高本体觉辨别能力、促进注意力的提高。

（2）适应证 触觉防御或迟钝、孤独症、身体协调不良、多动症。

（3）器具 海洋球。

（4）指导重点 儿童在海洋球池活动嬉戏（图7-4），需注意儿童对各种感觉的喜爱、固执和排斥情况。

（5）时间 每次约30分钟，每周2~3次。

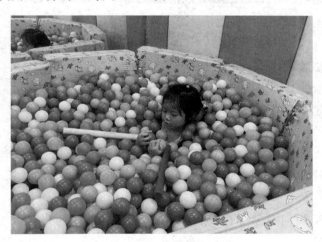

图7-4 球池活动

2. 大笼球压滚活动

（1）作用 促进身体触觉的辨别能力和触觉调节能力。

（2）适应证 触觉防御或迟钝、身体协调不良。

（3）器具 大笼球。

（4）指导重点 对于触觉敏感较强的儿童，可从背部开始。也可在儿童身上加毛巾，大笼球只装一半气体，使其体会重力感的变化。也可用花生球、触觉球代替大笼球进行此项活动。

（5）时间 每次20~30分钟，每周2~4次。

3. 俯卧、仰卧或坐上大笼球

（1）作用 增强前庭觉辨别能力，丰富本体觉输入，提高平衡反应能力，改善前庭觉调节不佳。

（2）适应证　多动症、身体协调不良。

（3）器具　大笼球。

（4）指导重点　俯卧、仰卧或坐在大龙球上（图7-5）。先做好俯卧活动使其熟悉大笼球的重力感后再进行仰卧活动。不要过快，让儿童努力自己保持平衡；提醒儿童留意全身关节和肌肉的感觉，协助其控制平衡。

（5）时间　俯卧、仰卧大笼球活动每次约20分钟，每周3～4次。坐上大笼球从摇晃20次开始，慢慢加至摇晃50次，每周约进行2～3次。

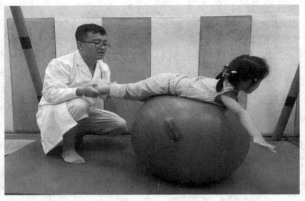

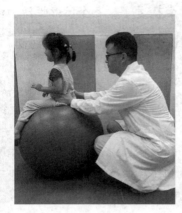

a. 卧　　　　　　　　　　　　　　　　　　b. 坐

图7-5　大笼球训练

4. 俯卧大笼球抓物

（1）作用　强化手眼协调、运动计划、语言及自我控制能力。

（2）适应证　身体协调不良、孤独症。

（3）器具　大笼球、便于抓放的小玩具（积木、球类等）。

（4）指导重点　协助儿童俯卧于大龙球上，保持身体平衡；将目标物置于儿童向前滚动时用手可以拿到的位置；协助儿童前后滚动，用快慢、距离判断，使儿童触摸到目标物。如图7-5所示。

（5）时间　每次20～30分钟，每周3～4次。

5. 倾斜垫上滚动

（1）作用　提高前庭觉处理能力，增加本体觉辨别及双侧协调能力。

（2）适应证　触觉防御或迟钝、身体协调不良。

（3）器具　软体积木、软垫、枕头或填充的玩具等。

（4）指导重点　软体积木或软垫铺成约20°角斜面；让儿童自己沿斜面滚下。提醒其滚下时手、脚与头要相互配合；注意观察滚下时的姿势以及身体各部位协调情况。

延伸活动：滚下时也可抱着枕头或填充玩具，体会头、手、脚同时收缩时的感觉。

（5）时间　每次约20分钟，每周2次。

6. 彩虹筒加蹦蹦床

（1）作用　增加前庭重力刺激感和触觉、本体觉刺激。

（2）适应证　触觉防御或迟钝、身体协调不良、多动症、语言发育迟缓。

（3）器具　彩虹筒、蹦蹦床。

（4）指导重点　将彩虹筒放在蹦蹦床上，让儿童正爬或倒爬进入筒中，保护头部，治疗师跳动蹦蹦床，增加前庭重力刺激感。也可在彩虹筒内摇动，以增加触觉和重力刺激感。

（5）时间　每次约 20 分钟，每周 2 次。

（二）增强前庭固有感觉的活动

1. 跪坐或静坐摇晃平衡台

（1）作用　增强本体觉和前庭觉辨别能力。

（2）适应证　多动症、身体协调不良。

（3）器具　平衡台。

（4）指导重点　跪坐或静坐平衡台上，然后以适当的力度摇晃平衡台，观察儿童双手的姿势、头部倾斜的情形，以了解其在倾斜时如何处理不安感。

延伸活动：可睁眼练习 10 分钟，再闭眼练习 10 分钟，以体会两种平衡感的不同。

（5）时间　每次 10～15 分钟，每周 3～4 次。

2. 双人扶持摇晃平衡台

（1）作用　增强双侧统合能力和平衡反应能力。

（2）适应证　多动症、孤独症、身体协调不良。

（3）器具　平衡台或太极平衡板。

（4）指导重点　使用方法同前。观察儿童活动时的适应反应。摇晃时可先由治疗师带动儿童，再由两人以同一速度、彼此配合摇动。

（5）时间　从左右摇晃 20～30 次开始，再慢慢增加到 50～60 次，熟练后可达 120 次，每周进行 3～4 次。

3. 晃动平衡台投球

（1）作用　提高本体觉辨别能力、手眼协调能力、双侧统合能力以及动作计划能力。

（2）适应证　多动症、手眼协调不佳者。

（3）器具　平衡台或太极平衡板、球、纸箱或竹篮。

（4）指导重点　将纸箱或竹篮置于儿童前方 2 米（或延伸至 3～5 米）处，让儿童站在平衡台上晃动，同时手拿球，瞄准纸箱扔入，计数。

延伸活动：治疗师站在 2～3 米距离外，将球扔给晃动中的儿童，让其接住球投出。

（5）时间　每次持续进行 20 分钟，每周 2～3 次。

4. 旋转浴盆加投球

（1）作用　提高视动整合能力，改善前庭觉调节能力和动作计划能力。

（2）适应证　多动症、身体协调不良、孤独症。

（3）器具　旋转浴盆、盒子或篮子、球。

（4）指导重点　让儿童坐在旋转浴盆中，治疗师协助旋转中将手中的球投向固定的盒子（篮子）内。活动中，可变换旋转的速度及投球目标的位置。旋转速度不宜过快。注意儿童在追寻注视目标时有无过多的眼球运动。

延伸活动：可同时在周围放置多个篮子，观察其依指令将球投入不同盒子的效率和准确率。

（5）时间　每次进行 30 分钟，每周进行 2～3 次。

5. 独脚椅踢腿运动

（1）作用　增加前庭觉、本体觉的应用，改善平衡能力和专注力，提高动作计划能力。

（2）适应证　多动症、身体平衡欠佳者。

（3）器具　独脚椅、球（大小各一）、大积木、木门、纸箱（篮子）。

（4）指导重点　坐独脚椅，独脚椅踢腿活动，也可将球放在脚前，用单脚踢球至墙壁弹回来。在儿童前 1～3 米处，用大积木搭成一个小洞或放置纸箱（篮子、木门），让儿童用单脚踢球入门或用单手（小球）、双手（大球）投球入门。

延伸活动：治疗师在旁边拿一个大彩球连续扔高接住，让儿童随着球移动而移动视线。

（5）时间　每次进行 20～30 分钟，每周进行 2～3 次。

6. 悬吊类器材活动

（1）作用　俯卧网揽可改善身体协调不良和触觉调节；网揽站立可改善触觉防御或触觉迟钝，提高前庭觉刺激。

（2）适应证　俯卧网揽可用于多动症、身体协调不良、触觉防御、网揽站立可用于触觉防御或迟钝、多动症。方板秋千用于多动症、身体协调不良；方板秋千抓物可用于多动症、身体协调不良及孤独症。

（3）器具　网揽、方板秋千、小玩具、球、积木。

（4）指导重点　以各种不同的姿势如卧、坐、站在器材上摇晃（图 7-6）。吊缆下放蹦蹦床或软垫以保证安全。可配合音乐或唱数以增加趣味性。

（5）时间　每次进行 20～30 分钟，每周进行 2～3 次。

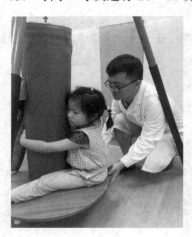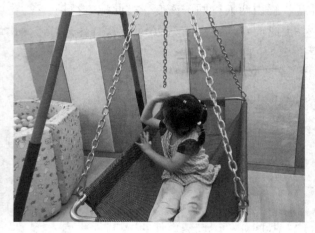

a. 圆筒吊缆　　　　b. 方板秋千

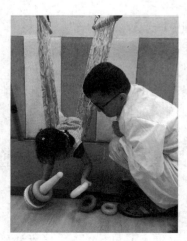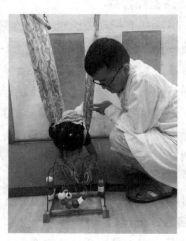

c. 彩虹塔　　　　d. 浇珠玩具

图 7-6　悬吊类器材

（三）前庭平衡活动

1. 圆筒吊缆

（1）作用　提高视动整合能力。促进前庭觉、本体觉辨别能力以及动作计划能力。

（2）适应证　触觉防御、多动症、孤独症、身体协调不良。

（3）器具　圆筒吊缆。

（4）指导重点　使用方法同前（图7-6）。可以让儿童在活动时与治疗师相互注视，训练眼球控制能力或相互投接球，强化身体操作。

（5）时间　每次约持续30分钟，每周约进行2～3次。

2. 横抱筒吊缆加手眼协调活动

（1）作用　提高视动整合能力。促进前庭觉、本体觉辨别能力以及动作计划能力。

（2）适应证　多动症、身体协调不良。

（3）器具　横抱筒吊缆、套圈。

（4）指导重点　活动中进行套圈，可一次给10个圈，观察其投掷的方向与准确度。

（5）时间　每次进行20～30分钟，每周进行2～3次。

也可进行横抱筒吊缆、横抱筒吊缆取物、横抱筒吊缆击打目标、横抱筒吊缆上做姿势变化等活动。

（四）跳跃平衡活动

1. 蹦床

（1）作用　增加本体觉输入，和足底触觉刺激，提高前庭辨别能力。

（2）适应证　多动症、孤独症、触觉防御、身体协调不良。

（3）器具　蹦床。

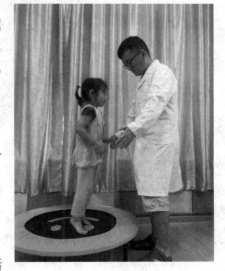

（4）指导重点　在蹦床上双脚并拢跳起，跳起时屈膝用足跟踢屁股。熟练后可做90°回转和180°回转。（图7-7）可配合音乐做动作也可鼓励儿童弹向空中时唱歌。

（5）时间　每次进行20～30分钟（跳80～100次），每周进行2～3次。

2. 蹦床加手眼协调活动

（1）作用　改善前庭觉迟钝，提高注意力及动作计划能力。

（2）适应证　多动症、孤独症、身体协调不良。

（3）器具　蹦床2个、跳绳、网。

（4）指导重点　治疗师与儿童各站在一个蹦床上，边跳边进行抛接球；让儿童在蹦床上跳跃时加上跳绳活动，跳绳的次数可不断增加；可在蹦床上空吊一个网，让儿童在起跳时投球入网，记录入网的球数。

图7-7　蹦床活动

延伸活动：在空中多放置几个网，让儿童在跳起时将球投入指定的网。也可让两个儿童同时进行，提高趣味性。

（5）时间　每次持续进行30分钟，每周进行2～3次。

3. 袋鼠跳

（1）作用　提高前庭双侧统合能力，本体觉辨别能力和前庭觉处理能力。

（2）适应证　多动症、触觉防御或迟钝、重力不安。

（3）器具　跳袋。

（4）指导重点　站在袋中，双手提起袋边，双脚同时向前跳，也可让儿童闭上眼睛感受对其身体的控制感。

（5）时间　每次持续跳跃20~30次，每周进行2~3次。

（五）动作计划活动

1. 滑板

（1）作用　感受重力变化，强化触觉输入，提高前庭觉辨别能力、视动整合和前庭调节能力。

（2）适应证　多动症、孤独症、触觉防御、身体协调不良。

（3）器具　滑板、绳子、呼啦圈。

（4）指导重点　按前述静态飞机式、乌龟爬行、单人牵引滑行、双人牵引滑行方法进行。（图7-8）

（5）时间　每次约持续进行30分钟，每周进行3~4次。

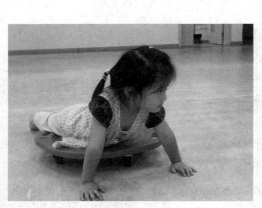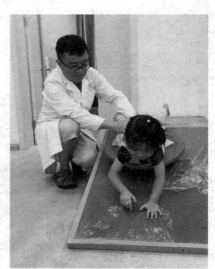

图7-8　滑板活动

2. 滑梯

（1）作用　增加本体觉输入，提高前庭觉处理能力以及双侧统合能力。

（2）适应证　多动症、孤独症、身体协调不良。

（3）器具　滑梯、滑板、呼啦圈或木棒、长绳索。

（4）指导重点　可按前述俯卧滑滑梯方法进行；也可让儿童俯卧在小滑板上，由治疗师以呼啦圈或木棒从下向上将其拉上滑梯；还可让儿童与治疗师共坐小滑板，从上向下滑下来。

延伸活动：采用倒滑的方式，头上足下向下滑；或用一根长绳索，治疗师站在滑梯上，完全由儿童靠自己的力量爬行上来。

（5）时间　每次滑行20~30分钟，爬行约10次，每周进行3~4次。

3. 滑梯加手眼协调活动

（1）作用　提高手眼协调能力、感觉辨别能力和动作计划能力。

（2）适应证　手眼协调不良、前庭觉不佳。

（3）器具　滑梯、滑板、积木组成的隧道、木箱或纸箱、小球、木棒或纸棒、玩具。

（4）指导重点　让儿童俯卧在滑板上，由滑梯上滑下来时身体穿过有积木组成的小隧道；滑下时伸手拿放在旁边的小球，将手中的小球投入固定的木箱或纸箱；滑下时还可用手中的木棒或纸棒打击旁边的目标物或玩具（最好是打不坏的）。

（5）时间　每次滑行 30～40 次，爬行约 10 次，每周进行 3～4 次。

（六）综合性活动

1. 球池综合活动

（1）作用　丰富触觉输入，强化前庭觉处理能力和动作计划能力。

（2）适应证　多动症、孤独症、触觉防御或迟钝、身体协调不良。

（3）器具　海洋球、吊缆、皮球、软垫。

（4）指导重点　儿童从高台上跳下，先用手击打半空中的皮球再跃入球池；从吊缆上跳到球池中；爬上软垫，再拉住悬吊在天花板上的绳索，跃入球池中。

（5）时间　每次持续进行 20～30 分钟，每周约进行 2 次。

2. 仰首投球

（1）作用　强化前庭觉辨别能力，提高手眼协调以及眼球移动控制能力。

（2）适应证　手眼协调不良、眼球移动控制不佳、多动症。

（3）器具　球、竹篮或纸箱。

（4）指导重点　在儿童面前 1～3 米处放置一个竹篮或纸箱，让其趴在地上，抬高头颈，眼睛向前看，用双手将球投入箱中。

（5）时间　每次连续投接球 40～50 次，每周进行 2～3 次。

 知识拓展

Wilbarger 治疗法

Wilbarger 治疗法主要用于感觉防御的治疗，这种方法相信在短期时间内经常重复特定感觉经验会有效地较少感觉防御的症状。Wilbarger 治疗法认为深触压皮肤和挤压关节等部位的本体感受器，短时间内向大脑输入大量触觉和本体觉信息，可以调节大脑觉醒状态，镇静安神，改善感觉防御。适用于 2 个月以上（早产儿为纠正年龄）、生命体征平稳的感觉防御者。选用柔软的高质量手术刷，先擦刷皮肤，再挤压关节；先从感觉防御相对较轻的部位开始，通常从下肢、手、足开始，最后处理症状最严重的部位。操作方法有：①擦刷方法，治疗师拿手术刷直接刷在儿童皮肤上，用力下压毛刷，顺着汗毛生长方向，慢慢、连续、均匀用力地移动刷子，每个部位只刷一次，不断更换擦刷部位；②关节挤压方法，每个部位擦刷后立即进行稳稳地、重重地、有节奏地挤压关节 8～10次，包括指间小关节，也可以鼓励儿童跳跃、俯卧撑，挤压四肢大关节和脊柱关节。每90 分钟至 2 小时治疗一次，应结合个案的需求。

五、综合治疗

感觉统合障碍表现多样，在感觉统合治疗过程中，治疗人员往往需要综合运用多种康复理论和技术，如神经发育学、感觉运动、学习理论等多种理论和技术等，提高儿童的感觉运动、语言认知、社会心理等多方面的功能，改善作业表现。

感觉统合治疗和神经发育疗法之间存在明显不同之处（表7-2），感觉统合治疗更具有游戏性，而神经发育连发则更强调功能性。同时，感觉统合治疗和神经发育疗法之间有很多相似之处，都强调了感觉和动作之间的关系，采用运动控制、运动学习理论解释运动障碍，两者有着共同的神经学基础，共同为儿童发育障碍提供了完整、互补的解释。在为脑性瘫痪儿童提供感觉统合治疗过程中，治疗人员需要综合运用神经发育疗法引导儿童以更好的运动模式做出适应性反应。如一个前庭反应低下、躯干旋转不充分、骨盆和下肢无分离活动的痉挛型脑瘫儿童，治疗人员帮助儿童在大笼球上头低脚高位向两侧翻身，既提供了丰富的前庭觉、本体觉、触觉、视觉等信息，又能抑制躯干和肢体的肌张力，改善旋转躯干、双下肢和骨盆分离功能，两种技术的结合可以共同改善感觉调节觉和翻身运动能力。

表 7-2　感觉统合与神经发育疗法的区别

	神经发育疗法（NDT）	感觉统合（SI）
理论创建目的	解释脑瘫患儿动作障碍的模式及治疗	解释感觉统合功能障碍的感觉处理过程及干预
评估方法	强调对功能障碍的临床观察分析，及标准化评估如婴幼儿动作评估等	理论本身的标准化评估 SIPT，以及其他量表 SP、TSFI 等及临床观察
治疗目标	促进正常运动的发展，抑制异常运动模式，增强和促进功能性动作的发展	增加感觉处理能力以提高动作运用、学习、社交及情绪控制等功能
治疗核心	控制关键点，促进姿势控制和动作的发展	使感觉加工过程正常化，以产生适应性反应
孩子与治疗师角色	治疗师控制治疗的计划与执行，用双手直接引导孩子身体	孩子更为主动参与活动，治疗师通过改变环境为孩子提供直接反应的机会
环境及辅助工具	不必有大空间大设备，充分运用治疗师身体，及一些基本设备如滚筒、楔形垫、大笼球等	空间要求大，使用工具多，有悬吊设备、滑板、滚筒及不同质地的设备

 知识拓展

　　自然环境治疗是帮助儿童将经过治疗所学的能力应用于日常生活、劳动学习、游戏休闲中，帮助儿童更快更好地融入社会。自然环境为儿童所提供的丰富多样的感觉信息，让儿童接近自然，与周围环境接触，在真实环境中生活、劳动、学习，能增加儿童对周围事物的兴趣和注意，调动儿童的主观能动性（内驱力），习得新技能，丰富词汇量，提高泛化能力，更好地认识自我和处理人与人之间的关系，建立自信心。在经过一段时间感觉统合治疗后，大脑感觉调节、感觉处理能力有了较明显提高后，可以走进大自然接受训练。适用于有冲动、自残、自伤等行为障碍的儿童，有语言发育迟缓、沟通障碍、缺乏社交技能的儿童（如自闭症），以及各类发育迟缓、发育障碍、学习障碍的儿童。活动可以在社区、公园、农场等各种环境中进行。

本章小结

本章主要讲述了感觉统合相关的定义；感觉统合障碍的病因、类型和表现；感觉统合评估和治疗技术，这部分内容比较难懂，实用性较强，课后需要及时进行实训练习，以便记忆，编写过程中参考了执业考试大纲的相关内容及要求，能够满足学生的考试需要。

自 测 题

扫码"练一练"

一、单项选择题

1. 依据感觉统合治疗的层次，首先要处理的是下列哪一项
   A. 调节感觉系统
   B. 从适应性反应激发功能性能力
   C. 要求建立有总计目标的适应性反应
   D. 注册感觉刺激
   E. 透过感觉动作活动去发展

2. 按照感觉统合理论基础，下列叙述哪项不正确
   A. 中枢神经系统发育是连续性的
   B. 大脑皮层的功能有赖于脑干提供充分的信息
   C. 只在婴儿期大脑具有可塑性
   D. 与环境互动过程中的适应性行为是感觉统合功能表现
   E. 神经系统内部分工合作，从低级到高级皮质捡的密切联系

3. 对一个口腔防御的孩子，下列哪种处理是合适的
   A. 在口腔稳重压按摩
   B. 多吃软食
   C. 少吃奶嘴
   D. 多食没有阻力的食物（越稀越好）
   E. 尽量少进食

4. "因感觉统合异常而干扰孩子计划、执行动作的能力"的描述属于下列哪一种范围
   A. 大脑功分化异常
   B. 动作障碍
   C. 两侧整合及姿势性控制
   D. 形状及空间概念异常
   E. 感觉调节障碍

5. 有关感觉统合和运用测验的描述，下列何者不对
   A. 适用孩子年龄层为 4～12 岁
   B. 可评定孩子的触觉处理过程
   C. 可评估孩子对感觉输入统合有缺陷的行为特点
   D. 全部测验完毕需要 1.5～2 小时
   E. 适用孩子年龄层为 1～3 岁

6. 有关前庭觉功能的描述，下列何者与其无关
   A. 闭眼单脚站立平衡
   B. 旋转后眼球震颤数次
   C. 很害怕姿势的变换
   D. 很害怕尝试新的事物
   E. 手眼协调差

7. 对于一个姿势控制有困难的 6 岁孩子，实施感觉统合治疗时，下列何者是错误的
   A. 治疗活动强调有大量前庭觉与本体觉的输入

    B. 提供重心转移与旋转的活动可促进孩子动作更顺畅且有效率

    C. 每天知道孩子完成足够量的蹦床、滑滑梯、荡秋千等活动幅度较大的活动，已输入足够量的前庭本体觉

    D. 投掷晃动的目标物有利于视觉动作控制

    E. 应根据孩子的兴趣设计姿势控制的活动

8. 利用感觉统合治疗一个 4 岁大的动作障碍的孩子时，下列何者叙述是错误的

    A. 多提供需要两侧协调的互动

    B. 强调需要连续计划性动作的活动

    C. 强调全身性的动作的活动

    D. 个体移动但目标物不动的活动，要比个体不动但目标物移动的轰动来得难

    E. 难度必须适合患者的发育水平

9. 下列哪项不属于感觉调节障碍

    A. 重力不安全感   B. 感觉分辨障碍

    C. 触觉防御   D. 对移动的厌恶反应

    E. 感觉反应低下

10. 一个健康的 1.5 岁幼儿发现左手背上粘了胶带，然后努力尝试拿掉它却失败了，请问他最可能有下列那个问题

    A. 重力不安全感   B. 对动作有嫌恶感

    C. 动作障碍   D. 触觉防御

    E. 感觉调节障碍

二、案例分析题

    小文，4 岁，非常可爱乖巧，妈妈帮巧巧买了件羽绒衣外套，小文说什么都不肯穿，小文对衣服有排斥现象，为她穿衣服都要花很久时间，也常常会哭闹。另外，妈妈带小文剪头发时，小文会抗拒哭闹，需要安排很久才能完成剪发任务。小文对于别人的轻触偶尔有过度反应，喜欢依赖妈妈，很怕生。

    1. 感觉统合失调的分型有哪些？

    2. 如何运用感觉统合理论设计治疗策略？请举例说明。

（崔志慧）

第八章

日常生活活动训练

第一节 概 述

 案例讨论 ⸺⸺⸺⸺⸺⸺⸺⸺⸺⸺⸺⸺⸺⸺⸺⸺⸺⸺⸺⸺⸺⸺⸺⸺⸺⸺⸺⸺⸺⸺⸺

【案例】

患者，男，65 岁，右脑基底节区出血恢复期转到康复科，目前左侧上肢 Brunnstrom 3 期，下肢 5 期，患者除了进行物理治疗之外，也希望能够尽快学会生活自理，作为他的作业治疗师。

【讨论】

1. 对该患者如何进行 ADL 方面的评估？

2. 该患者可以进行的 ADL 训练项目有哪些？

3. 该如何对该患者进行 ADL 训练？

一、概念

（一）日常生活活动

日常生活活动（activities of daily living，ADL）是指个体为满足自身日常生活每天反复进行最基本的功能活动，即衣食住行和个人卫生等动作和技巧活动。

狭义上说，是人们为了维持生存及适应生存环境而每天必须反复进行的、最基本的、最具有共性的生活活动。

广义上说，是人们在家庭、工作和社区中的一切活动。

对很多患者来说，日常生活活动能力代表了其基本生活自理以及家庭和社区生活的能力，是其十分关注的，也是作业治疗师工作中的重要环节。

（二）日常生活活动的分类

日常生活活动的项目众多，为方便认识，大致可以分为两个大类，即基础性日常生活活动（basic activities of daily living，BADL）或躯体性日常生活活动（physical activities of daily living，PADL）和工具性日常生活活动（instrumental activities of daily living，IADL），为方便表述，下文用英文缩写代称。

1. BADL 的定义　指的是个体自我照顾最密切的相关活动，包括穿衣、进食、如厕、洗澡、个人卫生以及坐、站、行走、上下楼梯等转移活动有关的最基本和最必需的日常生活活动。相较于 IADL，BADL 的活动范围多为在家中，范围相对较小，需要的功能水平相对较低，同时大多不需要借助各种工具，也是 ADL 训练过程中较早开展的训练项目。

2. IADL 的定义　指的是个体在家庭和社区中管理自身、处理家务以及参与社区活动所需要进行的日常生活活动，常见的内容包括：打扫家庭卫生、烹饪、洗衣、修理家居物品、照顾子女老人、金钱管理等室内活动以及搭乘交通工具、银行缴费、赴约、购物、社区交际活动等室外活动。相较于 BADL，IADL 往往活动范围更大，更复杂，对功能水平要求较高，同时多数需要借助某些工具。当患者的 BADL 恢复到一定水平，其往往会有更高的期许和要求，此时为了其更好地实现自我管理，照顾他人和社区活动，我们就需要对其进行 IADL 的训练。

> **考点提示**　日常生活活动的定义。日常生活活动的分类。BADL 和 IADL 的定义以及包含内容。

二、目的与意义

对患者进行日常生活活动训练是有一定目的和积极的意义的。

1. 改善患者的日常生活活动能力，提高其生活自理能力，为其回归家庭和社会打下基础，提高其康复的信心。

2. 通过日常生活活动的训练也能进一步训练患者包括运动感觉、认知功能、社会心理功能，也能够间接提高患者其他作业活动能力。

3. 通过日常生活活动训练，找出患者存在的问题，为将来为其进行辅具适配和家居环境的改造打下基础。

三、内容

日常生活活动训练的内容很多，临床上比较集中训练的内容如下。

1. 更衣训练　包括穿脱前开襟衫、套头衫、裤子、鞋袜等。

2. 修饰和清洁训练　包括梳头、洗脸、刷牙漱口、洗澡。

3. 进食训练　包括饮水，吃固体（半固体）食物，使用各种餐具。

4. 床上活动训练

（1）床上体位　仰卧位、侧卧位、俯卧位时的良肢位摆放。

（2）床上体位变换　上述三种体位相互之间的变换，以及从卧位坐起和躺下。

（3）床上移动　纵向移动、横向移动。

5. 坐位及站立训练

（1）坐位平衡　包括静态平衡和动态平衡。前者指保持坐姿稳定，后者指坐位时进行躯干各方向活动或上肢活动时的平衡。

（2）站立　包括坐位站起和坐下，以及在站立位时的平衡（包括静态平衡和动态平衡）。

6. 转移活动　包括床—轮椅转移，床—扶手椅转移，轮椅—坐便器转移，轮椅—浴缸转移等。

7. 行走及乘车训练

（1）室内行走　在地板或瓷砖地面上行走。

（2）室外行走　在水泥地、碎石路、泥土路面上行走，上下台阶或楼梯。

（3）借助助行器行走　使用助行架、手杖、腋杖、穿戴支架、支具或假肢行走。

（4）搭乘公交车　主要训练上下手活动。

8. 轮椅活动训练

（1）乘坐轮椅　上述提到的轮椅转移活动、上下轮椅、轮椅上减压活动。

（2）使用轮椅　驱动轮椅、轮椅过障、转弯、轮椅倒地训练、轮椅的保养与维修等。

四、训练程序

进行日常生活活动训练，也需要遵循一定的程序，进行系统性的训练，临床上常用的训练程序如下。

1. 日常生活活动能力评估　在对患者进行训练之前，首先需要对患者进行必要的日常生活活动能力评估，确定需要进行训练的具体项目。这块内容在《康复评定技术》教材中有涉及，本章节不具体展开。

2. 活动分析

（1）需要对要进行训练的日常生活活动进行分析，分析其活动的组成部分，分解动作、需要的作业技能、需要的环境以及辅助器具，这个过程，需要治疗师掌握很好的作业活动分析能力，这部分内容在前面章节有相关提及。

（2）根据患者评估结果，分析其从事日常生活活动训练项目时相应技能和作业表现，找出其中缺陷和不足。

3. 计划制定　根据上述活动分析的结果，将帮助我们明确进行日常生活活动训练的基本思路和计划。当遇到患者功能与需要训练的日常生活活动要求不符时，可以从以下几个思路进行治疗计划的设定。

（1）如经过评估，该患者具有较好潜力时，可以经过相应运动感觉或认知等作业技能的训练，使其能够顺利完成日常生活活动训练。

（2）如果患者自身功能情况较差，可以在训练其功能的同时，降低训练难度，例如调整日常生活活动训练项目，提供辅具和改造环境。

4. 训练实施　上述准备工作完毕后，可以开展具体的训练工作，在日常生活活动训练的实施过程中，也有一些技巧值得我们学习掌握。

（1）在活动分析的基础上，对患者进行训练，对一时难以掌握的训练动作，可以分解开来，先进行分部的简单动作的练习，再进行组合串联，最终达到训练目标。

（2）作业治疗师对每个患者的家庭生活和社区环境必须做实际调查，要根据患者的具体情况进行训练，如果训练与实际生活脱节，则会失去训练的意义。必要时可采取短期出院办法，在实际生活中观察，寻找日常生活中存在的困难动作，带着问题住院进行训练。

（3）训练与病房、家庭生活要密切结合。在治疗室练习的动作必须应用到实际生活中去。因此，作业治疗师与病房护士、家属间的密切联系和协作十分重要。

（4）许多患者会一侧上肢出现功能障碍，训练时要分情况处理，如受损的为利手，一方面要进行利手功能的训练，一方面也要考虑是否要进行利手非利手交换训练，必要时也要进行双手活动训练。

五、训练注意事项

1. 训练计划的制订与实施训练前，要评估患者日常生活活动能力及其潜能。

2. 根据评估结果，结合患者的病情、全身功能状况，现在和将来的个人需要和愿望，住宅环境和家庭条件，制定切实可行的计划。

3. 训练计划实施时，必须尽早开始、由易到难、重点突出，训练中，可以先化整为零，再化零为整。

4. 对因疾病而引起严重残疾的患者或经过适当训练仍不能独自完成训练的患者，可以借助必要的辅助器具，同时调整其环境。

5 治疗师训练时要耐心，患者要主动参与，两者之间建立有效沟通，互相配合，才能达到很好的训练效果。

考点提示 ADL 训练的目的和意义。ADL 主要训练内容。ADL 训练注意事项。

第二节　自我照顾性 ADL 训练

扫码"学一学"

功能障碍较轻的患者进行 ADL 训练的难度不大。因此本节主要介绍功能障碍较重，ADL受限较为严重的患者如何进行训练，这类患者往往是脑血管意外和脑外伤以及脊髓损伤等中枢神经损伤的患者，下文说到训练方法时，如未特指，一般指的是偏瘫患者。

一、更衣训练

脑卒中患者的更衣训练应遵守的一个基本原则就是穿衣时先穿患侧，先脱健侧。更衣活动包括穿脱上衣、穿脱裤子、穿脱鞋袜。

扫码"看一看"

（一）穿脱上衣

患者一般取坐位完成穿脱上衣的训练，因此，患者在穿衣训练前，应具备一定的坐位平衡能力，包括静态平衡以及自动态平衡，嘱患者坐于床上或靠背扶手椅上，双足能够平放于地上，将衣服放置于患者健侧，一手距离，同时确保患者训练时安全问题。以下讲授的为患者独立完成穿衣训练的方法，治疗师在一旁起到指导和监督作用。

1. 穿脱前开襟上衣

（1）穿衣训练

1）将上衣正面朝上、衣领向外放于其膝上或将上衣患侧袖子向外，衣领向患侧放置膝上。

2）嘱患者健手抓住衣襟，从下往上将患手穿进衣袖，也可按照上述第二种放置方法，健手将患手向双腿间的衣袖穿进去，将衣服拉倒患侧肩部以上。

3）嘱患者将衣服拉过颈部，拉到健侧肩部，再将健手穿进衣袖。

4）嘱患者用健手抓住上衣的后襟将其拉开展平，最后整理上衣使其对称，并使纽扣对准相应的扣眼，稳定纽扣边缘，用健手扣上纽扣。（见图8－1）

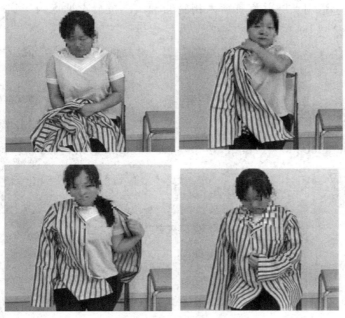

图8－1 偏瘫患者穿开襟上衣

（2）脱衣训练

1）嘱患者解开纽扣，先将患侧衣袖脱到患肩下。

2）嘱患者将健侧脱到健肩下。

3）将健侧上肢和手脱出衣袖，尔后患侧的衣袖脱下，完成脱衣。（见图8－2）

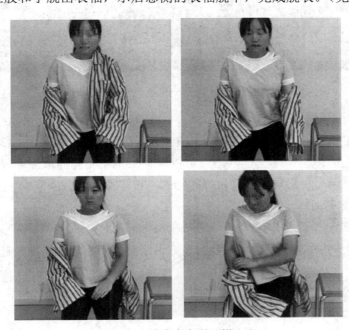

图8－2 偏瘫患者脱开襟上衣

2. 穿脱套头衫

（1）穿衣训练

1）嘱患者将套头衫的背面向上、衣领向外放于膝上。

2）嘱患者健手将套头衫的后襟拉到一起直到里面的袖口露出。

3）嘱患者拉起患侧上肢并将其穿入相应的袖口，拉上衣袖直到穿到患肘以上。

4）嘱患者将健侧上肢穿入相应袖口，并且穿到肘部以上。

5）嘱患者将套头衫从衣领到衣襟拉在一起，然后低头套过头。最后拉衣襟整理好套头衫（图8-3）。

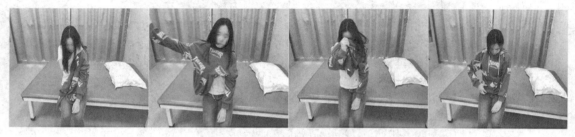

图8-3 偏瘫患者穿套头上衣

（2）脱衣训练

1）嘱患者健手从腰到上背将套头衫拉在一起。

2）嘱患者抓住套头衫的后襟低头将其从头上脱出。

3）嘱患者用健手先将患侧上脱出衣袖，然后再摆动健侧上肢将衣袖也脱出。（图8-4）

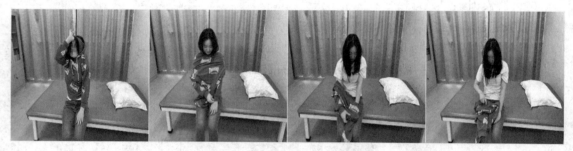

图8-4 偏瘫患者脱套头上衣

（二）穿脱裤子

穿脱裤子可在以下 3 种体位下完成：①卧位，适合腰背控制差，无法保持坐位平衡的患者，也是最安全的体位；②坐位，适合可以保持坐位平衡和完成坐站转移的患者；③站位，一般不推荐，因为它需要患者有很好的动态站位平衡，比较不安全。

1. 卧位穿脱裤子训练

（1）穿裤子训练

1）嘱患者把裤子放在健手容易够到的地方，用健侧手将患侧小腿拉起，交叉放置于健侧大腿上。

2）嘱患者用健手将患侧裤腿穿到患腿上，拉到膝关节以上处，再将患腿重新放到床面上。

3）嘱患者把健腿裤子穿上并尽可能拉到膝关节以上。

4）嘱患者通过桥式运动或转身使臀部离开床面，把裤子拉过臀部直到腰。（见图8-5）

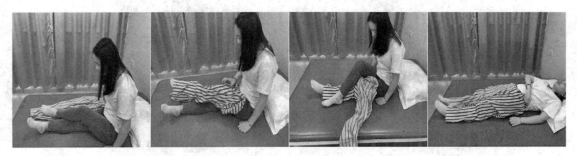

图8-5 偏瘫患者卧位穿裤子

（2）脱裤子训练

1）嘱患者躺下，通过桥式运动或转身使臀部离开床面，用健手将裤子拉到臀部以下。

2）嘱患者坐起，将患侧腿拉起交叉置于健侧腿上，躯干前屈，将患侧裤子脱下。

3）嘱患者用同样方法将健侧裤子也脱下。如图8-6所示。

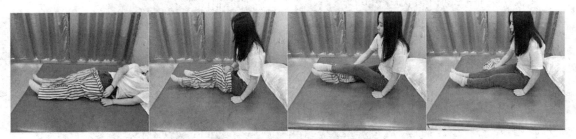

图8-6 偏瘫患者卧位脱裤子

2. 坐位穿脱裤子训练

（1）穿裤子训练

1）嘱患者把裤子放在健手容易够到的地方，将患侧小腿拉起交叉放置于健侧大腿上。

2）嘱患者用健手将患侧裤腿穿到患腿上，拉倒膝关节以上处，再将交叉的患腿重新放到地板上。

3）嘱患者把健腿裤子穿上并尽可能拉膝关节以上。

4）站起把裤子提到腰部，再坐下系好腰带扣子。如图8-7所示。

（2）脱裤子训练

1）嘱患者解开裤带或扣子，通过倾斜身体或将躯干从一侧向另一侧旋转，使臀部离开座位快速将裤子脱到臀部以下。

2）将裤子从腿上脱下，可用以下两种方法之一：①先脱健侧然后用健足踢下患侧裤子；②用健足踩住裤脚，健手拉起患腿先脱掉患侧，然后再脱掉健侧。如图8-8所示。

（三）穿脱鞋袜训练

穿脱鞋袜可坐在扶手椅上或床边完成，患者须具备动态坐位平衡能力。袜子和鞋子应放在容易拿到的地方，如果有必要，可采用长柄穿衣钩将鞋子从地上捡起。

1. 穿鞋袜训练

1）嘱患者用健手将患脚放于脚凳上或抬到健侧腿上。

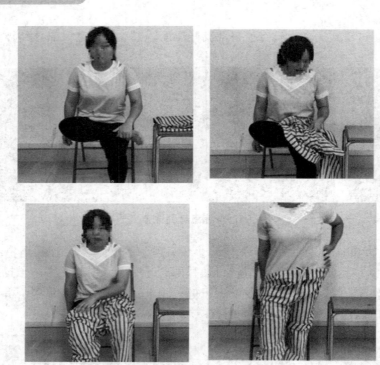

图 8-7　偏瘫患者坐位穿裤子训练

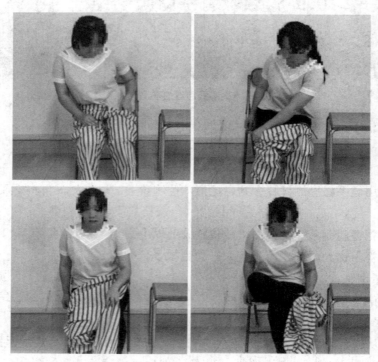

图 8-8　偏瘫患者坐位脱裤子训练

2）嘱患者健手拿起袜子并伸进袜口以手指撑开，将袜子穿过患脚脚趾，用健手将其拉上。

3）嘱患者把患脚的鞋子从地上拿起，鞋面向下放在床上或身体旁边的椅子上，患脚仍交叉置于健腿上。

4）嘱患者拉开鞋面部分，将患脚穿进鞋里，脚趾先穿进鞋里，然后穿脚掌，再用健侧手指勾上鞋跟。

5）嘱患者用健手系上鞋带或粘上魔术贴，最后放下交叉的患腿。

6）随后将健侧的鞋袜穿上，注意，如健腿抬起后患者容易倾倒，则也可将健腿置于患侧大腿上完成活动。

2. 脱鞋袜训练

1）嘱患者用健手帮助将患腿交叉于健腿上，解开鞋带（或拉开魔术贴），脱掉患脚上的鞋子和袜子。

2）嘱患者将健侧腿交叉置于患侧大腿上，脱下健侧的鞋袜。

考点提示　穿脱上衣训练方法。穿脱裤子训练方法。

二、修饰训练

正常情况下，日常的修饰活动有很多，本节主要介绍临床上针对患者经常进行的修饰活动训练，包括：梳头、洗脸和洗手、口腔卫生（刷牙、漱口）、刮胡子、眼镜或接触镜的护理、使用化妆品等。多数脑卒中患者经过训练后，可以用健侧就可完成个人卫生和修饰；即便如此，治疗师也应该尽量鼓励患者使用双手，用患侧手提供帮助，以提高患侧的功能水平。

修饰活动需要一定时间，因此对站立功能不佳的患者来说，最好取坐位完成，患者应具备静态和动态坐位平衡能力。修饰的工具放在容易够到的地方，小毛巾或一小块海绵将会更容易操作。用具有标记按钮的小牙膏要比家庭普通尺寸的好。从安全考虑，鼓励男性患者使用电动剃须刀代替刀架剃须刀，建议患者用充电的电动剃须刀，因为患者用一只手换电池通常十分困难。如果需要，治疗师应给患者配备必要的辅具，例如加粗把柄或用万能袖带帮助抓握。

（一）梳头训练

1. 嘱患者坐在梳妆台或有镜子的台前，面朝镜子，可用健侧拿起台上的梳子；患者有能力使用患侧手来梳头，应尽量鼓励其患手完成，必要时可给予其加粗或加长梳柄方便其抓握以完成梳头动作。

2. 嘱患者先梳前面的头发，然后再梳后面的头发。

3. 女性患者如患手有抓握固定发辫的能力和上肢在空中控制的能力，则可训练其扎简单的马尾辫。

（二）洗脸训练

1. 嘱患者步行或驱动轮椅靠近卫生间里或厨房里的脸盆，如无法站立的患者，建议取坐位完成，需要一定的静态和自动态平衡能力。

2. 嘱患者用健侧手将一个小毛巾放进脸盆，打开水龙头冲洗毛巾，用一只手紧握小毛巾将其拧干或用一只手将其缠在水龙头上拧干。此时如患手具备一定功能，则让患手辅助健手拧干毛巾。

3. 当毛巾足够干时，平拿在手掌上擦脸。这样重复几次，直到脸已洗净。

4. 如患者需要使用洗面奶，则嘱患者单手将洗面奶挤在脸上或毛巾上，用健手在脸上涂匀，需要用湿毛巾多擦洗几次，待泡沫洗净，再擦干脸。如图8-9所示。

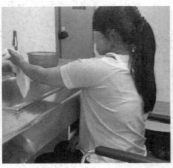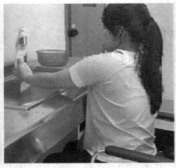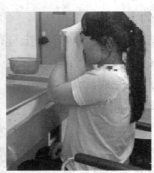

图 8-9 偏瘫患者洗脸训练

（三）刷牙漱口训练

1. 嘱患者步行或操作轮椅靠近放在卫生间或厨房里的脸盆，如无法站立的患者，建议取坐位完成，需要一定的静态和自动态平衡能力。

2. 嘱患者用健手打开水龙头将牙杯充满水后关上水龙头并将牙杯放在脸盆里或脸盆旁。

3. 嘱患者用健手将牙刷放在湿毛巾上或一小块防滑垫上稳定，打开牙膏的按钮，然后将牙膏挤到牙刷上。

4. 嘱患者放下牙膏并拿起牙刷刷牙，放下牙刷并拿起漱口杯漱口。重复刷牙和漱口动作直到活动完成。

5. 如患者患手具备一定功能，则可在训练中完成稳定牙杯或在使用辅具的情况下操作牙刷刷牙。

三、进食训练

进食训练指的是训练患者使用合适的进食工具或辅具独立完成饮水、吃固体（半固体）食物。

患者需要有稳定的坐位平衡能力以及具备头和颈部良好控制能力，否则则可能出现误咽和呛咳。食物和水应放在患者面前一个稳定的平面上，训练过程中要注意安全问题，比如吃饭或饮水过程中呛咳的表现，在吞咽期间任何漏水或呛咳，提示有吞咽问题，需要更全面的评估和特别处理；如果患者的患侧上肢具有运动功能，在进食训练期间应尽可能多加利用。而如果患侧手为利手，且功能较差没有康复潜力，则需考虑将健手改为利手进行训练，中国人使用筷子较多，非利手较难适应，因此也需要进行针对性的训练。必要的时候应提供患者进食用的辅具，例如防滑垫、万能袖带、合适的刀叉、弯角调羹、防洒盘子、有把手的杯子等；盛水用隔热杯可以帮助延长保温时间，减少注水的次数。对于卧床的患者，饮水时用有盖的小壶或小杯或吸管比较容易。

（一）饮水训练

1. 嘱患者取坐位或站立位于桌边用防滑垫或患手稳定饮水杯，健手从热水瓶或水壶里往水杯里倒水，注意水温要适度以免感觉障碍患者烫伤。

2. 嘱患者用健手或双手（如果可能）握住杯直接饮水或用吸管饮水。如吞咽期间任何漏水或呛咳提示有吞咽问题，需要更全面的评估和特别处理。

（二）吃固体（半固体）食物训练

1. 嘱患者取坐位于桌边，食物及餐具放在伸手可取的位置。

2. 嘱患者用健手拿起餐具（筷子、匙），把餐具放入有食物处的碗/碟中，夹住或舀起食物，将食物运送到口部，张开嘴巴，将食物送入口中，然后合上嘴，进行咀嚼和吞咽，放下食具，此时患侧手可起到稳定碗碟的辅助作用。对患手功能较好的患者，也可训练其患手夹起食物，必要时提供辅具。如吞咽期间任何误咽或呛咳提示有吞咽问题，需要更全面的评估和特别处理。如图8-10所示。

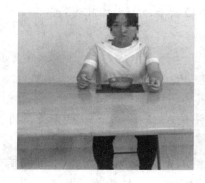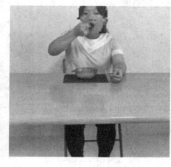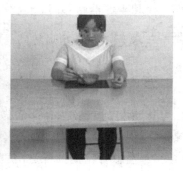

图8-10 偏瘫患者进食训练

四、如厕训练

如厕是一项较为复杂的ADL活动，整个过程包括与厕所间的转移、坐便器转移、穿脱裤子、大小便控制、擦拭清洁、冲厕。由于有大小便控制障碍的患者一般需要进行相应的针对性训练，在此章节不做详细介绍，在此介绍大小便控制正常的患者如何进行如厕功能训练。

由于涉及患者转移问题，因此必要时应对环境进行改造以及配备辅具，例如加装扶手（最好是可摇起的样式），方便患者转移到坐便器；将厕所门换成移门或折叠式，方便患者坐在轮椅上开关门；厕纸应放在患者健侧，方便其拿取；配置增高坐便器以方便患者坐下等。

1. 患者步行或操作轮椅至厕所，用健侧手开门，乘坐轮椅患者进入厕所后，如厕所空间充裕可将轮椅转弯，健侧成角将轮椅停于坐便器并刹车；如厕所空间十分狭小，可轮椅正面面对坐便器，患者直接面朝坐便器进行转移。

2. 嘱患者将轮椅侧面挡板摇起或拆下，健手握住扶手支撑，健腿为轴，用力将身体撑起，将臀部转移到坐便器上（图8-11）；臀部左右交替抬起，用健侧手将裤子褪下。

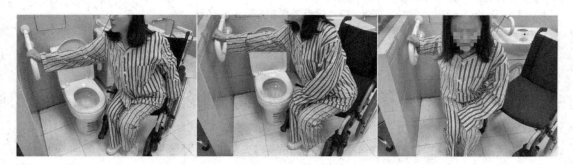

图8-11 偏瘫患者轮椅与坐便器转移

3. 解完大小便后，患者用健侧手拿取纸巾，完成擦拭清洁，并将厕纸置入垃圾桶，然后按动冲厕按钮完成冲厕。

4. 嘱患者交替抬起臀部，健手将裤子拉上，扣好扣子，将轮椅刹车松开，转到另一侧的健手边上，靠近坐便器停放，刹好车，用健手握住轮椅扶手，健腿为轴，撑起身体，转移到轮椅上。

5. 嘱患者松开轮椅刹车，操作轮椅出厕所。

6. 截瘫患者如厕流程大致相同，但其应具备上肢的支持功能以及手指抓握功能。在进行轮椅和坐便器转移时，一手握持坐便器扶手，一手握持轮椅扶手，用力撑起进行转移。

考点提示 ▶ 如厕训练的转移方法。

五、洗澡训练

1. 治疗师或家人帮患者做好洗浴前准备，比如放置好浴椅，如果是浴缸，要事先放好热水，但不能太烫以及换洗衣物。

2. 嘱患者轮椅推行进浴室，面对浴椅，刹住手刹，用健侧手支撑浴椅扶手，以健侧腿为轴，将躯干撑起，转移到浴椅上（图 8-12）。如果是使用浴缸，将轮椅推行至浴缸旁，浴缸上应放置转移板，健侧靠近浴缸，刹住手刹，用健手将健侧腿先搬进浴缸，再将患侧腿搬进浴缸，用健手支撑住转移板，以健腿为轴，撑起躯干转移到转移板上，脱下衣服。

3. 嘱患者用长柄刷、带圈毛巾和沐浴球等完成擦身，沐浴液擦完身体后冲洗身体，用另外一条干毛巾或海绵擦干身体，换上换洗的衣服。

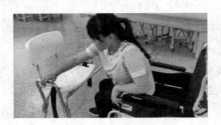 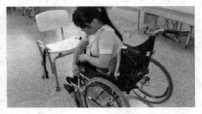

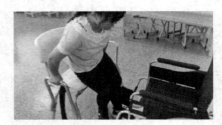

图 8-12 偏瘫患者轮椅到浴椅转移

考点提示 ▶ 轮椅与浴椅、浴缸的转移。洗澡常用辅具。

扫码"学一学"

第三节 转移活动训练

转移活动能力指的是身体在不同体位间转换以及不同位置转换的能力，除卧床以外，我们的日常生活中，总会包含着不同的转移活动，是 ADL 训练中不可或缺也是十分重要的一环，而患者往往因为转移活动功能受限，导致其活动范围缩小，影响其生活独立性以及社区活动，因此我们需要对其进行必要的转移活动训练，本章节主要针对偏瘫和截瘫患者介绍其转移活动训练方法。

一、床上翻身训练

（一）偏瘫患者床上翻身训练

1. 向患侧翻身 偏瘫患者可首先进行向患侧翻身的训练，因健侧可以发挥比较多的功能，向患侧翻身相对较容易，患者容易掌握。翻身是头部、肩带以及骨盆一系列的活动，患者经过训练可以独立完成，治疗师需要给予其口令指导。

（1）治疗师跟患者解释大致训练过程，嘱患者头部向患侧转动，健侧上肢向患侧前伸，健侧下肢跨到对侧，头部、肩带和骨盆同时运动，完成向患侧翻身。

（2）患者从患侧卧位回到仰卧位的过程基本跟翻身过程相反，嘱患者头部向健侧转动，健侧上肢甩向健侧，健侧下肢摆回健侧，回到仰卧位（图8-13）。

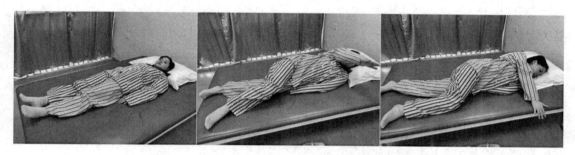

图8-13 偏瘫患者向患侧翻身

2. 向健侧翻身 学会向患侧翻身后，就可以进行向健侧翻身的训练，这个过程需要患者用健侧带动患侧进行活动。

（1）治疗师跟患者解释大致训练过程，嘱患者用健手握住患手，可采用Bobath握手法，或者握住患手腕关节，用健侧腿插到患侧腿下，勾住患腿。

（2）嘱患者头部转向健侧，健手带动患手，将肩带转动，同时，用健侧下肢将患侧下肢勾向健侧，完成翻身动作。

（3）患者从健侧卧位回到仰卧位的过程基本跟翻身过程相反，嘱患者头部向患侧转动；健侧上肢带动患侧向患侧转动，健侧下肢将患侧下肢勾回，回到仰卧位（图8-14）。

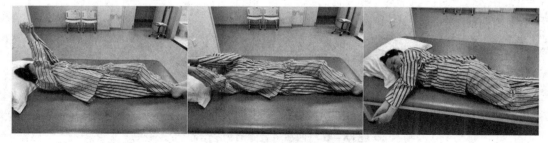

图8-14 偏瘫患者向健侧翻身

（二）截瘫患者床上翻身训练

1. 高位截瘫患者主要依靠双上肢甩动的力量完成翻身动作，在开始翻身训练前，治疗师可以嘱患者首先进行双上肢甩动的练习，主要依靠肩带的力量，快速转动，利用惯性完成翻身（图8-15）。

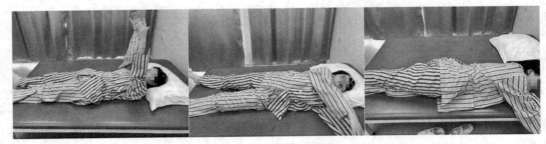

图 8-15 截瘫患者翻身

2. 截瘫患者也可利用侧面的床栏或套环，屈肘勾住床栏或套环，用屈肘的力量，转动躯干完成翻身。

3. 截瘫患者从侧卧位回到仰卧位，只要依旧利用双上肢甩动的惯性，向反方向甩动即可回到仰卧位。

考点提示 ▶ 患者进行翻身的具体方法和技巧要点。

二、卧坐转移训练

一般情况下，正常人可以利用腹肌力量，从仰卧位直接完成坐起，但是偏瘫患者躯干控制较差，腹肌无力，因此他们完成坐起，一般都需要翻身到侧卧位后才能完成，所以在卧坐转移之前首先要进行翻身训练。

（一）偏瘫患者卧坐转移训练

1. 健侧翻身坐起

（1）嘱患者采用上述方法先翻身成健侧卧位，健侧下肢足背处勾住患侧下肢于床下，然后分开双腿。

（2）嘱患者健侧上肢屈肘，前臂旋前，肘及手部支撑身体坐起，调整坐位姿势，患手放在大腿上，双足与地面接触，完成坐卧训练。

（3）患者从坐位回到卧位顺序与坐起相反，健侧身体向床面倾斜，肘及前臂支撑床面，慢慢将躯干转移到床上，健足插入患侧小腿，同时健足将患腿抬起，移动到床上，从侧卧位翻成仰卧位，调整好卧位姿势。如图 8-16 所示。

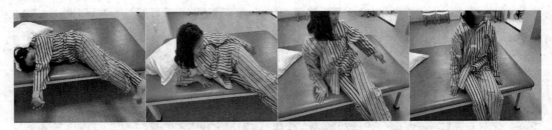

图 8-16 偏瘫患者健侧翻身坐起

2. 患侧翻身坐起

（1）嘱患者采用上述方法先翻身成患侧卧位，健侧下肢足背处勾住患侧下肢于床下，然后分开双腿。

（2）嘱患者用健手撑住患侧肩膀下的床面上，通过伸直健侧上肢把肩和身体从患侧撑起。健侧躯干肌肉收缩，同时双下肢像钟摆一样下"压"，协同躯干坐到直立位。健侧上肢和手应一步步地向患侧身体靠近，保持平衡直至其能稳定地坐于直立位。

（3）患者从坐位回到卧位顺序与坐起相反，健侧上肢撑住床面，身体向床面倾斜，健侧上肢慢慢移向头部，慢慢将躯干转移到床上，健足插入患侧小腿，同时健足将患腿抬起，移动到床上，从侧卧位翻成仰卧位，调整好卧位姿势。如图 8－17 所示。

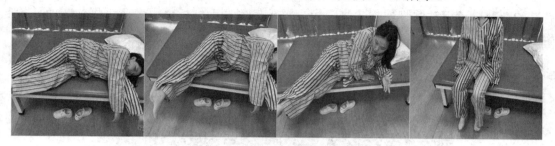

图 8－17 偏瘫患者患侧翻身坐起

（二）截瘫患者卧坐转移训练

C7 以上损伤的患者，由于缺少上肢支撑功能，无法从仰卧位直接坐起，因此需要借助一些器械，或者通过一定的方法才能够完成从卧位到坐位的转换。

1. 借助上肢悬吊环训练

（1）以 C6 完全损伤为例，嘱患者右上肢伸直，右手插入吊环，腕勾住环，向吊环方向拉动身体，使身体上倾。

（2）嘱患者用左肘支撑身体，右肘勾住吊环，右肩外旋，伸肘，前臂旋后，用腕部抵住吊环的吊带，右臂吊住体重，左肩外旋，后伸，伸肘、上身前倾，右手从环中退出，放到身后支撑，伸肘，双手交替前倾，直到身体重心移到腿的上方，完成坐起训练。

2. 不借助上肢悬吊环训练

（1）嘱患者右肘支撑体重，左肘移近身体，头前伸，双肩后缩，右上肢再回到身体右侧，呈双肘后支撑，左肘支撑，身体前倾，右上肢外旋，伸肘，右手支撑身体，同样方法伸直左肘，双手交替移向身体靠近，直到身体重心落到双侧大腿上，完成坐起训练（图 8－18）。

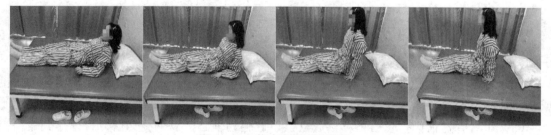

图 8－18 截瘫患者卧坐训练

（2）由坐位躺下动作相反，右上肢先摆向身体左侧，头和颈前屈，肩向左侧移动，使躯干上部转向左侧，双肘在身体左侧支撑，保持平衡。

考点提示 患者进行卧坐训练的具体方法和技巧要点。

三、床椅转移训练

许多患者，例如偏瘫截瘫患者不可避免地要在家中和社区使用轮椅代步，因此教会他们学会床和轮椅，轮椅与座椅沙发等之间的转移十分重要。

（一）偏瘫患者床椅转移训练

1. 轮椅至床转移

（1）嘱患者操控轮椅健侧靠近床面，与床面成30°～45°夹角，刹住手刹。

（2）嘱患者用健侧脚勾抬起脚踏板，摇起健侧扶手挡板，用健侧手撑住床面，抬起臀部。

（3）患者骨盆前倾，重心前移，起立，以健腿为轴心，躯干旋转后，臀部落到床面上。

（4）患者在床面上调整坐姿，保持坐位平衡（图8-19）。

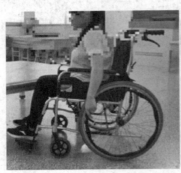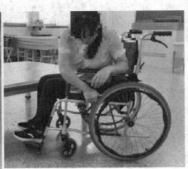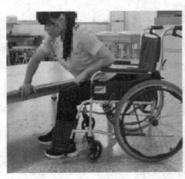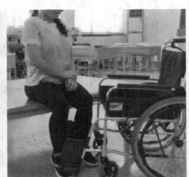

图8-19 偏瘫患者床椅转移训练

2. 床至轮椅转移

（1）嘱患者用健侧手将轮椅移动到健侧，与床面成30°～45°夹角，靠近床面，刹住手刹。

（2）嘱患者用健侧脚勾抬起脚踏板，摇起健侧扶手挡板，用健侧手扶住轮椅健侧扶手或撑住椅面，抬起臀部。

（3）患者骨盆前倾，重心前移，起立，以健腿为轴心，躯干旋转后，臀部落到轮椅椅面上。

（4）患者在轮椅上调整坐姿，保持坐位平衡，放下扶手挡板，用健侧脚放下脚踏板，松开手刹即可推行活动（图8-20）。

（二）截瘫患者床椅转移训练

截瘫患者完成床椅转移，需要双上肢有较好的支撑力量，因此在转移训练之前，需要对双上肢的肌力进行必要的训练，同时，为方便转移，应尽量选用扶手挡板可拆卸或摇起的轮椅，必要时可借助转移滑板。

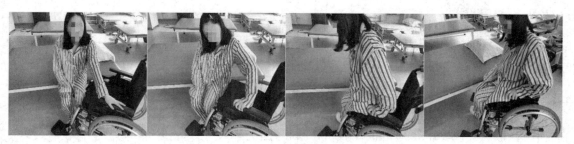

图 8-20 床至轮椅转移

1. 轮椅至床平行转移

（1）嘱患者将轮椅推行至床边，靠近与床面平行位置停下，刹住手刹。

（2）嘱患者摇起一侧扶手挡板，用双上肢将双下肢搬运到床面上。

（3）患者一手支撑床面，一手支撑轮椅椅面，用力将躯干撑起，侧向移动到床面上。

2. 床至轮椅平行转移

（1）嘱患者将轮椅移动到床边平行位置停下，刹住手刹。

（2）嘱患者摇起一侧扶手挡板，患者一手支撑床面，一手支撑轮椅椅面，用力将躯干撑起，侧向移动到轮椅上。

（3）嘱患者用双上肢将下肢搬离床面，放到脚踏板上，松开手刹即可推行活动。

3. 轮椅至床直角转移

（1）嘱患者将轮椅推行至床头或床边，与床成 90° 垂直角度，尽量靠近床面，刹住手刹，用手将双下肢搬下脚踏板，再将脚踏板杆往两边收起。

（2）嘱患者将双下肢搬至床面上，伸膝位摆放，松开手刹，再将轮椅往前推行，再用双上肢将双下肢往前推行，反复进行，直至轮椅完全靠紧床面，刹住手刹。

（3）嘱患者用双上肢支撑于扶手，将躯干撑起，往前转移到床面上，调整坐姿，保持长坐位平衡（图 8-21）。

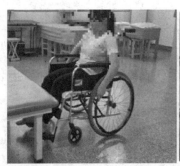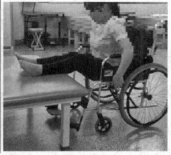
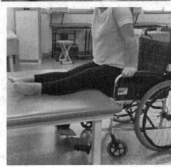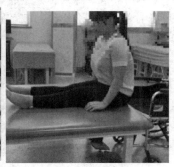

图 8-21 截瘫患者轮椅至床直角转移

4. 轮椅至床直角转移

（1）患者背对轮椅进行转移，嘱患者用双上肢支撑其躯干，臀部后移，尽量靠近轮椅，注意轮椅必须刹住手刹。

（2）嘱患者双上肢撑住轮椅扶手，将躯干撑起，向后坐到轮椅上。

（3）嘱患者调整好坐姿，松开手刹，适当向后推行轮椅，刹住手刹，用双上肢将双下肢搬下，放置在脚踏板，即可推行活动（图8-22）。

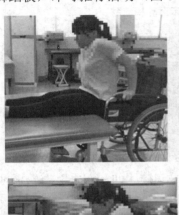
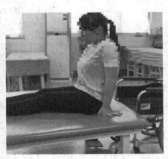
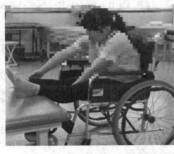
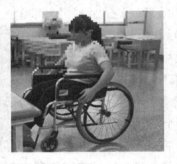

图8-22 截瘫患者床至轮椅直角转移

> **考点提示** 患者进行床椅转移的具体方法和技巧要点。

四、坐站转移训练

坐站训练是患者进行站立和步行训练的基础，待患者具备一定的站立位负重能力，可以逐渐开始坐站转移训练，首先可以从辅助下坐站转移开始训练，逐渐过渡到患者独立完成坐站转移。

（一）偏瘫患者辅助下坐—站转移

1. 嘱患者坐在椅子前缘或床上，双足平放在地面，用健侧脚将患侧脚往后勾，使得双足位于膝关节之后即屈膝大于90°。

2. 治疗者面向患者站立，将患者上肢放在自己肩上，嘱患者尽量靠住治疗师，将部分体重放在治疗师身上。

3. 治疗师双手放置在骨盆后缘，或拉住患者皮带或裤带，双膝夹住患膝两侧或用自己的膝关节抵住患膝，以防患膝无力打软，足再放在患足外侧，从内外方向固定患侧下肢。

4. 嘱患者身体前倾，重心移动双膝之间，双足不动，尽量用双下肢发力，治疗者双手向前、向上引导，同时发出口令"站起来"，顺势将患者拉起。站起后，调整好站立位姿势，保持抬头、挺胸、体重均匀分布在双侧下肢上，完成坐—站转移（图8-23）。

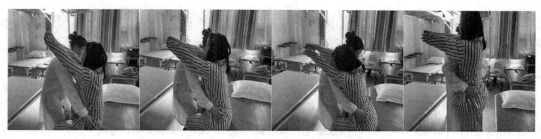

图 8-23　偏瘫患者辅助下坐—站转移

（二）偏瘫患者辅助站—坐转移

1. 治疗师面朝患者站立，将患者上肢放在自己肩上，嘱患者尽量靠住治疗师，将部分体重放在治疗师身上。

2. 治疗师双手放置在骨盆后缘，或拉住患者皮带或裤带，足再放在患足外侧，从内外方向固定患侧下肢。

3. 嘱患者双下肢屈曲，躯干前倾，臀部向后，缓慢移动重心，尽量让臀部去"找寻"床面，治疗师双膝夹住患膝两侧或用自己的膝关节抵住患膝，以防患膝无力打软，直到患者完全坐下，调整好坐姿，完成站—坐转移。

（三）偏瘫患者独立坐—站转移

1. 嘱患者坐在椅子前缘或床上，双足平放在地面，用健侧脚将患侧脚往后勾，使得双足位于膝关节之后即屈膝大于90°。

2. 嘱患者双手交叉而握（可采用 Bobath 握手方式），用健侧带动患侧上肢向前，躯干尽量前倾，重心移到足前方。

3. 嘱患者双上肢向上抬起，躯干伸展，双下肢努力伸展，抬头，目视前方直到站立，保持抬头、挺胸、体重均匀分布在双侧下肢上，完成坐—站转移（图 8-24）。

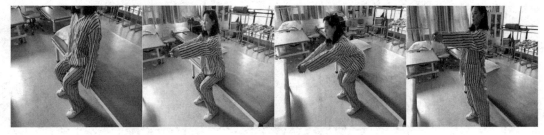

图 8-24　偏瘫患者独立坐—站转移

（四）偏瘫患者独立站—坐转移

1. 嘱患者双下肢屈曲，躯干前倾，臀部向后，缓慢移动重心，尽量让臀部去"找寻"床面，同时可用健手支撑在床面。

2. 嘱患者控制躯干稳定性，健侧臀部先落下，接着患侧臀部落下，直到完全坐下，调整好坐姿，完成站—坐转移。

（五）截瘫患者坐—站转移

截瘫患者功能允许情况下，可以从轮椅上借助平行杠或拐杖进行坐站转移训练。下肢功能较好的不完全性损伤患者的坐站转移难度不大，在此不做介绍。

1. 患者先将轮椅移动到平行杆的一端，刹住手刹，面向平行杆，向前移动身体，直到足跟接触地面。

2. 患者身体前倾，双手握住平行杆，用上肢的力量将躯干撑起，下肢用力伸展，站起，调整站姿，抬头挺胸，目视前方。

（六）截瘫患者站—坐转移

1. 轮椅停在平行杠一端，尽量靠近，刹住手刹，嘱患者背对轮椅，双上肢支撑平行杠。

2. 患者屈曲髋关节以及下肢，躯干前倾，双上肢扶住平行杠保持平衡，降低重心，直到臀部接触轮椅椅面坐下，调整坐姿，松开手刹即可推行。

考点提示 患者进行坐站转移的具体方法和技巧。

本 章 小 结

本章主要讲述了日常生活活动的定义；日常生活活动的分类；BADL 以及转移活动的训练方法、日常生活活动训练的意义，日常生活活动训练的主要事项，这部分内容实用性较强，课后需要及时进行实训练习，以便记忆，编写过程中参考了执业考试大纲的相关内容及要求，能够满足学生的考试需要。

自 测 题

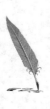
扫码"练一练"

一、单项选择题

1. 偏瘫患者更衣训练中哪项是错误的
   A. 穿开衫时先穿患侧，后穿健侧
   B. 脱开衫训练时，与穿衣相反，先脱健侧，再脱患侧
   C. 脱裤子的顺序与穿裤子的顺序相反，先脱健侧再脱患侧
   D. 偏瘫患者双上肢不能配合穿衣动作，常为单手操作
   E. 不需要对衣服、裤子、鞋等进行改进

2. 穿（脱）上衣的动作过程不包括
   A. 使用后折叠好衣服
   B. 把患侧上肢和手穿进（脱出）正确袖管
   C. 把衣领拉到（脱到）健肩
   D. 把衣领拉到（脱到）患肩
   E. 穿上（脱下）健侧上肢袖管

3. 下列关于偏瘫患者轮椅—床转移的描述错误的是
   A. 从患侧靠近床   B. 刹住车轮，移开足托
   C. 健手握住轮椅扶手站起   D. 站稳后，健手向前放到床上
   E. 以健足为轴，缓慢转动身体

4. 下列哪项不属于 IADL
   A. 家务   B. 购物   C. 驾车   D. 室外活动
   E. 洗脸

5. 下列哪项不属于 BADL

A. 如厕   B. 去银行缴费   C. 穿衣   D. 进食

E. 洗澡

6. 偏瘫患者独立从椅子或轮椅上站起时，错误的是

A. 椅面应柔软

B. 椅子应结实、牢固

C. 有扶手的椅子比较理想，有利于站起时的支撑

D. 高椅子比矮椅子易于站起，开始训练时，应选择高椅子

E. 轮椅应制动，脚踏板向两侧移开

7. 偏瘫患者洗澡时可以使用以下哪些用具

A. 市售带长柄的海绵刷   B. 专用的肥皂手袋

C. 环状毛巾擦洗   D. 需要有一个洗澡椅

E. 以上均是

8. 关于对偏瘫患者床与轮椅之间的独立转移过程的描述，错误的是

A. 患者坐在床边，双足平放于地面上

B. 将轮椅置于患者健侧，与床成 30°～45°

C. 患者用健手抓握轮椅远侧扶手，患手支撑于床上，患足位于健足稍前方

D. 患者躯干前倾，健手用力支撑，抬起臀部，以双足为支点转动躯干直至背对轮椅，
确信双腿后方贴近并正对轮椅后坐下

E. 调整坐位姿势，放下脚踏板

9. 以下关于穿衣训练错误的是

A. 先穿患侧

B. 先脱患侧

C. 患者需要具备一定的坐位平衡才可进行训练

D. 患者坐位平衡不佳时可在卧位进行穿裤子训练

E. 尽量选择宽松易穿的衣物

10. 关于辅助转移，错误的是

A. 需要辅助者与患者之间互相信任

B. 辅助者必须充分了解患者病情

C. 转移前辅助者必须准备好必要的设施和空间

D. 转移过程中主要依靠辅助者的体力

E. 随着患者功能的恢复，辅助量应逐渐减少

二、思考题

1. 请简述 ADL 训练的目的和意义。

2. 请简述偏瘫患者穿脱开襟上衣的方法。

（章 琪）

187

扫码"学一学"

第九章

职业活动训练

学习目标

1. **掌握** 职业康复的概念、内容、目的、作用和原则；职业能力评定的内容、功能性能力评估的概念和内容、工作分析的概念及目的；工作重整与工作强化的概念、工作强化训练的内容。

2. **熟悉** 职业康复的任务；职业培训的内容、类别、方法；职业康复程序、工作分析方法、工作模拟评估方法。

3. **了解** 伤残人士就业方式及其影响因素；职业咨询的概念、内容、方法；工作安置的影响因素。

4. 能熟练应用职业康复评估及训练方法，使伤残者的工作能力提高，达到最大限度的独立和就业，全面的融入和参与到社会。

5. 具有以人为本的理念，工作开展以患者具体要求为中心。

第一节 概 述

 案例讨论

【案例】

汤某某，男，46岁，铁路养护员，高中文化程度。诊断：①左股骨中下段开放性骨折（内固定术后）；②左胫腓骨中下段骨折（内固定术后）。康复治疗师进行简单评估后结果如下。1.躯体功能评估：①移动能力，双腋拐辅助步行1分钟为45米，轻微跛行步态；上下楼梯1分钟21阶，两步一阶；②体能耐力，自评坐姿耐力30分钟，双腋拐辅助步行下站立耐力约20分钟，步行耐力约30分钟；③其他，暂时无法完成姿势变化能力、平衡能力及体力处理能力测试。2.工作行为评估：工作行为情况一般，配合评估程度一般，守时。

【讨论】

请问患者目前躯体功能是否适合原工作岗位任务要求？请给出职业活动训练的建议。

188

一、概念

职业是指人们从事的相对稳定的、有收入的、专门类别的工作。职业使劳动者获得一种社会角色，给予劳动者一个体现个人价值的机会，是一个人社会地位的一般性表征。

职业活动训练是一个协调的、系统的专业服务过程，它可使伤残者能获得、保有和维持工作、经济独立、自尊和生活自理。成功就业的最有效方法是认识到现有的和潜在的工作困难，并尽早进行职业活动训练。

根据 1983 年国际劳工组织（International Labor Organization，ILO）159 号文《伤残者职业康复和就业公约》，职业康复是使伤残者重返社会获得工作能力和机会。根据这个定义，职业康复的目的就是"就业"，是具有竞争的就业，即在公、私企事业单位中与非残疾者具有同等机会，并且根据残疾的具体情况提供具备保护性就业的劳动场所。

香港特别行政区政府 2008 年康复服务计划中，将职业活动训练定义为通过强化伤残者的能力和发展他们的潜能，与社会各界协作，创造平等就业的机会和环境，从而促进伤残者就业。

二、目的和作用

职业活动训练的主要目的是帮助伤残者准备并获得就业，通常是公开就业。所提供的康复服务是为达到最大限度的独立和就业而设计的，并提倡全面的融入和参与到社会中去。康复治疗师与各种类别的残疾个体合作，包括肢体残疾、认知障碍、精神异常等。职业活动训练的最终目的是使病、伤、残者获得并保持适当的工作，促进其参与社会。具体来说，包括以下内容。

1. 强化躯体功能 职业活动训练可提高肌力和耐力、改善活动能力来增强伤残者的躯体功能。

2. 改善心理功能 职业活动训练可调节伤残者情绪、增强信心、获得成就感和自我认同感。

3. 培养良好的工作行为 职业活动训练可使伤残者遵守工作纪律和规章制度、正确处理与领导和同事的关系、团结协作等。

4. 提高就业或再就业的能力 通过职业活动训练可提高职业操作技术能力、找工作技巧和面试技巧等。

5. 获得并保持工作 职业活动训练可使伤残者就业或再就业，并能维持适当的工作。

6. 预防再次损伤 职业活动训练对伤残者进行人体工效学和工作环境改造等方面的指导，预防工作中受伤或再次受伤。

三、内容

目前，我国职业活动训练服务形式主要分为两类：一类是在伤残者联合系统和民政系统进行，主要对先天性残疾的人群开展职业评定、职业咨询、职业培训和职业指导等康复服务；另一类在劳动保障系统和卫生系统进行，主要为受工伤或职业病后的伤残者开展职业面谈、职业评定、职业强化训练、现场工作模拟训练、工作调整与环境改良等康复服务。总体来说，职业活动训练服务主要包括以下内容。

1. 职业面谈 基本信息、个人背景、职业史、就业动机等。

2. 职业评定 内容包括功能性能力评估、就业意愿评估、工作满意度评估、工作环境评估、工作模拟评估、工作行为评估等，并书写职业评估报告。

3. 工作分析 分析伤残者所从事的工作需求，并结合工伤伤残者的身体、心理功能情况进行匹配。

4. 职业功能训练 主要是根据职业评定结果及工作分析结果，运用生产性活动及现场工作训练提升伤残者的工作能力及信心。

5. 职业技能培训 指根据伤残者的就业需求和方向，结合职业生涯设计，为伤残者培训新的技能，获得新的工作能力。常见的技能培训有电脑办公软件培训、文职培训、厨艺培训、工艺品制作培训等。

6. 职业指导 经过职业评定或职业调查之后，为伤残者建立职业康复档案、提供劳动力市场资讯、提出就业建议、职业安全与健康指导等。

7. 就业后随访 在伤残者就业之后，根据实际情况随访伤残者的工作情况，根据伤残者和公司的反馈，为伤残者和雇主提供适当的指导和建议。

四、原则和程序

（一）原则

1. 个体化原则 每个伤残者的家庭背景、教育背景、习惯、兴趣爱好、信念、价值观、工作情况及角色定位等许多方面都是不一样的。在进行服务的时候，必须考虑伤残者的个体特性，结合伤残者的实际情况、个体需求和个体特性进行职业康复服务计划制定。

2. 弹性原则 指在全面的综合的职业活动训练干预时，服务项目、内容和强度等要随着伤残者的身体情况、个体需求及功能状况变化而进行调整和改变。职业活动训练需满足伤残者的实际功能情况。

3. 保密原则 在进行职业活动训练时，对伤残者的资料和功能情况需要严格保密。在开展相关专业服务时需和服务对象沟通，取得其同意再开展相关服务。尤其是伤残者个人隐私的资料需要进行规范管理或销毁，不能让资料遗失或外泄。

4. 无伤害原则 在提供职业活动训练的过程中，无论是职业面谈、职业评估，还是工作强化训练、工作模拟训练及工作安置等，均不能给伤残者带来新的伤害或者功能损伤，确保伤残者在安全的环境下进行职业康复干预。

5. 公平公正原则 伤残者可能来自不同的职业、不同的岗位、不同的族别以及不同的地域，在干预过程中，从业人员不能有偏见和歧视。根据伤残者的实际情况，为每一位伤残者提供专业的、可及的、符合其功能情况的职业活动训练。

6. 成本效益原则 所提供的职业活动训练应结合伤残者的实际情况，制定符合成本控制、效益增加的康复服务计划，节约成本，提高伤残者的工作能力及就业能力。

7. 全面原则 为伤残者提供全面的综合的职业活动训练，全面提高伤残者身体功能、社会心理及工作能力，全面提供伤残者的社会参与能力和社区融入能力。

（二）程序

职业活动训练的程序包含了康复治疗师与伤残个体合作的关系，他们一起制定切实可行的职业目标，所提供的服务就是要达到就业。这一过程大致包括以下三个方面：

1. 对个体的评估和计划的制订 治疗师与伤残者面谈、笔试和在真实或模拟的工作环境中进行实际操作性的评估，根据评估结果制定针对性的康复计划。

2. 综合性的服务 给予伤残者咨询、教育、职业培训、作业治疗、物理治疗、认知训练、言语治疗和辅助技术应用的综合性服务。

3. 工作安置 包括在职培训或试工、工作发展、求职训练、辅助就业、永久性的工作安置和就业后的跟踪服务等。

第二节 职业评估

职业评估是根据一般或者特定工作要求或职业标准，对伤残者能否完成或保持工作任务能力的一个系统评估。评估主要通过检查和测量一份工作或任务或工作环境的物理性质，包括评估和观察伤残者的姿势、运动、力量、关节活动度、提举高度、用力程度、搬运距离、工作台高度、工作环境等方面。职业评估是一个综合的持续过程，其主要目的在于了解个人能否返回原工作岗位或重新再就业的潜力。

评估是多专业合作的过程，开始是收集资料，如职业史和教育背景、病历。对于曾接受过肢体康复服务的个体，病历可包括康复团队如作业治疗师和物理治疗师的检查和报告。伤残者职业评定的内容主要包括身体功能评定、心理功能评定、职业适应性评定等。但伤残者职业评定主要在民政部门或残联专门机构进行，本章不做重点介绍。本章主要介绍在医疗卫生康复机构所进行的职业评定。

一、工作分析

工作分析（job analysis）是对具体工作的岗位名称、性质、任务、权责、劳动关系、劳动条件和环境等进行逐一分析和描述的过程，针对性地在工作强度、力度和时间、氛围压力以及工作量、工作姿势，对身体能力、生理、认知、心理、技能、操作环境等多方面的要求进行统筹评估的过程。

工作分析是观察和描述工作任务和特别工作状态的一个系统过程，主要收集成功地完成某一工作所需要的知识、技能、能力以及其他工作特性的信息以及判断特定工作性质的数据。工作分析是一种收集工作职位信息的方法，可以找出组成一份工作的各种工作任务以及包含的相关知识、技巧和职工完成工作任务所需的能力，例如个体个性、兴趣、身体能力等。通过工作分析，根据个体身体功能、工作范畴、机械工具、物料和产品、个体才智和性格特征之间的关系，有系统地分析一份工作，从而明确某一工作的工作活动、工作行为、工作任务、执行标准、工作情景、工作需求等。工作分析要求治疗师在不同的领域都要有一定的专业知识，包括残疾方面的知识、商业惯例、劳工与管理者的角色。

（一）工作分析的特性

1. 工作本身的特性 包括：①材料；②工具、仪器；③行业；④服务、数据、物件；⑤产品。

2. 个体所需具有的特性 包括：①教育水平；②文字、推理、数学能力；③职业技能培训；④能力倾向；⑤体能；⑥兴趣；⑦性格；⑧工作环境适应能力。

（二）工作分析的目的

工作分析的目的是重返工作、确定对骨骼肌肉系统的危险因素、匹配个人功能与工作要求，选择合适的功能性能力评估。

1. 逐步分解指定的工作任务。

2. 找出指定工作的主要工作要求。

3. 确定导致人体工效学方面压力的原因，该原因可能与工作方法、工作场所设置、工具使用或设备的设计有关。

4. 分析并改良设备、工作方法或工作场所，以使伤残者工作更加安全，更有效率。

（三）工作分析信息收集方法

工作分析信息可以通过许多方式得到，工作信息收集主要基于工作岗位性质、公司在职人数以及相关管理者、工作任务、工作分布、工作时间、工作流程等。现在介绍在工作分析信息收集时采用的常用方法。

1. 面谈 工作分析员通过与伤残者、工伤伤残者、在职员工、直属上司以及主题专家进行一对一面谈或者小组面谈，获取工作岗位的信息和数据。

2. 问卷调查 工作分析员设计工作相关的问卷调查表对伤残者、在职员工、直属上司以及主题专家进行调查，获取工作岗位的信息和数据。

3. 结构性工作清单 主要列举了与工作相关的任务、工作活动、工作时间、工作技能等信息，是问卷调查表的另一种形式，主要由直属上司和主题专家完成。

4. 观察法 分析员主要通过观察伤残者或者在职员工完成某个工作任务的过程，并记录所观察的内容和信息。这种方法最初主要用于分析工作行为或工作活动。

5. 日记法 主要通过员工的工作日记进行关于日常工作活动和工作时间收集的一种方式。

6. 综合措施 根据工作分析员的目的和目标，通过采取多种方法进行工作信息收集。

（四）常用工作分析方法

1. 工作元素分析法（job element method，JEM） 工作元素分析由美国人力资源管理局所研发，主要识别工作行为以及伴随的工作成就感。工作行为和工作成就感组合在一起成为一个工作元素，包括工作行为、智力行为、运动行为以及工作习惯，工作行为已经转化成工作元素，因此工作分析是分析主要工作任务以及完成工作所必需的知识、特殊技能、能力、工作意愿、个体特性以及其他工作特性的信息。每个工作元素分析通过 4 级别来评估，即勉强接受（barely acceptable）、需要上级监督（superior）、有点麻烦（trouble）、实用性强（practical）。

2. 职业信息工作网（occupational information network，OINET） 是美国劳动局编辑的提供基本工作信息的数据库，该数据库包含 6 个部分：职工要求（worker requirements）、工作经验要求（experience requirements）、职工特性（worker characteristics）、职业要求（occupational requirements）、职业特殊要求（occupation-specific requirements）以及职业特性（occupation characteristics）（表 9-1）。职业信息全部在工作网络上，这些工作信息可以运用于开发新的工作描述（job descriptions）、工作说明（job specifications）以及职业机会（career opportunity）等信息和资料。职业信息工作网是工作分析的重要工具，包含了最大范围的工作信息，从劳动力市场资料和薪水到工作的知识、技能以及被要求的任务。

表9-1 职业信息工作网图表

职业特性	职工要求	工作经验要求
能力 兴趣 工作价值观 工作风格	知识 基本技能 教育水平 可转移性技能	工作经验 工作培训 准入要求 工作证书
职业要求	职业特性	职业特殊要求
一般作业活动 特定作业活动 组织情景 工作情景	劳动力特性 劳动力市场数据 报酬 职业发展情景	职业特定数据 特定任务 工作和拘束

3. 美国职业分类大典（dictionary of occupational，DOT）工作分析系统 美国职业分类大典是美国劳动局在 1991 年出版的工作大典，收录了 17000 多份工作相关的资料，而且已设计收集了进行工作分析相关信息所需要的相关评估和分析表格，是常用的工作分析系统。在该系统里，工作分析主要是由工作特性和工人特性两部分构成。任何一个包含工作特性和工人特性的组合或任何单一的工作特性或工人特性的要素都可成为职业能力评定的要求。例如，在工伤职业能力评估中多侧重于工人特性里的身体要求和环境条件两要素，因为工伤事故往往具有突发性，工人发生工伤事故后我们首先需要了解的问题是：该受伤工人现有的某些身体功能受限，安全地返回原工作岗位的可能性，环境因素的影响等。但从社会上伤残者职业能力评定的角度看，可能需要涉及较多的工作特性和工人特性的要素，如伤残者的适应能力、兴趣爱好、工作的对象等。所以，需要从多角度看待职业能力所需评定的内容。根据力量的不同，DOT 将工作体力要求分为 5 个等级（表9-2）。

表9-2 DOT 中力量的分级

等 级	标 准
极轻（sedentary，S）（坐位工作）	最大提举 4.5kg 和偶尔提举或运送，例如文件、账簿或细小工具。尽管极轻工作往往定义为经常坐位下的工作，但是一定程度上的步行和站立是必需的。假如一份工作只偶然需要步行和站立，且符合其他极轻工作的条件，那该份工作可以说是极轻的工作
轻（light，L）	最大提举 9kg 和经常提举和（或）运送 4.5kg 重的物体。尽管提举的重量可能往往是一个忽略的重量，轻工作分类为：①当它明显需要步行或站立；②当大部分的时间需要久坐但必须承担涉及手臂和（或）腿的推和拉的动作
中度（medium，M）	提举最大 22.5kg 和经常提举和（或）运送 11kg 重的物体
重（heavy，H）	提举最大 45kg 和经常提举和（或）运送 22.5kg 重的物体
极重（very heavy，V）	提举物体重量超过 45kg 和经常提举和（或）运送 22.5kg 或以上重量的物体

根据表9-2，Matheson 博士于 1988 年在职业能力评定中使用该系统，并命名为"工作特性身体要求"（表9-3）

表9-3 工作特殊性身体要求

身体要求水平	偶尔*	经常*	常常*	典型的能量要求
极轻	4.5kg	—		1.5~2.5METS
轻	9kg	4.5kg	—	2.2~3.5METS
中度	22.5kg	9kg	4.5kg	3.6~6.3METS
重	45kg	22.5kg	9kg	6.4~7.5METS
极重	超过45kg	超过22.5kg	超过9kg	超过7.5METS

注：*偶尔代表少于 1/3 的工作时间，经常代表介于 1/3~2/3 的工作时间，常常代表大于 2/3 的工作时间。

　　该表格因为简单实用现已在全世界使用，它在概括工作的身体要求的同时，亦相应表达了工人与工作间匹配的躯体功能。在美国劳工局工作分析系统的范畴下，其他重要的包含在工作分析中的因素有：攀爬、平衡、弯腰、跪地、蹲、四肢爬、伸手拿取、操作、触摸、手指工作、说话、听力、视力等。

　　4. GULHEMP 工作分析系统　该系统是由加拿大 Leon F. Koyl 和 Hanson 博士提出，GULHEMP 为所包含 7 个部分的内容的英文缩写，分别为 G（一般体格情况）、U（上肢）、L（下肢）、H（听力）、E（视力）、M（智力水平）、P（人格特征）。每一部分代表一个功能区域。每部分都分级为 7 个水平上的匹配级别，从完全适合（1 级）到完全不适合（7 级）。评估员可以使用 GULHEMP 工作分析系统来评估工人在这七个部分的职业能力，同时获得的数据可以用来评估工作的功能要求特性。通过该方法可以很容易地完成这 7 部分里面工人能力和工作要求之间的比较。例如，据表 9-4，仓库工人必须具备的最低的水平是：一般体格情况（2）、上肢功能（3）、下肢功能（4）、听力（4）、视力（3）、智力（4）和人格特征（4）。

表 9-4　GULHEMP 工作分析内容

	一般体格情况（G）	上肢功能（U）	下肢功能（L）	听力（H）	视力（E）	智力（M）	人格特征（P）
1	适合重体力的工作，主要工作包括经常性的挖掘、提拉、攀爬	适合大力提拉物体至肩部或以上水平，主要工作包括挖掘、推或者拖拉重物，如可以驾驶很重的汽车，如推土机	主要工作中可以持续的跑步、爬、跳、挖掘和推，例如，可以驾驶很重的拖拉机和推土机	对于任何职业来说，听力都很好	对于任何职业来说，在没有眼镜的帮助下能够看得很清楚，包括即使因为工作的原因需要很好的视力	IQ130 或以上，或①优秀的语言技巧，口语和书写能力；②灵活性、有创造性的解决问题的能力；③高级的（或适合的）教育水平；④领导能力的技巧和经验	稳定，可肯定的行为；能够利用智慧和才能作出快速和合理的决定；现实的自我尊重；良好的判断在作出逻辑上的决定和与其他人相处，充满活力取得良好成绩；能够推动雇员做到最好
2	适合体力工作，包括偶然发生的、类似 GI 水平的重体力工作，能够交班工作	适合大力提拉物体至肩部或以上水平，挖掘、推或者大力拖拉，适合偶然的在 UI 中出现的重体力工作	适合重体力劳动，可以完成偶然出现的在 LI 水平的站立、跑步、爬、跳和推	能够适合任何职业，且敏锐的听力不是就业的主要要求	对于任何职业来说在佩戴眼镜的情况下能够看得很清楚，除了工作的要求需要很好的视力外	IQ110~129，或①良好的语言技巧，口语和书写；②灵活性、有创造性的问题解决能力；③比一般学历更高的学历，有能力根据工作接受高水平的训练	类似以上的 PI 但是可能在生产力上或人际关系上有一些小问题，导致某种程度上的受限；在适合的情况下能够稳定地执行某方向发展
3	除了重体力工作外适合所有的职业，有可能恶化（如果因为经常交班工作而导致就餐不规律或者如果休息不够）	适合中等强度的提拉或装载工作，如可以驾驶轻型卡车	适合中等体力劳动，包括推拉和挖掘（较长时间的脚部用力有可能出现疲劳），如能够驾驶轻型货车	能够就业，即使有中度的听力丧失	使用一个眼睛的视力已可以应付工作，没有要求需要两眼的视力	IQ90~109 或①一般语言技巧；②一般教育水平；③有能力较快地学习一般的工作要求	总体上可靠和一致；很好地承担责任，但是仅局限于个人工作，而不是在一个管理能力层面；由于个性或性格上的原因晋升上受到限制；这是一般员工的分类

续表

	一般体格情况（G）	上肢功能（U）	下肢功能（L）	听力（H）	视力（E）	智力（M）	人格特征（P）
4	适合轻便工作，有规律的工作时间和就餐时间	单侧残疾，允许有效率的轻体力工作	严重的单侧残疾或者少于双侧残疾，允许有效率的久坐的或轻便的工作	能够听清楚，虽然有严重的听力丧失但不妨碍	在佩戴眼镜的情况下使用一个眼睛的视力已可以应付工作，没有快速进行性疾病	IQ80～89，①能够阅读和书写日常材料；②能够学会简单的日常工作；③智力方面有可能出现恶化	需要鼓励和（或）指引；没有很好地承担责任，对压力过度反应有时在伙伴或同事之间产生矛盾
5	适合受限制的工作或者兼职工作，有身体残疾的工人在家工作或在外工作	双侧残疾或者完全的单侧残疾，仅允许几个粗大或相对低效率的移动，允许担任受限制的或兼职的工作	双侧或严重单侧残疾，允许相当部分工作效率低的移动和允许受限制的工作，只适合久坐的工作	功能上完全聋，但没有额外的症状且能够看懂唇语	在佩戴眼镜的情况下使用一个眼睛的视力已可以应付工作，有快速进行性疾病	IQ70～79 或①有口语和书写的障碍；②读写能力受限严重；③明显的智力减退，如非常差的记忆能力	需要更多的鼓励，指引和监督；无法抵抗不一般的压力；没有很好适应改变，工作生产力仅仅局限于熟悉的环境和保护上的监督
6	仅仅适合自我照顾	可以进行部分自理，或许能够自我吃饭	因为严重残疾的原因不能够再就业	功能上完全聋，且有进行性的疾病，不善于看懂唇语	能够模糊看见物体形状，或盲但接受过训练	IQ60～69，或①严重的沟通障碍，例：严重的讲话或语言障碍；严重的学习能力障碍；②几乎具备所有的读写能力障碍	经常受心理影响和情绪上的崩溃；经常和其他同事有严重的冲突；仅仅完成部分工作；在自我挫折或制造麻烦上消耗大部分的精力；严重的性格上的缺点
7	卧床不起——不能照顾自己	不能自理	卧床不起	功能上完全聋，且有进行性的疾病，不懂唇语	严重的、进展性的疾病，或盲且没有接受训练	IQ59 或以下或完全无能力的精神障碍或沟通障碍	由于严重的精神方面的疾病不能再就业

二、功能性能力评估

功能性能力评估（functional capacity evaluation，FCE）是对伤残者的身体体能和功能进行系统的评估，以确认其目前完成与职业参与相关的工作活动的能力。

（一）评估目的

通过评估所获取的信息可用于：①评定伤残者剩余能力与具体工作要求之间的差距；②提供制订康复目标和训练计划的依据；③提供选择重返合适的工作或工作场所进行适应性改造的依据；④提供评定伤残等级和赔偿标准的依据。

（二）评估内容

大多数的功能性能力评估的内容包括：①评估对象的一般个人资料和简要医疗记录，如工作情况，受教育情况等；②基本的肌肉骨骼系统评估；③身体的总体功能评估；④身体的体能和工作能力的评估。具体分为躯体功能评估、智能评估、社会心理和工作行为评估等内容。

1. 身体功能评估　身体功能评估主要为了解伤残者当前的一般身体功能情况。测评项目为一系列与工作相关的功能性能力，包括关节活动度，各种功能性动作（包括力量、攀爬、平衡、弯腰、跪、蹲、伸手等 20 项）。测评还涉及力量的一致性、动态平衡敏捷性、协调性、心肺功能、体位耐受、姿势控制，包括一部分模拟或实际工作任务。典型的身体功能测评工具是 BTE 工作模拟系统。该系统可模拟大多数工作任务和动作，测试伤残者的功能性关节活动度、肌力、工作耐力、手指手腕灵巧度、协调性，以及等长、等张、等速、持续被动运动能力。

2. 智能评估　智能评估包括注意力、记忆力、计算能力、空间判断能力、形体知觉能力、思维能力、组织能力、学习能力、执行任务能力、交流能力、解决问题能力等。从而评估出其工作上的智能，尤其对于脑部受损的伤残者更为重要。常用韦氏智力测验，从常识、领悟、算术、相似性、背数、词汇、数字符号、填图、积木图案、图片排列、物体拼凑等方面进行智能评定，评定结果经过转换成标准分，进一步换算成智商。以智商表示被评定者智力发展水平，以智力剖面图表示被试者智力结构上的特点。

3. 社会心理评估　主要是对伤残者的就业意向和处理社会问题的能力进行评估。心理因素也在伤残者的就业成果中扮演一个重要的角色，例如，伤残者的自我意识是回到工作岗位的一个关键因素。自我意识差，不现实的目标，是导致伤残者在完成训练后不能实现就业的主要原因。在不同种类残疾的人群中，动机能预测其就业的前景。自控能力是一个求职和成功就业的重要预测指标。这种积极主动的状态比那些感觉自己更多是受到外部控制的伤残者更能达到成功的效果，常采用心理测试的方法，如利用伤残者就业意向调查表、伤残者就业动机调查表等。

4. 工作行为评估　是利用不同的方法，客观地测试及反映伤残者在工作上的行为表现，也可评估其工作意向及工作上所需的精神状态，加上工作场所的现场观察，从而评估出伤残者的实际工作行为情况。内容包括工作动力、自觉性、守时性、计划性、仪表、自信心、服从管理能力、接受批评能力、创造力、承受压力能力、行为－反应一致性等。

三、工作模拟评估

工作模拟评估（situational assessment，SA）主要根据各种基于工作任务而涉及的身体活动，尽量设计和模拟在现实工作生活中真正的工作任务，从而得出能否重返工作岗位的职业能力建议。工作模拟评估主要目的包括：一是找出伤残者存在的复工问题，为制定个体化职业康复计划提供依据；二是评估伤残者在接近于真实工作情况下完成工作任务的能力；三是寻找伤残者目前工作能力和潜能之间的差距；四是评估伤残者在工作中存在的风险，尤其是人体工效学方面存在的问题；五是为伤残者工作重整和强化训练奠定基础。改善伤残者工作模拟评估主要有以下三种形式。

（一）工作模拟器械

工作模拟器械（baltimore therapeutic equipment，BTE）系统可以根据不同工作任务需求，选择不同的 BTE 附件模拟评估伤残者在工作中的任务或者动作，而且根据实际工作任务需求设置不同的模拟参数或者模式进行模拟评估，这些模拟评估的结果可以实现智能化管理，根据需要进行打印出报告或者储存在电脑里（图 9-1）。

工作模拟评估包括以下常见模式：①模拟评估修理汽车作业活动；②模拟评估提升脚手架作业活动；③模拟评估转动阀门作业活动；④模拟评估舵轮驾驶作业活动；⑤模拟评估开罐头作业活动；⑥模拟评估拉车作业活动；⑦模拟评估熨衣服作业活动；⑧模拟评估锯木头作业活动；⑨模拟评估搅拌作业活动；⑩模拟评估推车作业活动。

（二）Valpar 工作模拟样本系列

Valpar 工作模拟样本系列（valpar component work samples，VCWS）包含 20 多种不同设备，主要用于对伤残者进行职业评估和训练，可以单个工作样本独立使用或多个样本间联合运用。VCWS 可以模拟评估伤残者肢体功能、认知功能、工作耐力、沟通协调能力、手眼协调等工作能力，评估结果可以预测伤残者的工作能力是否适合于大部分工业或生产行业的要求。每个特定的工作都需要一些特定的技能，每个工作任务都需要一些特定的技巧，这些特定的技能是工作的任务范畴，习得这些技能和技巧才能有良好的工作表现和工作成绩。我国已有部分单位使用该系统，但还没有与国人的职业要求相匹配。

1. VCWS1　机械小工具盒，用于训练评估手部精细动作以及在狭小和受限的空间里使用小工具的能力。在测验中，受测者的双手要在立方体内使用各种工具在 5 个面上安装固定好螺丝、螺栓、螺母和螺帽等。安装完毕后要将立方体拆开铺平，然后将已安装的所有零件拆除。

2. VCWS2　大小分辨力训练盒，用于进行针对尺寸识别和手指灵活性的训练。

3. VCWS3　数字化分类训练盒，用于进行排序、分级和档案管理的练习。

4. VCWS4　上肢关节活动范围训练盒，用于进行肩、臂、肘、腕、指的上肢远端关节活动度协同训练。

5. VCWS6　独立解决问题训练盒，用于进行独立解决问题能力、对比和辨别不同颜色几何图形的训练。

6. VCWS7　多级分类训练盒，用于进行综合快速识别颜色、数字、字母的训练。

7. VCWS8　模仿装配训练盒，用于重复组装及双手协调训练。

8. VCWS9　用于评估全身包括躯干、上臂、手、手指及腿部粗大运动时的活动幅度、灵活性和耐力。在测试中，受测者要从头顶上方到腰部直至膝关节的高度，采取相应的姿势分别安装和拆卸 3 块形状板。

9. VCWS19　用于评估综合动态的身体能力，如力量、协调、平衡、灵活性、集中注意力、跟从指令、自信心、耐性等。样本由四部分组成，包括一个三层货架连同货盆、一部三层货梯、一部台秤以及一个工作台上摆放着一个装有不同重物的货箱。在测试中，受测者根据工作指令首先通过测试决定自己所能搬运的最大重量。根据测试所得的重量水平，受测者在 20 分钟的时间里重复不停地在这个重量水平进行搬抬及运送工作。

（三）模拟工作站

模拟工作站（work simulation station）是治疗师根据伤残者职业评估、职业面谈以及工作分析的结果而设定，以评估伤残者在特定工作岗位的职业能力和工作表现。模拟工作站评估结果为伤残者重返工作岗位之前做出院计划提供数据。在模拟工作评估之前，康复治疗师必须对伤残者的受伤前工作环境进行现场工作探访，可以与伤残者的雇主或同事进行沟通交流，以详细了解伤残者受伤前的工作任务及相关职业活动，也可以实地进行工作场所评估和分析，便于在院内设计更真实的工作场所进行模拟工作评估。康复治疗师根据不同的伤残者和工种设计不同的、尽可能接近真实的工作场所模拟工作站。利用实际或模拟的环境，来评估受伤工人的工作潜能及职业能力。

常见的工作站分为一般模拟工作站和专业模拟工作站。其中一般模拟工作站包括提举工作站（图 9-1）、组装工作站（图 9-2）、转移工作站、运送工作站、提举转移工作站、提举运送工作站、推拉车工作站、平衡作业工作站、攀爬作业工作站、移动作业工作站、流水线工作站、坐姿工作站、站姿工作站等。一般模拟工作站主要模拟一般工作所需要的技能、身体体能、姿势灵活性以及姿势耐力等。

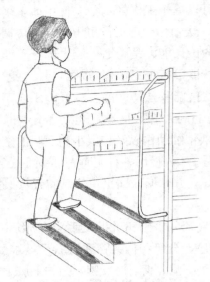

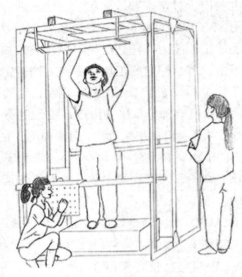

图9-1　提举运送工作站　　　　　　　　图9-2　组装工作站

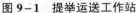

专业模拟工作站主要包括家电维修工作站、护理工作站、装修工作站、电工工作站、电话接听工作站、水管工作站、收银工作站（图9-3）、厨师工作站（图9-4）、驾驶工作站、清洁卫生工作站、机舱服务工作站、文职工作站、焊工工作站、木工工作站、叉车工作站、餐饮服务员工作站等。专业模拟工作站主要模拟评估工伤伤残者从事某一特定工作的工作能力，具有很强的专业要求和标准。

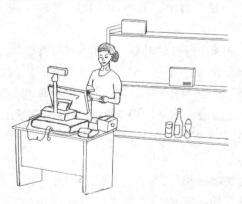

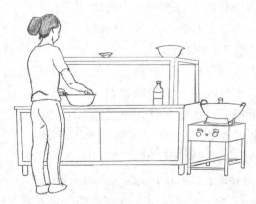

图9-3　收银工作站　　　　　　　　图9-4　厨师工作站

无论是一般模拟工作站评估还是专业性模拟工作站评估，在评估之前需要筛查禁忌证。康复治疗师必须认真检查以确保伤残者的身体状况是否适合进行模拟工作评估。除了详细查阅伤残者的病历记录外，还可以使用简单、可靠及有效的筛选工具，例如由美国运动医疗学学院所提倡的进行体力训练前的问卷（physical activities readiness questionnaire，PAR-Q）。在每项模拟工作评估之前，必须完成10～15分钟的热身运动，在评估前后测试血压、心率以及观察伤残者反应，例如伤残者是否感觉很用力、呼吸困难以及脸色苍白等；在评估前需要向伤残者讲解清楚工作模拟评估的目的和意义以及注意事项，对于各种疾病受伤早期的患者、血压高、心功能较差的患者需要慎重安排，特别注意一些危险的警告信号。在模拟工作评估的过程中，如果伤残者出现不安全姿势、病情不稳定、患者要求停止、脸色苍白、呼吸困难、达到最大负荷、完成任务等情况，需立即停止模拟工作评估，让其休息或者进一步医疗处理。

第三节　职业训练

职业训练是指根据伤残者职业康复评定和工作分析结果，以伤残者个体的体能需求为基础，以重返工作岗位为导向，通过指导个体完成各种基本的身体能力动作，或者借助器械训练或作业治疗性活动，并以任务形式规定个体的训练量及频率，渐进式增加训练强度，针对功能障碍及工作要求进行训练和强化，从而达到重建及提升个体身体能力的目的，提升伤残者的工作能力，帮助伤残者获得就业的能力和就业的机会。一般来说，其内容包括工作重整、工作能力强化训练等。

一、工作重整

工作重整（work conditioning）是指一个个体化的、结构化的、配套的、以目标为导向的职业康复服务项目，以协助伤残者重返工作岗位，从而提高伤残者的功能和生活质量。工作重整训练主要通过身体重整、工伤预防以及健康教育几个方面帮助伤残者重返到受伤前的工作岗位。

工作重整训练项目主要是治疗性活动，每天训练2～4小时，每周2～5天，持续训练2～6周。根据伤残者实际情况和需求，进行适当调整。

工作重整的目的主要是改善伤残者肌力、耐力、活动性、柔韧性、运动控制等身体功能，提高伤残者心血管耐力等功能，教育伤残者安全性体力操作及人体工效学知识和技能，工伤预防教育，最终提高工作表现。

工作重整训练在以下情况中结束：完成工作重整训练目标；已经安全重返工作岗位；身体功能恢复或改善已经到了一个最高平台；伤残者不配合训练项目，例如无故缺席等。

二、工作能力强化训练

工作能力强化（work hardening）是指通过循序渐进的具有模拟性或真实性的工作活动来逐渐加强伤残者在心理、生理及情感上的忍受程度，继而提升他们的工作耐力、生产力及就业能力。

工作能力强化的显著特点是利用真实或模拟的工作活动，以分级的方式经过一定时间的治疗和训练，逐步重建病伤残者与实际工作相匹配的工作能力。工作能力强化包括工作强化、工作模拟训练、工具模拟训练和工作行为训练等内容。

扫码"看一看"

（一）一般工作强化

1. 目的　工作强化的目的是最大限度的恢复或增强个案重返工作能力，集中提升能力，以便工人能够安全、有效地重返工作岗位。

2. 常用的方法及器具

（1）指导方法　应用正确的姿势、利用人体工效学原理、工作方法调整等来克服疼痛等症状或不适对工作过程的干扰。

（2）计算机或自动化的器材　BTE 工作模拟器等。

（3）模拟工作所需的器材　模拟工作台、多功能组装架等。

（二）工作模拟训练

主要是通过一系列仿真性或真实性的工作活动来加强伤残者的工作能力，从而协助他们重返工作岗位。

1. 常用的器具

（1）运用各种不同的工作样本来模仿伤残者在日常工作中的实际要求，最常用的是 Valpar 工作模拟样本。

（2）运用各种不同的模拟工序，如搬运工、电工、金工或木工，来尽量模拟实际工作上所要求的工序。

（3）计算机或自动化的工作模拟器，如 BTE 工作模拟器。

（4）与雇主联系，安排他们到实际的工作场地及岗位进行训练。

2. 模拟工作站　模拟工作站是特别为伤残者设计的不同工作模拟场所，如金工、搬运工、木工等工作场所。从实际或模拟的环境，来评估及训练伤残者的工作潜能及能力，使其能够面对一般工作上的要求。模拟工作站包括一般工作站和行业工作站。

（1）一般工作站　包括提举及转移工作站（不同姿势体位）、提举及运送工作站（平滑路面步行，不平整路面步行）、组装工作站、推车工作站等。

（2）行业工作站　包括建筑工作站（粉墙、翻沙、铺地板、铺砖）、木工工作站、金工工作站、电工工作站、纺织工作站、维修工作站、驾驶工作站、厨师工作站、文职工作站、护理工作站、清洁卫生工作站等。

（三）工具模拟使用训练

职业治疗师安排伤残者使用一些常用的手动工具，如螺丝刀、扳手、手锤、锯、木刨、刷子、钳子和各种刀具等，伤残者通过使用实际工具或者模拟工作器具，可以增加工具运用的灵活性及速度。通过工具模拟使用，可以协助伤残者重新找回原工作中工具使用的感觉，有利于伤残者重新建立"工作者"角色。

（四）工作行为训练

此训练集中发展及培养伤残者在工作中应有的态度及行为，例如工作动力、个人仪表、遵守工作纪律、自信心、人际关系、处理压力或控制情绪的能力。训练中也会教伤残者一些良好的工作习惯，例如在工作中应用人体功效学原理，修改简化工作模式及程序等。

三、职业培训

对于新进入工作或重新选择新职业的伤残者，就业前的技能培训是必不可少的。职业技能训练是对伤残者进行职业知识与实际技能的培养与训练，包括理论原理、技术技巧、工作设备和工具的使用，其目的是增强伤残者的就业技能与实际工作能力，促进个人获得职业并能够取得职业发展。职业技能训练内容根据伤残者的职业要求、职业能力而定。提供职业技能训练主要有以下几种形式。

（一）职业教育

伤残者的职业教育体系由普通职业教育机构和伤残者职业教育机构组成，以普通职业教育机构为主体。伤残者进入普通职业教育体系需要通过国家招生考试，方能被录取。职业技术院校的残疾学生应随班就读，与普通学生在一个融合的环境中学习技能，有利于日后进入竞争性就业。就学期间，学校应提供合理的无障碍设施，保证其顺利完成职业教育。专业人员也要定期到学校了解伤残者的学习进展，解决学习中的实际困难，或由专门机构派出专业人员常驻学校，对残疾学员给予辅导与支持，协助其顺利完成学业。

（二）职业培训

职业培训是由职业教育和培训机构组织举办的非学历性的短期职业教育，主要指根据劳动力市场需求，为帮助和促进劳动就业，通过课堂学习、实地操作等形式，在较短的时间内对劳动者进行职业知识和实际技能的培养和训练。职业培训的内容包括就业前培训、转业培训、再就业培训、创业培训，根据职业技能标准分为初级、中级和高级职业培训班。提供培训的机构主要是社会上的就业培训机构和职业技术学校，普通学校或教育机构可以根据办学能力开展多种以实用技术为导向的职业培训。

学习实用技术，首先应综合分析伤残者的文化素质和身体条件，对培训所能达到的技能水平有客观估计。其次，要尽可能了解人力资源市场需求，选择伤残者能力可及、市场需要的培训项目，方能达到学以致用的目的。专业人员可以将伤残者委托给普通职业培训机构接受职业技能培训，也可以让伤残者参加专门为伤残者举办的职业培训班。提供伤残者职业培训的机构需要具备一定的无障碍条件和伤残者培训的经验，或由专业人员提供辅导和支持。短期职业培训应安排一定课时的实践活动，由培训教师对伤残者的实践技能进行督导，以利于其将所学技能应用到未来的就业生产中。

（三）在职培训

在职培训主要是短期内现场辅导伤残者掌握职业技能，也包括帮助伤残者在就业过程中掌握新技能，以提高其适应技术更新与发展的能力。如果伤残者学习和适应的情况良好，培训结束后则可能成为正式职工，或进行更专业的培训。提供在职培训的人员除职业教师外，伤残者的同事也可以督导、教授职业技能。

在职培训的方式下，伤残者除了学习职业技术外，还可以学到与职业相关的技能，包括工作时间的统筹安排、与同事相处的技巧和工作态度等。伤残者可以把同事作为学习榜样，同事也可以学习与伤残者交往的技巧，增加彼此沟通的机会，有利于伤残者融入到一般就业环境中。遵循"安置—训练—追踪"模式的支持性就业也可归入在职培训。

（四）庇护工场培训

庇护工场常常作为重度残疾者就业安置的场所，也可以作为未达到竞争性就业能力伤残者的过渡性就业安置形式和职业技能训练场所。伤残者在这里还可以培养工作习惯和态度等与职业相关的适应能力。对于在庇护工场培训的伤残者，专业人员应定期为其做职业评定，以了解其能力是否达到竞争性就业能力，一旦达到，即可过渡到支持性就业或竞争性就业。

（五）获取职业资格

并非所有伤残者都需要工作适应训练和职业技能训练，对于已掌握足够的专业知识技能，且能满足用人单位要求的伤残者，专业人员可以将其直接推荐到用人单位安置就业。目前我国已经逐步建立了就业准入制度和职业资格制度。国家对规定的职业制定职业技能标准，由经过政府批准的考核鉴定机构负责实施职业技能考核，考核通过后即可发放职业资格证书。因此，伤残者经过职业技能培训后，专业人员应鼓励伤残者参加国家认可的职业资格考试，取得职业资格证书，增加其进入一般性就业的硬件条件，使伤残者具备更大的就业市场竞争力。

四、人体功效学的应用

人体工效学（ergonomics）是研究人–机器–环境系统中人的心理、生理、效率、安全、健康、舒适等因素，使人的工作达到最优化。可以说人类功效学使机器与人相适应，创造舒适安全劳动条件，从而提高工作效率的一门科学。职业康复不仅需要进行伤残者身体功能的训练，还需要关注服务对象的工作环境，并开展评估、改造及职业伤害预防宣教工作。

（一）作业区的设计

1. 工作面高度 应按基本作业姿势（站立、坐位交替）设计一个最佳的工作面，站位或坐位的最佳工作面为肘下 5～10cm，也有人提出工作面高度是身高的 60%～70%。对于精密作业（如绘图）则工作面应上升到肘高以上 5～10cm，以适应眼的观察距离，同时给肘关节一定的支撑，以减轻背部肌肉的静态负荷。若作业强度大，借助身体的重力操作则工作面应降低到肘下 15～40cm。采用可调工作台来适应人的操作需要是最为理想的设计，但有的工作无法调节（如机床）则工作面可按身高的 95%设计，身材矮小的人可采用不同高度的垫脚板或者调节工作椅高度来达到适宜的工作面高度。如图 9-5 所示。

2. 手和脚的作业区 生产劳动离不开手和脚来操作，手和脚在水平和垂直面内所能触及的最大轨迹范围称为作业区。它是构成作业空间的主要部分。

（1）手在空间的最大作业范围 一般以减去手掌长度后的手臂为半径所形成的圆弧范围。凡在这个范围所布置的作业，均可保证在作业时能很好地抓握或操纵控制装置和进行其他工作。

（2）脚作业范围 以脚在水平方向可能移动的尺寸来确定，但舒适的作业范围则要根据脚的出力、动作频率、操作姿势、作业内容等综合分析来确定。如图 9-6 所示。

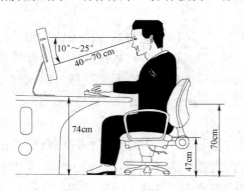

图 9-5 坐位工作面设计

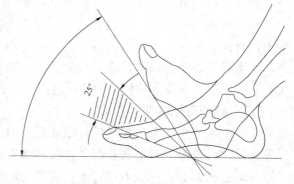

图 9-6 脚的作业范围

3. 工作座椅设计 理想的工作座椅是能使体重均衡分布、大腿平放、两足着地、肌肉松弛、上臂不担负身体的重量，并有利于操作。舒适坐姿的生理要求应保持腰曲弧形处于自然状态、腰背肌肉松弛、大腿血管不受压。工作椅的高度取决于肘部与工作面之间合适的高度差，有人建议按工作面与座面距离（27.5±2.5）cm 来设计；座椅的深度一般 38～40cm，以保证臀部得到全面支撑，不影响腘窝部血循环；椅面应平整、光滑、透气；扶手高度一般为座面上 20cm，两扶手间最小距离 47.5cm，靠背与座椅面之间的夹角为 95°～110°。

（二）影响职业活动的因素

1. 环境因素

（1）气温 气温升高或降低不但对人体健康产生影响，还可以影响作业能力和工作效率。例如，在高温或低温环境中，可以使反应速度减慢、准确性降低，导致作业能力下降和差错事故发生。

（2）噪声　使人的注意力难以集中，严重时可以出现烦躁、反应迟钝等。

（3）照明　人的信息有 80%是通过视觉获得的。生产劳动过程中，合适的照明条件可以增加周围物体的识别度，有利于获得信息的准确性和提高速度。

（4）颜色　颜色是物体的一种属性，也称色彩。适当的颜色可以帮助作业人员提高人对信号或标志的辨别速度，进行正确的观察和识别，减少操作错误。

2. 合理的劳动组织　合理地组织生产劳动和各项工作，可以减轻劳动者的生理及心理负荷，提高作业能力，如减少负重及用力、改善人视界面、人员的选择与培训、轮班作业和工间休息等措施。

本 章 小 结

职业活动训练与其他康复训练有所不同，侧重与就业或工作相关的身体功能的恢复，对伤残者的身体和心理功能有更高要求。本章主要讲述了职业康复的概念、内容、目的、作用和原则，职业评估的相关基本概念和主要内容，工作重整与工作强化的基本知识和技能，培养学生的职业康复的思维与素养，是学生在今后的康复工作中能够进行全面康复所必需的。本章内容在编写过程中也参考了职业资格考试大纲的相关内容及要求，能够满足学生的考试需要。

自 测 题

一、单项选择题

扫码"练一练"

1. 分析工伤伤残者的所从事的工作需求，并结合工伤伤残者的身体、心理功能情况进行匹配，这项职业活动训练称为

　　A. 职业评定　　　B. 工作分析　　　C. 职业功能训练　　D. 职业指导

　　E. 就业后随访

2. 在提供职业活动训练的过程中，不能给伤残者带来新的伤害或者功能损伤，确保伤残者在安全的环境下进行职业康复干预，这项职业活动训练原则称为

　　A. 个体化原则　　B. 弹性原则　　　C. 保密原则　　　D. 无伤害原则

　　E. 公平公正原则

3. 常用工作分析方法不包括

　　A. JEM　　　　　B. O*NET　　　　C. DOT　　　　　D. GULHEMP

　　E. FCE

4. 哪项不属于专业模拟工作站

　　A. 电工工作站　　　　　　　　　B. 电话接听工作站

　　C. 水管工作站　　　　　　　　　D. 收银工作站

　　E. 坐姿工作站

5. 人们工作的目的和意义不包括其中哪项

203

A. 获取经济来源   B. 实现个人价值

C. 锻炼身体   D. 提升自信心

E. 提升个人能力

6. 以下哪项不是影响个人的工作能力的主要因素

A. 躯体因素   B. 自然因素

C. 社会文化因素   D. 工作的压力

E. 心理因素

7. 未达到竞争性就业能力的重度残疾者最适合的职业技能培训方式是

A. 职业教育   B. 职业培训   C. 在职培训   D. 庇护工场培训

E. 获取职业资格

8. 站位或坐位的最佳工作面为

A. 肘上 5～10cm   B. 肘下 5～10cm

C. 肘下 10～15cm   D. 肘上 10～15cm

E. 与肘关节平齐

9. 下列关于工作座椅设计的叙述不正确的是

A. 理想的工作座椅是能使体重均衡分布、大腿平放、两足着地、肌肉松弛、上臂不担负身体的重量，并有利于操作

B. 舒适坐姿的生理要求应保持腰曲弧形处于自然状态、腰背肌肉松弛、大腿血管不受压

C. 工作椅的高度取决于肘部与工作面之间合适的高度差

D. 座椅的深度一般 58～60cm，以保证臀部得到全面支撑，不影响腘窝部血循环

E. 扶手高度一般为座面上 20cm，两扶手间最小距离 47.5cm

10. 以下哪项不属于影响职业活动的环境因素

A. 劳动组织   B. 气温   C. 噪声   D. 照明

E. 颜色

11. 个人的工作能力不会受下列哪个因素影响

A. 自然因素   B. 心理因素

C. 社会文化因素   D. 工作的压力

E. 躯体因素

12. 预防工伤或职业病发生的方法有

A. 更换有害的原料及删除危险的生产程序

B. 保护措施

C. 原料实施严格规范的操作程序管理

D. 以较安全的原料和方法加以替代

E. 以上都对

13. 职业康复应用的手段和原则包括

A. 医疗   B. 教育   C. 心理干预   D. 康复

E. 以上都对

14. 下列哪一项不属于职业康复的最终目的

A. 恢复生活自理能力   B. 回归家庭

C. 回归社会　　　　　　　　　D. 重返体育运动

E. 重返工作岗位

15. 影响个人工作能力的因素与下列哪一项有关

A. 慢性腰背疼　　　　　　　　B. 腕管综合征

C. 上下班所搭乘的交通工具　　D. 工伤保险赔偿制度

E. 抑郁症

二、思考题

1. 简述职业能力评定的内容

2. 简述工作强化训练的内容。

（张　雪）

第十章

辅助技术

第一节　辅助器具的选配和使用

扫码"学一学"

📋 案例讨论

【案例】

王先生，男，30 岁，1 个月前因车祸导致脊髓损伤，检查：球肛门反射存在，骶部有感觉，无运动，双侧肢体 C6 平面以下轻触觉，针刺觉均减退，四肢各关节 PROM 正常，MMT 左侧屈肘肌 5 级，伸腕肌 3 级，伸肘肌 1 级，右侧屈肘肌 5 级，伸腕肌 4 级，伸肘肌 1 级，长腿坐位平衡 1 级，站立平衡不能，Barthel 指数 10 分。

【讨论】

1. 该患者可能需要哪些辅助器具？
2. 该患者需要轮椅吗？需要什么样的轮椅？
3. 该患者需要上肢低温矫形器吗？选配矫形器的目的是什么？

一、概述

辅助技术（assistive technology，AT）目前没有统一的概念，指通过使用特殊用具、设备或现代科技手段，代偿失去的功能，充分发挥残存功能，补偿减弱或受损的功能，帮助残疾人、老年人等身心障碍者在生活中达到最大限度功能独立的技术。现代科学技术的迅猛发展，使辅助技术也有了突飞猛进的发展，比如外骨骼架，可以帮助截瘫患者重新站立行走，智能肌电仿真手功能基本接近人类的手功能，这些高科技辅助器具大大地改善了残疾者的功能活动。辅助器具既包括高科技产品也包括科技含量水平低的普通产品，如自助具等。辅助技术在康复治疗过程中有非常重要的作用，可以帮助作业治疗师达成康复治疗目标，比如偏瘫手抓握功能差的患者可以使用加粗手柄的餐具完成独立进食，行动不便者使用轮椅提升行动能力等。

康复辅助技术主要分为辅助器具和辅助技术服务两大类。

1. 辅助器具（assistive technology device，ATD） 《残疾人辅助器具分类和术语》（GB/T 16432—2004）将其定义为：是指残疾人使用的，特别生产的或一般有效的，防止、补偿、减轻、抵消残损、残疾或残障的任何产品、器械、设备或技术系统。经常称为辅助设备或辅助技术。世界卫生组织在 2001 年 5 月 22 日第 54 届世界卫生大会上正式命名并在国际上使用《关于功能、残疾和健康的国际分类》分类标准（ICF），取代了原来的《国际残疾和残障分类》，《残疾人辅助器具分类和术语》也提到了取消"残障"的说法，而把增进活动与参与问题纳入其中。对于作业治疗来讲，辅助器具使用对象并不局限于残疾人，适用于所有身心障碍者。

知识拓展

辅助器具并无统一的分类方法。残疾人辅助器具分类的国际标准为的《Technical aids for persons with disabilities-classification and terminology》（ISO9999：2002 IDT），等同采用制定了我国的国家标准是《残疾人辅助器具分类和术语》（GB/T 16432—2004）。该标准按辅助器具的功能分为 11 个主类、135 个次类和 741 种辅助器具。11 个主类分别是：个人医疗辅助器具、技能训练辅助器具、矫形器和假肢、生活自理和防护辅助器具、个人移动辅助器具、家务辅助器具、家庭和其他场所使用的家具及其配件、通讯、信息和讯号辅助器具、产品和物品管理辅助器具、用于环境改善的辅助器具和设备及工具和机器、休闲娱乐辅助器具。

2. 辅助技术服务（assistive technology service，ATS） 如何让有需要的人获得良好的辅具服务，是实现辅助技术帮助身心障碍者克服障碍、提升功能、平等参与社会活动的重要环节，包括身心障碍者如何获得辅具相关资料，如何获得辅具相关服务，辅具评估适用问题，辅具维修问题，相关的福利政策等。因此，从作业治疗的角度来说，辅助技术服务应包括：需求评估、选择已有产品、设计新产品、个别化定制、修改、维护、维修、使用训练等。需求评估很重要，然后是根据评估结果选择、设计辅助器具，可以是现成的产品，也可是对现有产品进行修改，修改也不能满足需要的需量身定制。

3. 辅助技术的作用 辅助技术协助身心障碍者在就学、就业、ADL 方面克服障碍的影响，获得公平的受教育的机会、工作的机会，减轻照料者的身心负担和经济压力，提高生活自主性，提升生活品质。辅助技术从下面几个方面发挥作用。

（1）代偿丧失的功能 如肌电手可代替所丧失的上肢及手的部分功能。

（2）补偿减弱的功能 如助视器、助听器。

（3）充分发挥残存功能 如 C7 损伤患者带腕固定带的勺子，利用肘关节屈伸完成独立进食。

（4）提供保护和支持 如矫形器可用于骨折、脱位等的固定和保护。

4. 辅助技术相关的法律法规和资源 《中华人民共和国残疾人保障法》（2018 年）第二章康复第二十条明确规定：政府有关部门应当组织和扶持残疾人康复器械、辅助器具的研制、生产、供应、维修服务。第三章教育第二十九条规定政府有关部门应当组织和扶持特殊教育教学用具及其他辅助用品的研制、生产和供应。中共中央国务院《关于促进残疾人事业发展的意见》（2008 年）明确要求，健全残疾人社会保障制度，加强残疾人服务体系建设，提出"制定和完善残疾人康复救助办法，对贫困残疾人康复训练、辅助器具适配等基本康复需求给予补贴。"《残疾预防和残疾人康复条例》（2007 年）县级以上人民政府有关部门、残疾人联合会应当组织开展康复器具配置服务，省级以上人民政府及其有关部门应当积极支持辅助器具的研发、推广和应用。国家对残疾儿童、城乡贫困残疾人、重度残疾人配置辅助器具给予补贴。

国家和各省市均设立的有残疾人辅助器具中心，开展辅助器具研究发展和相关服务，其中中国残疾人辅助器具中心是隶属于中国残疾人联合会管理的公益事业单位，是中国国家级辅助技术研究和技术资源中心。其主要职责是：在国家级层面组织开发、供应和推广残疾人辅助器具；开展残疾人辅助器具的知识宣传、使用指导、技术培训和质量监督；对贫困残疾人配置辅助器具实施救助。

5. 作业治疗师的角色

（1）辅具适配人员 普通康复科的作业治疗师可以为患者选配一些比较简单或单一的辅助器具，例如轮椅，以解决患者的需求。但是对于需要多样性、全面性或复杂辅助器具的患者，通常需要转介到辅具中心。

（2）简单辅具制作人员 如购买不到合适的辅具，作业治疗师也可以设计、制作一些简单的自助具，如加粗手柄的勺子，制作常用的上肢矫形器，如低温板材制作腕手矫形器、肩吊带等。

（3）辅具建议咨询人员 作业治疗师也可以为患者、家属及机构组织提供辅具应用方面的意见和建议。作业治疗师应该了解相关政策法规，了解辅助技术的发展，为身心障碍者推荐合适的辅助器具适配服务机构、帮助获取经费、取得辅助器具等。

二、辅助技术的应用

1. 辅助技术应用基本原则 辅助技术应以满足基本功能需要并有助于使用者发挥潜能为最佳，应用辅助技术时需遵循一些基本的原则如下。

（1）以患者为中心原则 使用者可根据自己的需要和喜好选择辅助器具及服务。

（2）公平原则 公平对待每一个有需要者。

（3）简单实用原则 尽可能选择简单、易得、易用的辅助器具或服务。

（4）功能导向原则 所选辅助技术应在身心障碍者现有功能基础上满足其完成某项活动的需求，增加其独立性，并有助于发挥功能潜力。

（5）不伤害原则 所选辅助技术必须是安全的，不会对使用者造成伤害。

（6）阶梯化的介入原则 辅助处理次序如下：①重新修改活动，如一侧上肢缺失或瘫痪无法单手切菜，可购买超市已经洗好、切好、搭配好的半成品加工；②发展或训练必需的技巧或能力，例如颈髓损伤手功能差者，用手腕、嘴巴完成穿袜子（图 10-1）；③寻找现有产品给身心障碍者使用，可以是给普通人用的产品，也可以是专门生产的辅具；如可指导盲人和视力弱者通过手机的无障碍功能（点击设置——智能辅助——无障碍——TalkBack）使用手机；④重新设计制作或量身订制的产品，如将录音笔与点读笔结合的语音记录笔（图10-2），可帮助盲人或记忆减退者记录别人讲话的重要内容。点击专用记录纸上的开始按钮，记录听到内容（每句只写几个字就可以），结束点击结束按钮。然后点击自己写的字，记录笔就会播放当时的录音。

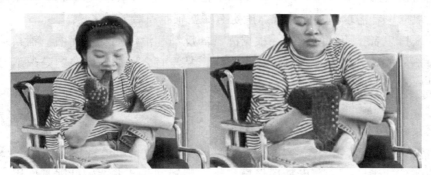
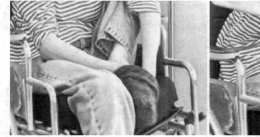
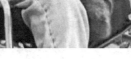

用牙齿帮助撑开袜口　　　　　　　　两手腕尽可能向里伸

将袜子套到脚上　　　　　　　　尽量向上提，两手腕慢慢退出来

图10-1　脊髓损伤患者独立穿袜子
（图片来源：脊髓损伤者及生活自理教材，台湾脊髓损伤潜能发展中心）

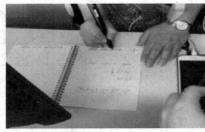
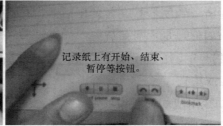

记录纸上有开始、结束、暂停等按钮。

图10-2　语音记录笔

考点提示　辅助技术作用和应用原则。

2. 辅助技术应用流程

（1）评定　作业治疗师通过评定了解患者的目标与需求，患者的基本情况和功能状况等。

患者基本信息应包括：个人基本资料（姓名、年龄、性别、职业等）、残疾类别及功能障碍程度、诊断、配置辅具的目的、生活方式和环境、经费来源等。

患者身体功能评定应包括：感觉运动、认知、情绪心理、身体尺寸测量等。通过评估，作业治疗师了解患者运动与姿势控制能力，决定用身体哪个部位、以哪种方式操控辅具，如电动轮椅适配，手功能好者可选手控操作推杆，上肢无功能者，可选颊控、额控，全身都失去运动者，可用眼动控制。了解患者认知功能，主要是注意力、记忆力、阅读能力、理解和执行力等，选择适合患者认知水平的辅具。

（2）制定适配方案，出具辅具处方　通过评估了解患者的需求和问题之所在，分析是否需要适配辅助用具，如果需要，则需要制定适配方案，给出辅具处方。

首先，根据患者需求和功能状况，确定有哪些辅具符合要求。

然后，安排患者试用这些辅具，根据患者的反馈和治疗师观察评估，辅具是否适用，是否需要改造，或者寻找其他辅具，如果市售产品没有合适的，则决定是改造、修改或定制，试用最好在特定环境中进行。

最后，根据试用结果，出具辅具处方。不同类型辅具器具处方内容不同，通常需要包括：辅助器具名称、类型、尺寸、材料、配件、颜色、外观、重量、特殊要求等。如需制作，则需提供设计图纸等。

（3）选配前的训练　为帮助使用者更好地应用辅助具，发挥辅助器具作用，有些辅助器具在选配前应对使用者进行训练。如假肢、矫形器、助行器等，康复训练主要内容包括：肌力训练、耐力训练、关节活动度训练、平衡训练、转移训练、感觉训练、认知训练、心理治疗等。

（4）购买或制作　根据处方购买或制作相应的辅助器具。

（5）适配　使用者试用辅具器具，治疗师或康复工程师根据发现的问题及时进行调整，调整后再适配，直至辅助器具适合使用者。如轮椅适配，主要检查轮椅尺寸是否合适，轮椅上的姿势是否正确，以及轮椅移动过程中有无问题。

（6）使用训练　配置的辅助器具应进行专门的使用训练，训练至使用者掌握正确的方法后才能交付使用，并教会使用者如何清洗保养，如有必要还需环境改造并进行环境适应训练。

（7）随访　辅助器具交付使用后要根据产品情况定期进行随访，了解使用者是否正常使用、效果如何，是否需要调整，如需调整或更改应及时处理。如轮椅随访，应检查轮椅是否处在良好的工作状态，是否需要重新调整轮椅尺寸、维修或保养，以及提供更多轮椅使用的技巧或培训。

3. 辅助技术应用注意事项

（1）重视评定　身体状况检查评定、生活方式和环境评定是应用辅助技术的前提和基础，评定结果不准确，直接影响所选辅助器具是否适用，是否能让使用者坚持使用。

（2）重视处方　辅助器具处方越详细，越容易获得合适的辅助器具，避免反复的调换、更改。

（3）重视适配　适配是使用者试用辅助器具，通过试用调整辅助器具，以求使用者舒适、安全、操作方便，真正发挥辅助器具作用。如下肢假肢适配，正式假肢穿戴后要检查站立姿势、步态、上下楼梯方式，分析其姿势、步态是否符合生物力学要求，行走不易引起疼痛和疲劳，否则，很多截肢病人，宁肯挂拐也不愿穿戴假肢。

（4）重视随访　长期的有效的随访可以获取使用者使用辅助器具的效果、出现的问题，可及时的调整、改进或提供新的服务，为辅助技术服务积累经验。

三、常用辅助器具

作业治疗常用的辅助器具包括矫形器、轮椅、助行器具、自助具。本节侧重介绍在日常生活活动中常用的自助具。

自助具（self-help devices or self-help aids）是一类利用患者残存的功能，辅助患者独立或部分独立完成自理、工作或休闲娱乐等活动而制作的器具。自助具制作简单、操作方便。自助具的选用以实用、可靠和经济为原则，如果有现成商品则尽量利用商品或在商品的基础上稍加修改，如果没有现成的商品则需要自己动手制作。

1. 自助具制作材料、工具

（1）低温热塑材料　是高分子材料的一种，广泛应用在矫形器及自助具的制作中，加热 60～80℃可软化，具有良好的可塑性，可以直接在肢体上成形，能方便地制成各种日常生活辅助用具。

（2）尼龙搭扣（魔术贴）　主要用于自助具的连接和固定。

（3）木材、塑料、海绵、钢丝、金属配件。

（4）制作工具　剪刀、穿孔机、钳子、铁锤、锉子、塑料专用切断器、电吹风、万能胶、电炉等。

2. 常用自助具

（1）多功能C形夹　C形夹即外形如字母"C"的形状（图10-3），用低温热塑板材制作而成，可直接与梳子、刀叉等固定在一起，也可安装用布料制作的夹套，方便将各种日常用具如叉、匙、刀、笔等的把手插入，适用于抓握能力减弱或丧失，但前臂旋前旋后和腕关节的功能尚好的患者。

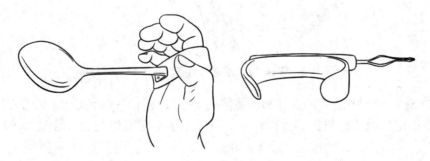

图 10-3　C形夹

当患者仅能屈肘，而腕关节的活动困难且无分指动作时，单用 C 形夹完成日常生活活动也困难。为了防止垂腕畸形和加强腕的力量，常用长对掌矫形器或腕支持夹板与 C 形夹或万能袖带配合应用，C5～C6 脊髓损伤的患者通常需要此类型的用具（图10-4）。

（2）多功能固定带（万能袖带）

多功能固定带，也叫万能袖带（图 10-5），可将牙刷、叉、匙、笔等插入使用，作用与 C 型夹类似。

（3）进食自助具

1）筷子　在两根筷子中间安装弹簧，松手后由筷子自动分离，适用于手指能主动屈曲而不能主动伸指或伸指力弱的患者（图10-6）。

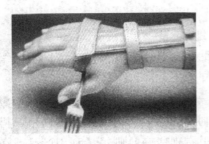

图 10-4 万能袖带与腕支持夹板结合

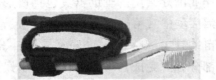

图 10-5 万能袖带

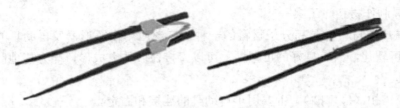

图 10-6 带弹簧片的筷子

2）叉子、勺子　将叉、勺的手柄加粗，以易于抓握，用于手活动受限、握力不足者。叉、勺两用可以解决频繁更换叉、勺的问题。将叉、勺加装万能袖带、C 形夹，用于手屈曲痉挛、手指变形、握力丧失者。叉、勺的手柄呈弯形或加长，用于前臂和腕手关节活动受限，取食或进食困难者。异型柄叉、勺适用于手关节僵直、变形者使用的异形勺叉（图 10-7）。

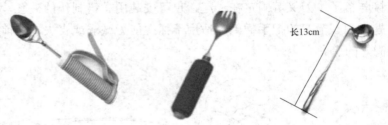

长13cm

图 10-7 改造的勺子、叉子

3）盘、碗　对于上肢震颤及控制功能障碍者，可选用的一端边缘较高或装有盘挡的盘子或碗，防止用勺取菜时将饭菜推出盘外。只能单手进餐或控制能力较差者，可选用防撒碗或防滑垫，以防止盘碗被推倒（图 10-8）。

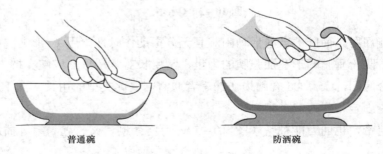

普通碗　　　　　　　防洒碗

图 10-8 防洒碗

4）水杯　对于手握力不足而不能正常持杯者，可使用容易抓握的双把、C 形把、T 形把杯子。对于头颈部、上肢活动受限者，可选用斜口水杯或吸管杯，以减少臂、肘或头部的活动。如图 10-9 所示。

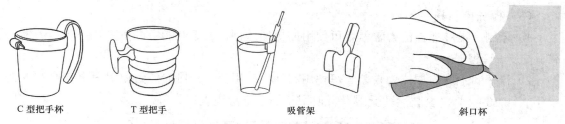

C 型把手杯　　　T 型把手　　　吸管架　　　斜口杯

图 10-9　喝水自助具

（4）穿衣自助具

1）穿衣钩　通过穿衣钩的牵引实现穿衣功能的器具（图 10-10），用于身体活动受限者。为偏瘫和截瘫患者常用的自助具。

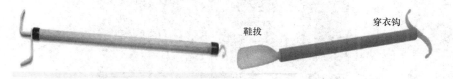

鞋拔　　　　穿衣钩

图 10-10　穿衣钩

2）系扣器　患者因手指屈曲受限、灵巧性和精细功能障碍系纽扣有困难时，可以采用系扣器（图 10-11）。手指屈曲受限或握力不足者可将手柄加粗，加长手柄适用于上肢活动受限的患者。

3）穿袜自助具　髋关节活动受限不能完成穿袜的动作时，利用穿袜自助具完成穿袜子的动作（图 10-12）。

4）鞋拔　用于平衡功能较差或躯干及下肢关节活动范围受限的残疾人或老年人（图 10-13）。

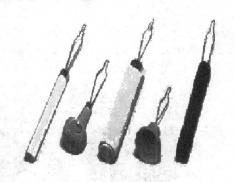

图 10-11　系扣器

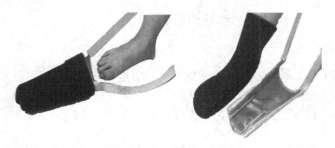

图 10-12　穿袜自助具

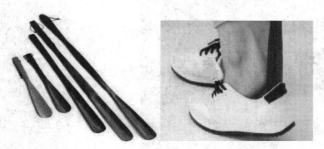

图 10-13　鞋拔

（5）梳洗自助具

1）牙刷　上肢抓握能力较差者可使用的粗柄牙刷，无抓握能力可使用 C 形夹或万能袖带固定牙刷等。

2）梳子　上肢抓握能力较差者可使用粗柄梳理用具，无抓握能力使用固定有 C 形夹的梳子（图 10－14），上肢活动受限者可使用长柄、弯形梳理用具等。

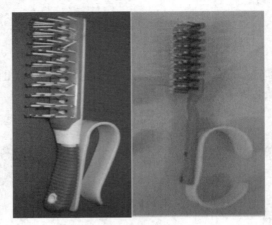

图 10－14　带 C 形夹的梳子

3）指甲刀　一侧上肢截肢、偏瘫的患者可以使用台式指甲刀（图 10－15）修剪指甲。

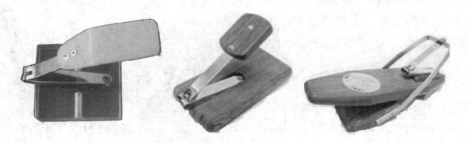

图 10－15　台式指甲刀

（6）如厕自助具

1）马桶加高座圈　马桶的高度可以通过加高座圈调节，适用于不同身高的患者、屈髋受限患者以及乘坐轮椅的截瘫患者（图 10－16）。

2）助起式座圈　下肢力弱或年老体弱患者久坐后难以站起，可以使用助起式便器座圈（图 10－17）。

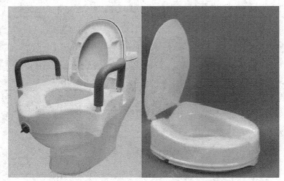

图 10－16　马桶加高座圈

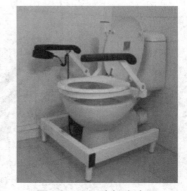

图 10－17　助起式座圈

3）卫生纸夹持器　可夹持卫生纸擦拭会阴部。适用于截肢、上肢关节活动受限、手指功能低下的患者。

4）全自动便器　带冲洗和热风烘干设备的便器代替人工清洁会阴部的工作。

（7）沐浴自助具

1）淋浴椅　适用于进出浴盆困难者，椅子多由塑料和不锈钢制成，分为带靠背和不带靠背（图10-18）。

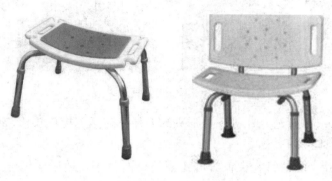

图 10-18　淋浴椅

2）洗浴刷　包括单侧肢体功能障碍者使用的吸附式清洁刷，上肢活动受限者使用的长臂清洁用具和带套环洗澡巾等（图10-19）。

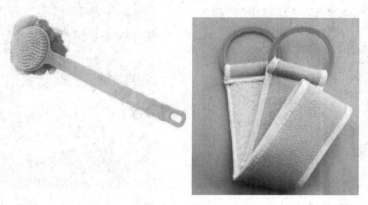

图 10-19　洗浴刷、长浴巾

3）浴盆用自助具　如需使用浴缸洗澡时，浴缸周围应安装扶手，转移板，配防滑垫，长柄水龙头，温度报警器等以防不测（图10-20）。

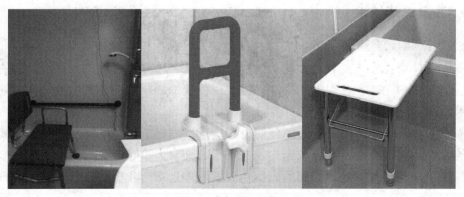

图 10-20　浴盆自助具

（8）书写、打字自助具

1）书写自助具　可用加粗的笔、增重的笔，或者用 C 形夹、万能袖带固定笔，或者配合腕手矫形器，用于手功能不佳的患者（图 10-21）。

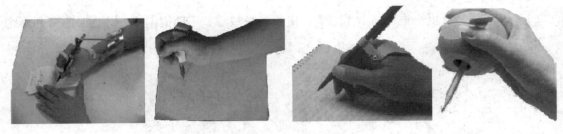

图 10-21　书写自助具

2）打字自助具　手指无力时利用 C 形夹或万能袖带插入橡皮头棒，改用腕力叩键打字。

（9）厨房自助具

1）特制的砧板　用铁钉、夹板等固定蔬菜、面包等，适用于仅一只手有功能的患者（图 10-22）。

2）刀　刀类可利用垂直手柄或刀锋呈锯齿状，利用手臂的力量以及刀呈锯齿状的优势，来克服手部力量不足进行切割（图 10-23）。

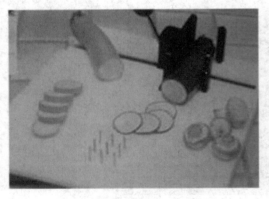

图 10-22　特制的砧板

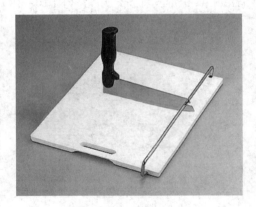

图 10-23　特制的刀具

考点提示　常用辅助器具的作用和适用对象。

四、节省体能技术

（一）定义

节省体能技术是指通过利用人体功效学原理，结合自身功能状态，采用合适的姿势、正确的活动方法和（或）使用辅助技术，以减少体能消耗，准确、高质量地完成功能性活动的技术和方法。

在临床中各种功能障碍及能力障碍的患者均可以进行节省体能技术训练，尤其是心肺功能差的患者，如部分伤残人士或老年人，由于心肺耐力不足或肌力低下，难以应付正常的生活和工作，因此，指导他们利用人体功效学原理进行自我保护、节省体能和预防继发性损害是十分必要的。

（二）应用原则

节省体能其实是尽量避免无谓的体能消耗，要节省体能需要记住以下几项原则，在日常生活和工作中多加应用，并养成良好的习惯。

1. 合理地安排活动

（1）提前安排好每日的活动，把繁重及轻巧的工作交替进行，并减少不必要的工作。

（2）提前做好准备，在开始活动前，先准备好活动所需的物品，并放于容易拿到的地方，避免不必要的身体前倾和旋转。

（3）适当的休息，每办完一件事，都要有足够休息才做下一件事。尽管不疲劳，仍要注意休息。每工作 1 小时至少休息 10 分钟，最好躺下来休息，因为卧位与坐位的体能消耗比例是 1:3。

2. 简化活动

（1）使用现代化家居产品简化工作，如使用吸尘器代替扫把。

（2）使用辅助器具，如使用长柄梳子和电动剃须刀进行修饰。

（3）利用手推车搬运比较重的物件。

3. 工作节奏要适中

（1）给予自己充足的时间去完成活动，而活动的节奏不宜太过急促。

（2）在感到疲乏前，应减低活动速度或停下来休息。

（3）在事情上多花一点时间，不要急躁。

4. 保持正确的姿势

（1）坐下来工作，避免站立过久、蹲着或弯着腰工作。

（2）减少手部活动，避免双手提举过高；肘不要放在高于肩膀的位置；避免拿或推重物。

5. 运用合适的身体力学

（1）进行活动时要挺直腰背，不良的姿势会浪费体力。

（2）尽量不用单手而是双手做事；活动时双臂紧贴身侧。

（3）将手肘承托于桌面工作，会使活动变得较轻松。

6. 活动中配合呼吸

（1）基本练习　控制呼吸节奏，用鼻轻吸气约两秒，然后用口慢慢将气吹出，时间约 4～6 秒。

（2）呼吸要配合姿势　做伸展扩胸的动作（如伸直腰、举高手时）应吸气；做收向身体的动作时（如弯腰，手收向身体）应呼气。

（3）呼吸要配合动作　当准备用力前，应吸气；当出力时，应呼气。

第二节　助行器、轮椅的选配和使用

坐站稳定是进行日常活动和行走的前提条件，下肢缺失、损伤、术后，或各种原因造成的下肢和全身力弱或无力，导致患者坐、站或转移等平衡欠佳，或无法移动较远距离，此时需要用到步行辅助器具，如助行器或轮椅等。

对于患者的移行能力不佳，主要由物理治疗师介入治疗，使用助行器的步态训练和轮

扫码"学一学"

椅使用训练通常都有物理治疗师完成，但是在日常生活活动训练中，作业治疗师也需要对常见的步行辅助器具的种类及功能有基本认识，才能在治疗团队中发挥应有的作用。因此本节重点介绍助行器的种类和轮椅适配。

一、助行器

助行器是指辅助人体支撑体重、保持平衡和行走的器具。主要作用是保持身体平衡，支持体重，缓解疼痛，改善步态，改进步行功能等。

根据助行器的结构和功能，可将其分为杖类助行器和助行架两大类。通常杖类助行器与地面接触面小，稳定性较差，而助行架基底面面大，稳定性较好。

（一）杖类助行器

杖类助行器即拐杖，按其结构和功能分为手杖、腋杖、肘杖和前臂杖等。手杖和腋杖应用最广泛，故先论述。

1. 手杖 为单手扶持助行器，根据支撑点的数量，可以分为单脚手杖、三脚手杖、四脚手杖等，支撑点越多，稳定性相对越好。要求使用者上肢要有一定的支撑力，手部要有一定的握力。

（1）单脚手杖 也叫单拐（图10-24a），适用于运动功能退化或体弱的老年人、下肢功能轻度障碍者和轻度偏瘫患者。

（2）多脚手杖 包括三脚手杖（图10-24b）、四脚手杖（图10-24d），也叫三脚拐、四脚拐。适用于使用单脚手杖不安全者、平衡能力欠佳者等。但是多脚手杖在上下楼梯及不平路面上使用时，因底部面积大反而不容易稳定，而产生危险，因此，在使用多脚手杖上下楼梯时要特别注意安全。

选择手杖时，需考虑使用者的平衡功能，上肢、手功能、身体耐力等。手杖的高度约为使用者股骨大转子高度，或是腰下约两拳头处。

如果手杖高度选择合适，患者持杖站立时，肘关节弯曲约15～30°。手杖过高，肘关节过度屈曲，无法很好的支撑体重，也不利于维持正常的步态和上下台阶。手杖过低，需要弯腰持杖，易造成腰椎损伤。

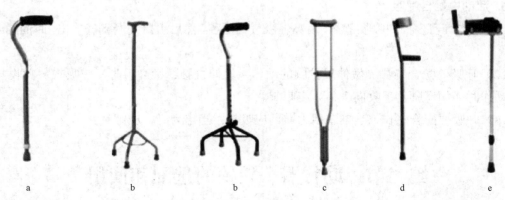

图10-24 杖类助行器

2. 腋杖 即腋窝支撑型拐杖，又叫腋拐。（图10-24c）。腋杖的支撑性比单拐好，用于下肢无力和下肢不能承重者，但是，要求使用者须有较好的体力、平衡能力和操控能力，因此适用于较年轻患者，不适用于老年人。

腋杖使用时，顶部应抵住侧胸壁，距腋窝约 2～3 横指，不可压迫腋窝（臂丛神经），把手的高度可根据使用者身高调节。腋杖高度简单的测量方法是用身长减去 41cm。站立位测量时，应先将腋拐支脚置于脚尖向前 15cm，再向外移 15cm 的位置，腋杖顶部距腋窝约 2～3 横指，大转子高度即为扶手高度。

3. 肘杖　具有能卡住前臂的前臂套，以手和前臂共同支撑（图 10-24d），因此稳定性优于手杖，低于腋杖，但是较腋杖轻便、灵活，且不会压迫臂丛神经，因此使用广泛。

4. 前臂杖　利用前臂支撑体重（图 10-24e）。适用于风湿性关节炎患者和因手部无力无法使用手杖、肘杖和腋杖者。

（二）助行架

助行架较拐杖基底面大，稳定性好，能够更有效的支持体重，减轻下肢的负重，保持身体的平衡，提高使用者的站立和行走能力。因此适用于肌力、平衡能力较差，不适合使用拐杖者。助行架使用者包括骨科疾病，下肢损伤、骨折、骨关节炎、关节置换术后等患者；神经系统疾病，如不完全脊髓损伤、脑卒中、帕金森病等患者；久病体弱，如长期卧床、心肺疾病患者等需要进行步行训练者。助行架按结构分类为框式、轮式和平台式等，按支撑方式分为手撑式、手扶式和臂支撑式等。

1. 框式助行架　框架结构，具有很高的稳定性能，需要抬起助行架前行（图 10-25a）。扶手为阶梯式的框架结构（图 10-25b），除具有普通框式助行架的功能外，还可以辅助下肢肌力低下的患者利用阶梯扶手从坐位到站位。但是，使用框式助行架须重新学习步态且消耗能量较高，而且在抬起助行器瞬间最不稳定，也容易发生危险。

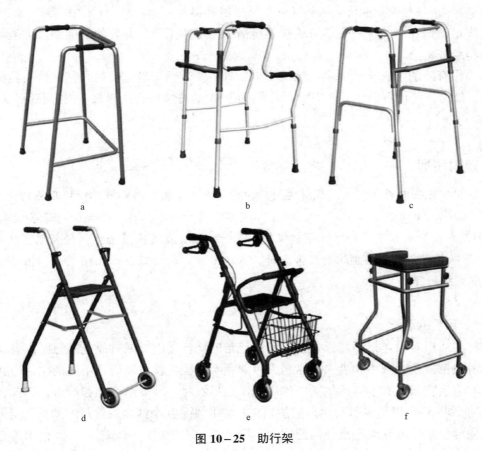

图 10-25　助行架

2. 差动步进式助行架 助行架两边装有铰链（图 10-25c），靠单侧交替推动助行架前移，而不需抬起助行架，适用于上肢肌力较弱者。

3. 两轮助行架 前面装有两个脚轮，以双前轮推动前移（图 10-25d），耗能少，但后面的支脚垫要具有一定的摩擦力和防滑性能。适用于下肢肌力低下、慢性关节炎患者、脑血管疾病引起的步行障碍者使用，也可用于长期卧床者的步行训练。

4. 四轮助行架 以四轮推动方式前进，耗能少（图 10-25e），具有转弯半径小，移动灵活的特点；其设计通常很人性化，装有手刹、座椅、储物筐等，适用于老年人出行时使用。

5. 平台式助行架 带有手臂支撑平台和四个脚轮，以手臂和四轮推动方式前进，稳定性好（图 10-25f）。助行架的高度应以身体直立，在肘屈曲近 90° 的状态下，将前臂放在平台上为宜。适用于全身肌力低下者，脑血管疾病引起的步行障碍者，慢性关节炎患者以及长期卧床者的步行训练等。

考点提示 ▶ 常用助行器和适用对象。

二、轮椅

移动是人的重要能力，是人们生活、学习、工作、娱乐的重要条件。联合国残疾人权利公约（UNCRPD）指出："所有人都有个人移动的权利。"所谓个人移动指的是按自己选择的方式和时间移动的能力。该公约倡导"采取有效措施，确保残疾人尽可能独立地享有个人移动能力"。轮椅是能使个人移动的最常用辅助器具之一。对于行走困难的人们来说，轮椅是满足他们身体状况、生活方式和环境需求的基本工具，并使他们能够极大改善自身的健康和经济状况。

为确保有效的个人移动能力，轮椅使用者就需要一辆正确适配的并满足他们具体需求的轮椅。然而，统计数据显示，实际上只有不到 5% 的有轮椅需要的人士能够获得一辆适配的轮椅。

 知识拓展

为帮助发展中国家残疾人获得适用的轮椅，推动发展中国家提升轮椅服务的能力和水平，世界卫生组织（WHO）于 2008 年发布了《资源有限地区手动轮椅服务指南》，于 2012 年 6 月发布了《轮椅服务初级教程》，于 2013 年 6 月发布了《轮椅服务中级教程》，旨在帮助成员国培训轮椅服务人员，开展专业化轮椅服务。2016 年求真出版社发行了中文版教程。

（一）轮椅的选配

轮椅的适用对象包括不能行走者，和能行走但是行走困难或只能走很短距离者。轮椅的使用者包括儿童、成人和老人，这些人可能有不同程度移动障碍，不同的生活方式、生活角色和生活背景，有不同的生活工作环境，包括农村、城乡结合部和城市。因此，他们对轮椅的要求各不相同，所以，"适用的轮椅"需要满足几个基本条件：①满足使用者的需求，让轮椅使用者容易地完成他们想做的事情；②适合使用者的环境；③与使用者正确匹配；④确保体位支撑（帮助使用者坐直）；⑤能够在当地保养和维修。

不适合的轮椅不但会造成经济上的浪费，还会引起一些问题：①产生压疮和不良姿势；②皮肤磨损或关节受损；③使用者容易疲劳；④进出轮椅不方便；⑤使用者不易推动轮椅；⑥轮椅使用不安全，容易倾倒、上下坡易失控等。

轮椅选配的基础之一是熟悉轮椅的结构、类型、功能，之二是熟悉脑卒中、脑外伤、脑瘫、脊髓损伤等常见疾病功能障碍特点。

轮椅选配的第一步是评定，通过评定了解轮椅使用者身体情况、生活方式、使用环境和经济条件，轮椅使用者及家属对轮椅的要求，如特殊功能、颜色、外观等，帮助轮椅使用者选配到最适用的轮椅。轮椅选配的第二步是制定轮椅处方，根据评定的信息，与使用者、家人或护理者一起确定轮椅处方。处方中详细说明了选定轮椅的类型、尺寸、特殊功能和改制方案。第三步是确定资金来源，从供应商处订购轮椅。第四步是适配，使用者试用轮椅，治疗师对轮椅进行最后的调试以确保其组装和配置正确。如果需要改制或安装体位支撑部件，则可能需要再次适配。第五步是培训使用者和护理者如何安全有效地使用和保养轮椅。本章节重点介绍评定、轮椅处方制定、轮椅检查、适配。使用者培训包括轮椅移动、轮椅转移、轮椅减压，内容见《运动治疗技术》教材和本教材"日常生活活动训练"部分。

【第一步：评定】

评定分为两个部分，面谈评估和身体检查。

1. 面谈评估 面谈评估主要以提问形式进行，收集轮椅使用者相关信息。提问主要包括四个方面重要问题。

（1）轮椅使用者的相关信息 包括姓名、性别、年龄、家庭住址、联系方式，以及选配轮椅的目的，即轮椅使用者为什么想要轮椅以及用轮椅做什么。

（2）身体状况 不同的身体状况会对轮椅处方产生影响。

1）脑瘫 不同类型的脑瘫表现不一样，但是这类患者有一个共同点就是难以坐直，或者可以坐直，但是易疲劳，难以维持坐直，因此，良好的支撑非常重要，可能需要在轮椅上附加体位支撑装置。

2）偏瘫 通常偏瘫患者一侧的身体感觉、运动功能会受到影响，这意味着他们可能会偏向轮椅的一侧，所以良好的支撑很重要。感觉减退者，需要评估其压疮风险，从而确定其是否需要减压坐垫。偏瘫患者多可以通过站立进出轮椅，所以更喜欢脚踏板可以收起或向侧边移开的轮椅以便于进行转移。

3）四肢瘫 四肢瘫患者难以自主维持身体平衡，故需要良好的支撑维持坐位平衡，并需要安全装置，如安全带、脚踝带等防止摔倒、肢体滑落。C4 及以上损伤者上肢无功能，C5 以下损伤者上肢可屈曲，因损伤平面以下没有感觉，发生压疮的风险很高，需配用减压坐垫。需要辅助转移者，腿托、脚踏板、侧挡板要方便拆卸。

4）截瘫 高位胸髓损伤者自主维持坐位平衡有困难，需要良好的支撑。其他截瘫患者基本无坐姿维持问题，需要考虑的是患者进出轮椅的方式，后方转移，还是侧方转移，靠背、腿托、脚踏板、侧挡板需满足转移需要。截瘫患者下肢通常需要附加固定装置，如腿托、脚踝带等。

5）下肢截肢 双下肢截肢者乘坐普通轮椅，容易因身体重量集中在轮椅后部导致失衡而向后翻倒，故后轮可能需要向后移以提高稳定性。

6）其他　下肢伤残或虚弱、年老等轮椅使用者，可选用普通手动轮椅，自行推动或他人推动。

（3）生活方式和环境　轮椅使用者的生活以及他（她）在轮椅上需要做的事情，也是评定的内容，需要轮椅使用者描述在哪里使用自己的轮椅，室内还是室外等；记录使用者每天移动的距离，短距离者可以使用手动轮椅，长距离者需要考虑使用电动轮椅；每天使用轮椅的小时数，长时间使用者需要预防压疮；轮椅使用者的转移方式；轮椅使用者是否经常乘坐公共/私人交通工具，如果是，乘坐的是哪种交通工具：小汽车、出租车、公交车还是其他，考虑选择可折叠轮椅还是固定轮椅。

2. 身体检查

（1）评估压疮风险　引起压疮风险的因素包括：感觉丧失（感觉减退）；不能移动；汗水或大小便失禁导致的潮湿；不良姿势；以前或现有的压疮；营养不良和饮水不足；衰老；体重（体重过轻或超重）。如果存在压疮风险，可以配减压坐垫，或者改变体位让受压部位得到休息，因此坐站转换轮椅、靠背可以后倾放倒、腿托可以抬起的轮椅都值得考虑。

（2）坐位平衡　坐位平衡较差或者无法自己坐直者，需要考虑用高靠背、侧挡板、安全带、骨盆带、小桌板、附加体位支撑装置等帮助轮椅使用者坐直，并保障使用者的安全。

（3）坐位耐力　如果轮椅使用者无法维持较长时间坐直，需要考虑轮椅使用者疲劳时的休息方式，如考虑在轮椅上休息，则靠背可以半倾倒或全倾倒的轮椅值得考虑。

（4）上肢功能　上肢功能情况决定轮椅使用者驱动轮椅的方式。手臂、手腕屈伸、手功能正常或存在的轮椅使用者用双臂推轮椅，上肢功能缺失的轮椅使用者可以用双脚推动轮椅，偏瘫患者可以用一只手和一只脚推轮椅。年老或每天使用轮椅移动的距离较远者，可以选用电动轮椅，根据上肢及手功能，选择手控操作或其他身体部位操控。上肢功能或心肺耐力差的轮椅使用者有时或一直都需要有人为他们推轮椅。

（5）认知功能　认知功能无障碍者，可考虑自行推动轮椅或使用电动轮椅，否则用他人推动轮椅。

3. 身体测量（图 10-26）

（1）工具　金属卷尺或软皮尺测量。

（2）体位　测量时被测量者坐在测量用椅上或床上，上身尽量坐直，髋、膝、踝关节屈曲 90°，双脚尽量平放在地上。如有配轮椅坐垫，测量时坐坐垫测量。

（3）臀宽（A）　坐位时两臀间宽度为座席宽度。测量臀部两侧最宽处的距离即为座席宽度。当座席太宽时不宜坐稳，操纵轮椅不便，肢体易疲劳，通过门口、通道时可能困难；太窄时上下轮椅不便，臀部及大腿组织易受压。

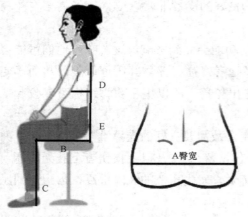

图 10-26　身体测量

（4）大腿长（B）　测量从骨盆后部到腘窝的直线距离，减 3～5cm（腿部较长者最多减去 6cm）即为座席长度。当两侧长度不等时按照短的一侧进行计算。如座席太短，体重主要集中在坐骨上，局部易受压；座席太长时其前缘压迫腘窝部，影响局部血液循环，并易刺激该部位的皮肤。

（5）小腿长（C）　测量腘窝到脚后跟底部的距离，即为座席到脚踏板的距离，加上脚踏板离地面距离即为座位高度，脚踏板通常离地 5cm。如用脚推行轮椅，则腘窝到脚后跟底部的距离即为轮椅座位高度。测量时被测者应穿平时常穿的鞋子，左右两腿都测。如座席太高轮椅不能进入桌面下；太低时坐骨结节承受的压力过大。

（6）胸腔下缘至座面（D） 测量椅座到胸腔下缘的距离，即为低靠背轮椅靠背高度，适合坐位平衡好，活动量大、双手推动轮椅者。测量时把双手放在骨盆两侧，双手向内轻轻挤压并向上滑动胸腔下缘恰好就在腰部的正上方。

（7）肩胛下角至座面（E） 测量从椅座到肩胛下角的垂直距离，也可作为低靠背轮椅靠背高度，适合坐位平衡、体能稍差，双手推动轮椅者。

考点提示 轮椅尺寸测量方法。

【第二步：轮椅处方】

轮椅处方是由康复医师、治疗师等根据评定结果，与轮椅使用者、家属、护理者等共同商议确定配置轮椅的种类/类型、规格以及对某些部件的特殊要求等。一些轮椅供应商提供：产品简介或产品目录、产品（轮椅）的规格。轮椅的尺寸、重量、功能部件以及有时可选部件都经常包含在该信息里。经常要检查一下是否有关于处方轮椅的可用信息。阅读此信息以便熟悉该产品。

目前尚无统一的轮椅处方内容和格式，轮椅处方举例见表10-1。

表 10-1 轮椅处方

1. 基本资料			
姓名:	性别:	年龄:	职业:
住址:		电话:	
诊断			

2. 测量尺寸			
臀宽:	cm	座宽	cm
大腿长: 左	cm	座深	cm
右	cm		
小腿长: 左	cm	座高	
右	cm		
肩胛下角至座面:	cm	靠背高度	cm
胸腔下缘至座面:	cm	靠背高度	cm

3. 轮椅选配

驱动方式	□ 手动（□ 双轮　单轮:□ 左　□ 右） □ 电动（□ 手控　□ 颏控　□ 额控　□ 气控） □ 他人推动
车型	□ 固定式　　□ 折叠式
大轮	规格　　cm，轮胎（□ 充气　□ 实心）　　手轮 （ 有　　无 ）
脚轮	规格　　cm，轮胎（□ 充气　□ 实心）　　脚轮锁（□ 要　□ 不要）
靠背	□ 低靠背　　□ 靠背可倾　　□ 拉链式
	□ 高靠背　头托（□ 要　□ 不要）　□ 后倾靠背（□ 半倾　□ 全倾）
手轮	□ 普通型　□ 推把（□ 水平　□ 垂直　□ 加粗）

续表

扶手	☐ 长扶手	☐ 短扶手；☐ 可卸式	☐ 可掀式	
脚踏板	☐ 固定式 ☐ 脚跟环	☐ 抬起式 ☐ 脚踝带	☐ 可卸式	☐ 其他
腿托	☐ 固定式	☐ 可旋开式	☐ 可拆卸式	
车闸	☐ 凹口式	☐ 肘节式	☐ 延长杆（右　　cm，左　　cm）	
颜色	☐ 轮椅架（　　　　）色；座位（　　　　）色			
附属品	☐ 坐垫 ☐ 轮椅桌	☐ 靠背垫 ☐ 安全带	☐ 扶手垫 ☐ 便桶　其他：	
特殊说明事项				
处方者			日期　年　月　日	

【第三步：轮椅检查、适配】

1. 轮椅到货后，按照以下顺序检查轮椅

（1）检查轮椅座宽和座深是否与处方（选择）一致。

（2）检查坐垫的宽度和深度与椅座是否匹配。

（3）检查靠背的高度和角度、扶手高度、后轮位置、刹车位置、脚踏板高度、把手高度等，并进行必要调整。

（4）检查所有部件，确保轮椅在试用之前所有部件都安全正常运行。

2. 轮椅适配　就是治疗师与轮椅使用者一起检查轮椅，检查内容包括：轮椅的尺寸是正确的并且已经进行了所有必要的改制和调整以确保其处在最佳适配；轮椅和坐垫能够让轮椅使用者得到支撑并使其坐直；检查压力；当轮椅使用者移动过程中，检查是否适配。

（1）尺寸检查　包括座宽、座深、座高、靠背高度、扶手高度。

1）进行座宽检查。要求：使用者大腿与轮椅侧面之间基本没有间隙，检查者手指在轮椅使用者大腿外侧和轮椅侧面之间滑动，手指感觉到舒适而没有被夹。间隙宽使用者不易维持身体平衡，间隙窄压迫大腿，可能会引起压疮。

2）进行座深检查。要求：腘窝和椅座之间有两个手指（3cm）的间隙，最多 6cm。检查者两手指在坐垫与腘窝之间滑动，应该有两个手指的间隙。手在小腿后部向下滑动并确保它不碰到椅座或坐垫，左右两侧都要检查。

3）检查座高。要求：大腿平放在椅座上没有间隙。双脚平放在脚踏板上没有间隙，检查者手在大腿和椅座之间滑动。整个大腿的压力应该均等并且（大腿和椅座之间）没有间隙。查看脚踏板上的每只脚。脚的前部和后部应平放在脚踏板上并且没有间隙。

4）检查靠背高度。要求：应该使轮椅使用者得到所需要的支撑，自己推轮椅者，需靠背不妨碍其肩胛活动，能自由地推轮椅。检查者观察使用者臀部上方的躯干是否平衡靠背是否妨碍轮椅使用者推轮椅，询问轮椅使用者靠背是否舒适。

5）检查扶手高度。要求：应该使轮椅使用者得到所需要的支撑，方便进出桌子或工作台，推动轮椅者不影响其推动轮椅。检查者观察轮椅使用者躯干是否平衡，推轮椅使用者进出桌子，观察进出有无受阻。让轮椅使用者自己推动轮椅，观察扶手是否影响其推动轮椅。在保证平衡的前提下，扶手越低越好。

6）用手推轮椅者，需检查后轮位置。要求：当轮椅使用者的双手放在手推圈上时，其肘部应该成直角。检查者让轮椅使用者紧握手推圈顶部的位置，肘部应该屈曲成 90°。

扫码"看一看"

（2）姿势检查 包括侧面观、正面观，观测轮椅使用者是否坐直。

一般要求需要长时间乘坐轮椅者在轮椅中应能保持两侧对称、安全舒适、功能最好的姿势。通常从侧面观，骨盆处于中立位，躯干挺直，颈胸腰保持 3 个自然生理弯曲，髋膝踝屈曲 90°，足跟在膝关节的正下方（也可酌情稍前或稍后），双脚平放在足托或地面上；从正面观，骨盆处于水平位，双肩水平放松，手臂可以自由活动，双腿稍分开，头处于正中位，整个身体平衡。如图 10-27 所示。

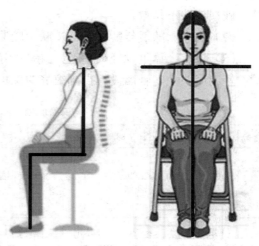

图 10-27 坐姿检查

（3）使用检查 在轮椅使用环境中检查是否适用。要求：轮椅适合使用者的周边环境，这里是指他（她）长时间所在的地方。

考点提示 ▶ 轮椅适配检查内容和方法。

（二）轮椅的使用

轮椅的使用培训能帮助很多轮椅使用者真正受益于自己的轮椅，因此，记得要教给轮椅使用者的几件事情：①如何操作轮椅；②如何上下轮椅（转移）；③如何移动轮椅，满足使用者的需求；④如何预防压疮以及如果发生压疮后该怎么办；⑤如何在家保养轮椅和坐垫。

具体培训内容需要根据评定结果确定。应该了解轮椅使用者是否愿意让他（她）的护理者或家属也一同参与学习轮椅技能，每个相关人员都参与学习如何使用和维护轮椅对轮椅使用者的康复和生活是有用的。轮椅操作、转移等在其他课程章节有详细介绍，此处重点介绍如何预防及处理压疮。

1. 压疮发生的原因

（1）压力 长时间的坐在轮椅上，臀部、大腿、背部等处皮肤受压发生压疮。

（2）摩擦力 坐在轮椅上活动时，皮肤可受到轮椅垫表面的逆行阻力摩擦，以及当轮椅移动时，手臂在车轮（扶手）上摩擦导致压疮。

（3）剪切力 是由摩擦力与垂直压力相加而成，它与体位关系密切。例如，当轮椅使用者坐在轮椅上"下滑"的时候，坐骨下的皮肤会由于臀部与座椅平行的摩擦力和身体垂直的压力造成剪切力而产生压疮。

2. 压疮发生的危险因素

（1）感觉丧失的人（感觉减退） 任何感觉丧失或减退的人（像大多数截瘫和四肢瘫者臀部或下肢）有发生压疮的风险。

（2）不能移动的人 当一个人不能移动时，无法进行减压。

（3）潮湿 汗水、水或大小便失禁导致潮湿，潮湿使皮肤柔软并更容易受损。如果轮椅使用者无法管理大小便功能，尿液和粪便就会刺激并损坏皮肤。

（4）不良姿势 没有坐直会导致身体某一区域的压力增加。

（5）以前或现在患有压疮。

（6）营养不良和饮水不足 全身营养缺乏，皮下脂肪减少，肌肉萎缩，受压处缺乏保护，破损皮肤不易愈合。

（7）衰老　随着年龄增长，皮肤中胶原蛋白和水分减少，变薄、脆弱，很容易损伤。

（8）体重（体重过轻或超重）　超重的人局部受压血流不畅，皮肤易损伤且愈合差。体重过轻则脂肪少，骨骼没有得到很好的保护，骨突部位的皮肤很快会被损伤。

表 10-2　不同阶段压疮及处理

	压疮的四个阶段	如何处理
1	皮肤上出现红斑或暗斑。在压力去除后 30 分钟内红色或颜色的改变仍不消褪	a. 立刻去除该部位的压力 b. 待皮肤完全恢复后该部位才能受压。可能需要卧床休息 c. 查明原因并解决 d. 教会轮椅使用者压疮是怎样形成的以及将来如何预防
2	创面较浅，皮肤表层破溃或起水泡	a. 按照 I 度压疮的处理方法 b. 转介经验丰富的医护人员治疗压疮
3	创面较深，伤及皮肤全层	c. 开放性的压疮需要清理，贴敷料并进行密切观察以确保伤口愈合及不受感染
4	创面非常深，深达肌层甚至骨骼	d. IV 度压疮可能需要手术治疗

3. 压疮预防措施

（1）使用减压坐垫　减压坐垫有助于减轻压力。任何有发生压疮风险的人士都应使用减压坐垫。减压坐垫通过平均分配皮肤压力，降低高压风险部位下的压力（坐骨、尾骨、髋骨）、帮助轮椅使用者坐直来降低压疮风险。

因此，选择坐垫时需要考虑：①材料的均压性、透气性、散热性、吸湿性；②使用者所在地的气候；③重量；④耐用性、维修是否方便、外观、价格等。

按照坐垫接触面外形可分为平面式和预制轮廓式（图 10-28），按照制造材料和填充材料可分为平面泡沫塑料垫、预制轮廓式泡沫塑料垫、凝胶垫（图 10-29）、充气垫（图 10-30）、充水垫等。

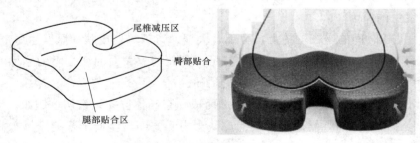

尾椎减压区
臀部贴合
腿部贴合区

图 10-28　轮廓式减压坐垫

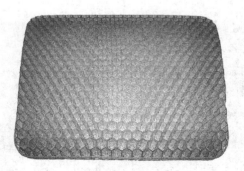

图 10-29　蜂窝凝胶坐垫

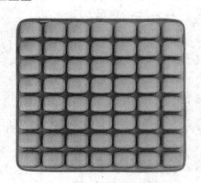

图 10-30　气囊减压充气坐垫

（2）坐直　坐直有助于体重均匀分布。这能减少骨突部位的压力并有助于减轻由压力引起的压疮。也有助于避免由剪切力引起的压疮。

（3）定时减压　定时减压能够有效地预防压疮。治疗师要根据乘坐者的力量和平衡功能，评估其自身减压能力，可分为：①可独立撑起身体减压；②可侧边偏移身体减压；③无法自主减压或减压效果不佳。可自主减压者，指导其自主减压，一般每隔半小时抬起臀部或偏移身体减压一次。如果无法自主减压或减压效果不佳，则可选择靠背角度或座椅角度可调节座椅，配合使用减压坐垫，也可选择坐站两用轮椅，或由照料者帮助减压。

（4）营养膳食并充足饮水　新鲜蔬菜、水果和肉类的营养均衡膳食能有助于预防压疮。充足饮水有助于保持皮肤健康并预防压疮。

（5）避免摩擦　确保轮椅正确适配且没有毛边。教会感觉丧失的轮椅使用者检查自己的身体，确保任何部位都没有被轮椅擦伤。教会轮椅使用者小心地上下轮椅。

（6）避免潮湿　建议轮椅使用者立即更换湿的或弄脏的衣物，以及不要使用湿坐垫。肠道和膀胱的管理计划可以减少潮湿带来的问题。

（7）每天检查皮肤　压疮能迅速发展，所以及早诊断压疮并立即采取措施是重要的。建议有压疮风险的轮椅使用者每天检查自己的皮肤。他们可以自己用镜子检查，或让家人来检查。如果发现皮肤发红或有暗斑（Ⅰ度压疮），应该立刻采取一切必要的措施为该部位减压。

（8）当卧或坐的时候，应定时变换体位　定时变换体位有助于减压。例如，通常半小时应变换一次体位，例如从坐位到卧位，对于有多种压疮风险因素，或近期刚愈合压疮的人们来说定时翻身尤其重要。

考点提示　压疮预防措施。

第三节　低温矫形器的制作与应用

扫码"学一学"

一、概述

矫形器（orthosis）是在人体生物力学的基础上，作用于人体四肢或躯干，用于改变或代偿神经、肌肉、骨骼系统的功能或结构的体外装置。矫形器也称为夹板（brace）或支具（splint），台湾称为副木。

低温塑型板材是一种特殊合成的高分子聚酯，低温下（60～80℃）即可软化，在肢体上直接塑型，无需石膏造模，多用于上肢矫形器的制作。

（一）分类

1. 按照治疗部位　矫形器按治疗部位分为脊柱矫形器、上肢矫形器、下肢矫形器三大类。每一大类又可根据矫形器所跨过的身体部位或关节不同而分为若干种。作业治疗师主要参与制作上肢矫形器。

上肢矫形器包括：手矫形器（hand orthosis，HO）、腕手矫形器（wrist-hand orthosis，WHO）、肘矫形器（elbow orthosis，EO）、肘腕手矫形器（elbow-wrist-hand orthosis，EWHO）、肩肘腕手矫形器（shoulder-elbow-wrist-hand orthosis，SEWHO）、肩矫形器（shoulder orthosis，SO）

2. 按关节是否可活动 根据矫形器能否活动，分为静态矫形器和动态矫形器两大类。静态矫形器（Static splints）矫形器穿戴后不能活动，常用来固定或保护肢体。动态矫形器（dynamic splints）在被跨越的关节部位用铰链或铆钉把矫形器的两个部分连接在一起，两个部分可以铆钉或铰链的交汇点为运动轴，穿戴矫形器后关节可以在一定范围活动。

3. 按治疗目的 分为固定性矫形器、保持用矫形器、矫正矫形器、免荷式矫形器、步行用矫形器、牵引式矫形器等。

4. 按照制作材料 分为塑料矫形器（低温热塑矫形器、高温热塑矫形器）、金属矫形器、碳纤矫形器、软式矫形器（布、皮革等）等。作业治疗师主要制作低温热塑矫形器和软式矫形器。

（二）矫形器的作用

1. 固定和保护 保护及固定受损或疾病肢体，促进炎症、水肿吸收，减轻疼痛，促进病变的愈合，如骨折矫形器。

2. 预防与矫正畸形 通过矫形器的限制，预防潜在的畸形发生和发展；通过三点力作用原理矫正肢体已出现的畸形，如可用于偏瘫、烧伤瘢痕挛缩的腕手固定矫形器。

3. 代偿功能 矫形器的外力源装置可对肌力较弱者给予助力；代偿已瘫痪的肌肉的功能；矫形器使关节置于功能位可维持其正常功能运动，如可用于正中神经损伤的动态对掌矫形器。

4. 免负荷作用 应用承重矫形器，能部分或完全免除肢体或躯干的承重，促进组织修复，促使病变愈合。

5. 抑制痉挛 通过控制关节运动，抑制肌肉反射性痉挛。如偏瘫患者肘伸直矫形器。

二、制作及服务流程

（一）评定

1. 了解病史和诊断 充分了解现病史、诊断，包括创伤情况、手术、目前所处的阶段及所接受的治疗等情况。

2. 肢体功能评定 伤口、水肿、疼痛、是否存在感觉障碍，有何并发症。如病情许可应评定关节主被动活动度和肌力。

3. 其他 了解个人的生活及职业和休闲娱乐需要。

（二）出具处方

处方应包括患者的基本信息，诊断、功能障碍等，所需矫形器类型等。下面为低温矫形器处方参考格式（表10-3）。

扫码"看一看"

表10-3 低温矫形器处方格式

××医院矫形器处方单			
姓名：	性别：	年龄：	职业：
住址：		电话：	
诊断：			
功能障碍：			
矫形器类型：			
其他特殊要求：			
注意事项：			

（三）肢体测量

测量上肢的长度、围度、宽度等。

（四）设计画图

1. 设计原则

（1）详细了解病人资料，包括受伤部位、诊断、手术日期、手术细节情况及 X 线片等数据。如果是骨折，要弄清骨折的稳定情况、血液循环情况。以及医师为患者设定的治疗程序（或康复策略）。

（2）考虑矫形器的功能。

（3）外形美观，制作简单。

（4）最大程度保留功能与感觉。

（5）易于穿脱。

（6）考虑矫形器的佩戴与活动程序。

2. 画肢体轮廓图　患者取坐位或卧位，患肢呈中立位平放于白纸上，铅笔垂直于桌面，沿肢体边缘画出轮廓图；若患者肢体畸形或痉挛十分严重而不能描图时，应先描出患者的健侧，然后利用白纸背面阴影描出其图形，以替代患肢轮廓图。

3. 绘制纸样　根据肢体测量尺寸，以肢体轮廓线为基础，放大轮廓的尺寸，常在轮廓的两侧各放宽该肢体周径长度的 1/4，掌部放宽其厚度的 1/2 尺寸。然后按所设计的矫形器画取相应图样。

（五）制作

1. 准备工具

（1）水箱　水温可在 0～100℃间调节，配有恒温控制系统，一般维持在 70℃左右。

（2）热风枪　可控温度在 50～80℃之间，有多种风速可供选择。

（3）绘图工具　包括普通铅笔、彩色铅笔、圆珠笔、记号笔、尺、绘图纸等。

（4）裁剪材料的工具　常用的有强力剪、手术剪、裁剪刀、钢丝钳等。

2. 准备材料

（1）低温塑型板材　市面所售板材规格不一，一般手部选择 1.6mm 厚材料，腕手选 2.4mm 或 3.2mm 厚材料，肩肘部选 3.2mm 厚材料，筒状矫形器材料厚度可适当降低；网眼密集的材料透气性好，但强度会有所降低，反之，网眼稀疏的强度较好，但透气性略差，通常腕肘以上选网眼较稀疏的，手部的可选网眼稍密的。板材以白色多见，也有彩色的，如蓝色、红色，可根据使用者爱好选择，也可根据使用者是否有认知障碍选择，如颜色鲜艳的板材可引起单侧忽略患者对患肢的关注和使用，有利于患肢功能恢复。

（2）附件　魔术贴、橡皮筋、弹簧、铆钉等。

3. 体位准备　取一个舒适和方便操作的体位，一般上肢矫形器取坐位，前臂和腕手矫形器制作时，患者肘部靠在桌面上。

4. 加热、塑形　纸样画到板材上，然后用大力剪或裁剪刀将板材裁剪好。将裁剪好的板材放入水温 70℃左右恒温水箱中加热 1～2 分钟，待软化后取出，用干毛巾擦干水分，待操作者自身感觉不烫手后立即放置于患者治疗部位上进行塑型，动作要快，通常 3～5 分钟后，板材会硬化。

5. 修整、修剪、修边

（1）修整　观察初步塑形好的矫形器有无偏斜和旋转，关节角度是否达到要求，关节是否保持正常对线和其他治疗需要。如有差异，需在局部加温软化后进行调整，必要时重新塑形。

（2）修剪　矫形器基本形态完成后，将多余的边缘剪去，矫形器两侧边缘高度通常为肢体周径的 1/2。除非必要，矫形器尽量不要影响关节活动。

（3）修边　矫形器边缘应充分软化后剪裁使边缘光滑，必要时用磨边机磨平，以避免矫形器边缘的毛刺、锐角等刺激皮肤引起疼痛，甚至伤及皮肤。

6. 安装附件

（1）支架　是牵引关节的支撑装置，也称托架，由钢丝、铝合金条等制作。在静止性矫形器上安装支架，并通过橡皮筋或导线与被牵引的部位相连，即组成动力性矫形器。屈曲方向牵引时，支架应安装在掌侧面。伸展方向牵引时，支架应安装在背侧面。受力不大的小支架在矫形器塑型后再安装，较大的支架常在矫形器成形前安装。

（2）弹性材料　有橡皮筋、钢丝、弹簧等，其弹力可作为矫形器的外动力，以帮助肢体的被动运动或牵引。不同材料的质地或结构不同，产生的弹力有强有弱，根据治疗要求应先预制或选择。

（3）铰链　铰链可支持关节运动或限制关节的活动范围。简单的铰链可以自制，结构比较复杂的需要购置。铰链作为动态结构能协助关节作各项运动以助于关节进行运动训练。当手术早期或治疗原因需要限定关节在一定范围内活动或禁止关节运动时，可通过调节铰链上的固定螺丝来达到要求。

（4）手指配件　是连接手指的辅助件，有指套、指钩、指帽及导线等。手指配件通常用于：手指关节挛缩后的牵伸；手指的被动运动；限制手指的活动范围；手指的抗阻训练等。

7. 安装固定带　固定带能使矫形器附着于肢体上。通常情况下，常选择尼龙搭扣固定带或帆布固定带。根据矫形器的长度和肢体部位确定固定带安装的位置，如功能位矫形器应分别安装在手部、腕部及前臂近端。帆布带固定肢体的稳定性比单纯尼龙搭扣固定好，尤其是大的关节或挛缩的关节更为适合。尼龙搭扣可用黏合胶固定在矫形器上，制作比较简单。帆布带需要用铆钉或加一层板材固定。

（六）试穿、调整

矫形器制作完毕后，应指导患者穿戴。观察矫形器是否能实现治疗目的，有无限制非固定关节活动。穿戴有无不适，如有无局部受压，有无过紧过松，内层、边缘是否光滑等。附件、固定带是否安装牢固，动力装置是否安全可靠。穿脱是否方便。发现问题及时进行调整。

（七）使用训练

教会使用者穿脱、使用、保养、清洁矫形器。

（八）随访

对需要长期使用矫形器的患者，应定期随访使用者，随着病情发展、功能改善及时调整或更换矫形器。

三、常用低温矫形器的制作与应用

上肢矫形器中的手指矫形器、手矫形器、腕手矫形器在台湾、香港统称为手夹板或手支具，常常由作业治疗师设计和制作，本章介绍几种常用的上肢低温矫形器制作和应用。

（一）手指矫形器

手指矫形器有动态和静态之分。手指静态矫形器也称为手指固定矫形器。手指动态矫形器又称为功能性手指矫形器。

1. 槌状指矫形器

（1）作用原理 槌状指为指尖下垂，远端指间关节不能伸直，是由Ⅰ区和Ⅱ区伸肌肌腱损伤引起的。必须将远侧指间关节保持在 0°～10° 的过伸位，轻度屈曲位会使末端肌腱在伸长上愈合从而导致伸肌受限，设计的矫形器采用三点作用原理，将患者指间关节固定为轻度过伸位（图 10-31）。

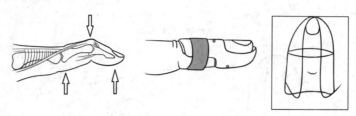

图 10-31 槌状指矫形器

（2）适应证 Ⅰ区和Ⅱ区伸肌肌腱损伤或合并末节指骨骨折。

（3）制作 包括：①按患者手指大小画取纸样（图 10-31），再按纸样剪取板材；②板材放于 70℃ 温水加热，待板材软化透明后取出，擦干水分；③患者远端指间关节保持 0～10° 过伸，近端指间关节轻度屈曲。将板材置于手指相应位置，轻抚边缘使板材贴合手指形状，冷却定型后取下；④在板材近端指间关节处固定魔术贴，确保手指紧贴支具；⑤佩戴后，治疗师检查有无压力点，患者佩戴有无不适，血液循环有无受限，每周检查一次矫形器的松紧度；⑥告知患者佩戴原则和时间、支具清洁及保养方法（图 10-32），非手术治疗至少要持续矫形器固定 6 周，手术治疗至少要持续固定 5 周；⑦注意确保板材、魔术贴末端平滑，塑型时治疗师注意手指不要按压矫形器，避免矫形器上出现压力点。

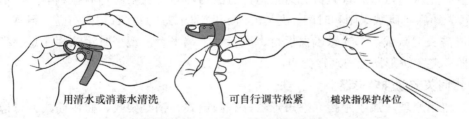

用清水或消毒水清洗　　可自行调节松紧　　槌状指保护体位

图 10-32 矫形器穿戴、清洗；去除矫形器时 DIP 保持过伸

2. 纽扣指矫形器

（1）作用原理 纽扣指是指掌指关节过伸，近端指间关节屈曲，远端指间关节过伸畸形。设计的矫形器利用三点作用原理，将患指固定在远端指间关节和近端指间关节 0° 伸直位。矫形器包括环状矫形器、指伸展固定矫形器、掌侧手指伸展矫形器（图 10-33）。

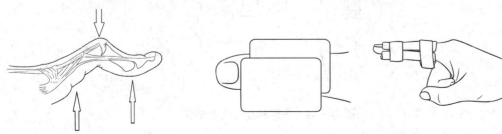

a. 纽扣指矫形器原理　　　　　　　　　　b. 环状矫形器

图 10-33 纽扣指矫形器

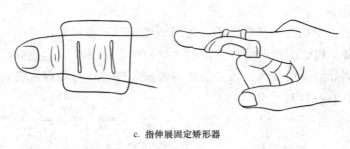

c. 指伸展固定矫形器

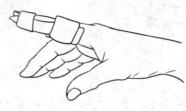

d. 掌侧手指伸展矫形器

图 10-33　纽扣指矫形器（续）

（2）适应证　手指伸肌肌腱中央束断裂或松弛、关节脱位、类风湿关节炎等。

（3）制作　包括：①按患者手指大小画取纸样，再按纸样剪取板材；②板材放于 70℃温水加热，待板材软化透明后取出，擦干水分；③患者远端指间关节、近端指间关节保持 0°，掌指关节和腕关节活动不受影响，将板材置于手指相应位置，轻抚边缘使板材贴合手指形状，冷却定型后取下；④在板材适宜位置固定魔术贴，确保手指紧贴支具；⑤佩戴后，治疗师检查有无压力点，患者佩戴有无不适，血液循环有无受限，每周检查一次矫形器的松紧度；⑥告知患者佩戴原则和时间、支具清洁及保养方法，通常肌腱损伤需要佩戴 5～6 周，矫正畸形需长期佩戴；⑦注意确保板材、魔术贴末端平滑，塑型时治疗师注意手指不要按压矫形器，避免矫形器上出现压力点。

3. 指间关节助伸矫形器

（1）作用原理　属于手指动态矫形器，有圆簧式、钢丝架式、橡皮筋式。以橡皮筋式为例（图 10-34），橡皮筋式利用橡皮筋的弹性辅助指间关节伸展，并允许一定范围内主动屈曲。

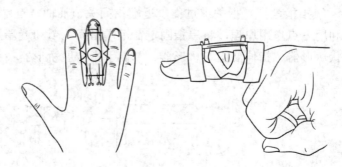

图 10-34　指间关节助伸矫形器

（2）适应证　预防、矫正手指伸肌肌腱损伤术后、屈肌肌腱损伤、手部骨折等造成的手指近端指间关节屈曲挛缩畸形，类风湿关节炎等导致的近端指间关节伸展受限。

（3）制作 ①按患者手指大小画取纸样，再按纸样剪取板材；②板材放于 70℃温水加热，待板材软化透明后取出，擦干水分；③将板材置于屈曲的手指上塑型，轻抚边缘使板材贴合手指形状，撬起四个小角，冷却定型后取下，反复折叠前、后连接处形成活动关节；④四个小角塑成勾状，安装橡皮筋，在板材适宜位置固定魔术贴，确保手指紧贴矫形器，矫形器可辅助手指伸直，且允许一定程度屈曲；⑤佩戴后，治疗师检查有无压力点，患者佩戴有无不适，血液循环有无受限，每周检查一次矫形器的松紧及橡皮筋的牵引力；⑥告知患者佩戴原则和时间、支具清洁及保养方法。通常肌腱损伤需要佩戴 5～6 周，矫正畸形需长期佩戴；⑦注意确保板材、魔术贴末端平滑，塑型时治疗师注意手指不要按压矫形器，避免矫形器上出现压力点。

（二）手矫形器

1. 拇掌指关节固定矫形器（图 10-35）

（1）作用原理 固定拇指掌指关节、指间关节。

（2）适应证 拇指指骨骨折、第一掌骨骨折、骨关节炎、正中神经损伤、烧伤等。

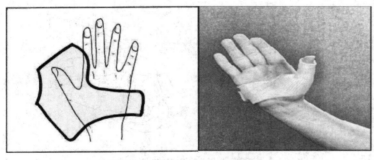

图 10-35 拇掌指关节固定矫形器

（3）制作 包括：①按患者手、拇指大小画取纸样，再按纸样剪取板材；②板材放于 70℃温水加热，待板材软化透明后取出，擦干水分；③患者保持前臂中立位，腕关节中立位，拇指外展位或对掌位，掌指关节伸直；④将板材置于手掌及拇指上塑型，轻抚边缘使板材贴合手的形状，特别是与大鱼际肌、掌弓的贴合，露出远侧掌横纹，不影响其余 4 指掌指关节活动，掌侧腕关节处弧形，避免限制腕关节活动。板材冷却定型后取下；⑤佩戴后，治疗师检查有无压力点，患者佩戴有无不适，血液循环有无受限，每周检查一次矫形器的松紧；⑥告知患者佩戴原则和时间、矫形器清洁及保养方法；通常骨折需佩戴 4～6 周至骨折愈合，骨折稳定后可在康复训练时取下矫形器；烧伤患者为防止软组织挛缩，可在休息时佩戴；⑦注意确保板材、魔术贴末端平滑，塑型时治疗师注意手指不要按压矫形器，避免矫形器上出现压力点。

2. 掌骨骨折矫形器

（1）作用原理 固定 2-4 掌骨。

（2）适应证 2-5 掌骨干骨折等。

（3）制作 包括：①按患者手掌大小画取纸样，再按纸样剪取板材；②板材放于 70℃温水加热，待板材软化透明后取出，擦干水分；③患者保持前臂中立位，腕关节中立位，各手指自然放松伸直；④将板材置于手部相应位置塑型，轻抚边缘使板材贴合手的形状，着重抚平受伤掌骨，露出近侧掌横纹、腕横纹，固定后不影响手指各关节及腕关节活动（图 10-36a）。板材冷却定型后取下。如果是掌骨小头骨折，需固定受伤手指的掌指关节

（图 10-36b），如果是掌骨基底部骨折，需固定腕关节（图 10-36c）；⑤佩戴后，治疗师检查有无压力点，患者佩戴有无不适，血液循环有无受限，每周检查一次矫形器的松紧；⑥告知患者佩戴原则和时间、矫形器清洁及保养方法。通常骨折需佩戴 4~6 周至骨折愈合，骨折稳定后可在康复训练时取下矫形器；⑦注意确保板材、魔术贴末端平滑，塑型时治疗师注意手指不要按压矫形器，避免矫形器上出现压力点。

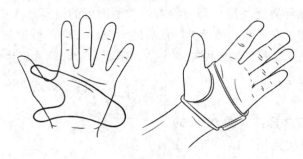

a. 掌骨骨折矫形器

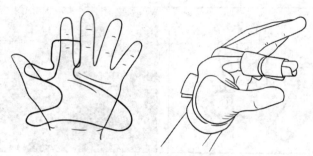

b. 掌指关节固定矫形器

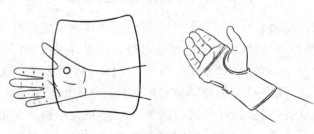

c. 腕关节固定支具

图 10-36 掌骨骨折矫形器

（三）腕手矫形器

腕手功能位矫形器如图 10-37 所示。

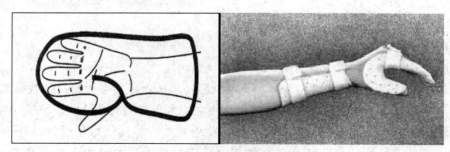

图 10-37 腕手功能位矫形器

（1）作用原理　固定腕、拇指、手指，使其保持在功能位，手腕背伸30°，腕关节屈肌相对伸肌被拉长，掌指关节屈曲40°，手内在肌放松，减低对伸指肌腱的拉力。

（2）适应证　手部烧伤、类风湿关节炎、脑卒中、脑瘫等所致腕手畸形、瘫痪、痉挛。

（3）制作　包括：①按患者手、手腕大小画取纸样，前臂托长度为前臂总长的2/3，再按纸样剪取板材；②板材放于70℃温水加热，待板材软化透明后取出，擦干水分；③患者肘关节屈曲置于桌面，前臂中立位，手部功能位（图10-38a）：腕关节背伸30°，指间关节屈曲30°，拇指对掌位，指间关节微屈曲；如果烧伤患者，手背肿胀明显，可将手固定在安全位，防止掌指关节过伸和指间关节屈曲挛缩，手部安全位：腕关节背伸30°，掌指关节屈曲60°，指间关节伸直（图10-38b）；④将板材置于手部相应位置塑型，轻抚边缘使板材贴合手掌、手臂的形状，塑型可按拇指、桡骨、尺骨边界、虎口和第一掌指关节、掌横纹、手掌尺侧边界、腕关节、前臂、屈曲掌指关节的顺序进行，注意保持掌心的弧度，避免压平掌弓，板材冷却定型后取下；⑤佩戴后，治疗师检查有无压力点，有无压迫骨突处，患者佩戴有无不适，血液循环有无受限，每周检查一次矫形器的松紧；⑥告知患者佩戴原则和时间、矫形器清洁及保养方法，矫形器在治疗期间取下，其余时间均需佩戴，也可只在夜间佩戴；⑦注意事项确保板材、魔术贴末端平滑，塑型时治疗师注意手指不要按压矫形器，避免矫形器上出现压力点，注意保护掌弓。如果是手部烧伤患者、痉挛患者，可在手指间添加软垫、固定带等，维持每根手指的正常位置（图10-39）。

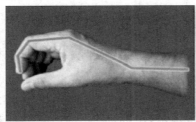

a. 手的功能位　　　　　　　　　　b. 手的安全位

图10-38　手的功能位与安全位

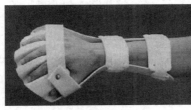

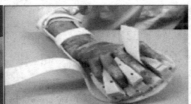

a. 抗痉挛矫形器　　　　　　　　　　b. 分指矫形器

图10-39　特殊伤情腕手矫形器

考点提示　常用低温矫形器的作用和适用对象。

━━━━━━　本 章 小 结　━━━━━━

本章主要讲述了辅助技术的分类、辅助技术的应用程序、常用的辅助器具、节省体能技术，通过学习，希望同学们会为不同功能障碍者选配选配辅助器具，学会制作简单的自

扫码"练一练"

助具和低温矫形器。本章内容在编写过程中参考了执业考试大纲的相关内容及要求，能够满足学生的考试需要。

自 测 题

一、单项选择题

1. 以下不需要使用扣钮扣辅助器具（系扣钩）的是
   A. C7 水平完全性脊髓损伤患者　　　　B. 偏瘫患者
   C. T2 水平完全性脊髓损伤患者　　　　D. 手部烧伤者
   E. 手功能欠佳的脑瘫患者

2. 关于自助具的选用与制作错误的是
   A. 以实用、可靠、经济为原则　　　　B. 必须在专门厂家购买
   C. 能提高患者的生活自理能力　　　　D. 美观、坚固、耐用、易清洁、使用方便
   E. 应有可调性，以满足患者需要

3. 以下不符合节省体能的原则的是
   A. 保持正确的姿势　　　　　　　　　B. 合理地安排活动
   C. 利用辅助器具简化活动　　　　　　D. 工作节奏适中
   E. 屏住呼吸进行活动

4. 右侧肢体偏瘫手功能差者需使用的辅助器具为
   A. 助行架　　　　B. 加粗手柄勺子　　C. 翻书器　　　　D. 拾物器
   E. 假肢

5. 平衡功能欠佳的老年人需使用的辅助器具为
   A. 助行架　　　　B. 加粗手柄勺子　　C. 翻书器　　　　D. 拾物器
   E. 假肢

6. 调整手杖高度时最高点的水平应是
   A. 腰部　　　　　　　　　　　　　　B. 髂前上棘
   C. 腰与大转子的中点　　　　　　　　D. 大转子
   E. 在转子下方 4cm

7. 关于助行台正确的是
   A. 全身或双下肢肌力降低或协调性差，需要独立、稳定站立的患者
   B. 单侧或双侧下肢无力而腕、手又不能负重的患者
   C. 前臂有明显畸形，不适合用前臂支撑拐的患者
   D. 握力好，上肢支撑力强的患者
   E. 单侧下肢无力而不能部分或完全负重的患者

8. 患者，女性，38 岁，因车祸造成 T12 平面以下运动、感觉全部丧失。请为该患者在下列选项中选择一台最合适的轮椅
   A. 高靠背、低座席、手轮加水平推把
   B. 低靠背、低座席、普通手轮
   C. 普通轮椅、可拆卸扶手、腿托、带脚跟环的脚托

D. 高靠背、可拆卸扶手、车闸加延长杆

E. 普通轮椅、可拆卸扶手、膝部角度可调式脚托

9. 脑卒中后防止手腕部屈曲挛缩常用的矫形器

A. 肩矫形器　　　B. 肘关节矫形器　　C. 腕手矫形器　　D. 对掌矫形器

E. 手指固定矫形器

10. 烧伤后防止虎口挛缩常用的矫形器

A. 肩矫形器　　　B. 肘关节矫形器　　C. 腕手矫形器　　D. 对掌矫形器

E. 手指固定矫形器

二、问答题

1. 请列出辅助技术服务流程。

2. 请说出轮椅适配内容。

3. 简述低温矫形器的制作步骤。

（孟令杰）

第十一章

压力治疗

学习目标 ·······||||||||||

1. **掌握** 压力治疗的概念、适应证与禁忌证；压力治疗的应用原则；压力治疗的不良反应及处理。

2. **熟悉** 压力治疗的种类、治疗作用；压力衣的制作步骤。

3. **了解** 常用压力衣和压力垫的制作方法。

4. 能初步为患者制作简单的压力衣、压力垫，并指导患者使用的能力。

5. 具备与相关医务人员进行专业交流开展团队协作的基本素质；具备与患者及家属进行有效沟通的职业素养。

案例讨论 ·-------

【案例】

王某，男，33岁，因"右面颊部、右上肢及右手腕部烧伤后2月余"为主诉入院，诊断为右面颊部浅Ⅱ度、右上肢及右手腕部深Ⅱ度烧伤。目前患者右面颊部可见新生皮肤组织，色深红，无明显的瘢痕增生，右上肢及右手腕部位可见多处瘢痕组织，右手肿胀，右手各手指屈曲畸形，各手指有小范围的主动屈伸运动。

【讨论】

1. 该患者哪些部位需要压力治疗？

2. 该患者是否需要支架进行治疗？

3. 该患者进行压力治疗的注意事项是什么？

扫码"学一学"

第一节 概 述

一、概念

压力治疗又称加压疗法，是通过对人体体表施加适当的压力，以预防或抑制皮肤瘢痕增生，防止肢体肿胀的治疗方法。

其作用原理是：不成熟的增生性瘢痕隆起、发红，由于瘢痕区域血管丰富，胶原蛋白合成增多，分解减少，呈旋涡状和结节状等不规则排列。压力衣、压力垫可对瘢痕产生持续的压力，产生了降低局部血供作用，造成瘢痕受压区血供相对减少，产生相对缺血，促使胶原纤维有序的平行规则重排，从而抑制瘢痕过度增生，而使瘢痕呈扁平状。

考点提示 ▶ 压力治疗的概念。

二、种类

常用的压力治疗方法包括绷带加压法和压力衣加压法，绷带加压法一般用于压力衣加压之前。

（一）绷带加压法

绷带加压法是指通过使用绷带进行加压的方法，根据使用材料和方法不同，又可分为：弹力绷带加压法、自粘绷带加压法、筒状绷带加压法等。

1. 弹力绷带加压法 是用含有橡皮筋的纤维织物（弹力绷带）进行缠绕包扎加压。

（1）适应证 主要用于早期瘢痕存在部分创面不宜使用压力衣者。

（2）特点 具有价格低、便于清洗、使用方便等优点。但是弹力绷带包扎的压力难以准确控制，易导致水肿、血液循环障碍、疼痛等问题。

（3）使用方法 用于肢体时，由远端向近端缠绕，做 8 字形、螺旋形或包扎，注意近端压力不要超过远端压力；每圈之间相互重叠 1/3～1/2；末端避免环状缠绕。压力大小以绷带下刚好放入两指适宜。如图 11-1 所示。

（4）注意事项 应用弹力绷带加压法需注意：①使用时根据松紧情况和肢体运动情况，一般需 4～6 小时更换一次；②初次使用压力不宜过大，待患者适应后逐步增加压力，直至患者可耐受的最大限度；③愈合初期创面的皮肤易受损伤，故需在弹力绷带内层敷 1～2 层纱布，以减轻对皮肤的损伤。

2. 自粘绷带加压法 是由纯棉或弹性无纺布喷涂天然橡胶复合二层的材料进行缠绕包扎加压。

（1）适应证 用于不能耐受较大压力的脆弱组织，主要用于手或超早期伤口愈合过程中。

（2）特点 具有价格低、使用方便，易于固定等优点。但压力大小难以控制，易导致水肿、血液循环障碍、疼痛及神经变形等问题。

（3）使用方法 与弹力绷带加压法基本相同（图 11-2）。

（4）注意事项 同弹性绷带加压法。

扫码"看一看"

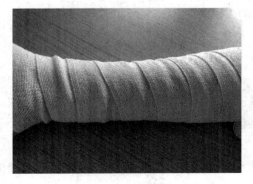

图 11-1 弹力绷带加压

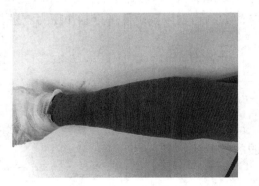

图 11-2 自粘绷带加压

3. 筒状绷带加压法 又称压力套法，是用不同尺寸的棉质的筒状材料进行加压的方法。

（1）适应证 当伤口表面可受压时使用，主要用于弹力绷带和压力衣之间的过渡时期。

（2）特点 使用更简便，尺寸易于选择；单层或双层绷带配合压力垫可对相对独立的小面积瘢痕组织疗效较好；缺点是压力不易控制、不够持久，不适合长期使用。

（3）使用方法 为长筒状，有各种规格，可直接剪下使用。

（4）注意事项 需根据伤口情况选择单层或双层使用；注意定期更换，检查松紧程度。

4. 硅酮弹力绷带法 硅酮弹性绷带将弹性绷带和硅酮膜的作用结合在一起，是目前治疗烧伤后增生性疤痕较理想的方法之一。其表面具有润滑、弹性好等特点，克服了一般弹性绷带较粗糙、弹性差的缺点。该绷带表面的硅酮膜，可起到保护皮肤水分的作用，促使疤痕皮肤恢复稳定的内环境，减轻毛细血管充血和胶原纤维的增生，从而防止增生性疤痕的形成。

（二）压力衣加压法

压力衣加压法是指通过制作压力服饰（图11-3）进行加压的方法。可分为：量身订做压力衣加压法、成品压力衣加压法和智能压力衣加压法。

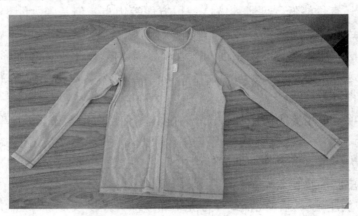

图11-3 压力衣

1. 量身定做压力衣加压法 利用特有的材料，根据患者需要加压的部位，通过准确测量和计算，制成压力衣进行加压的方法。

2. 成品压力衣加压法 市场上可购买的成品压力衣进行加压的方法，如尺寸合适，同量身订做压力衣效果一样。

3. 智能压力衣加压法 属于量身定做压力衣加压法的一种，但制作工艺智能化，应用专门的制作软件及硬件进行制作压力衣进行加压的方法。

三、作用

压力治疗的作用主要有以下几方面。

1. 控制肢体水肿 通过加压可促进血液和淋巴回流，减少再灌注，从而减轻水肿。

2. 促进截肢残端塑形 通过适当的压力使截肢后残肢快速塑形，利于临时和永久性假肢的装配和使用。

3. 预防深静脉血栓 通过压力治疗改善血液循环，预防长期卧床者下肢深静脉血栓的形成。

4. 预防和治疗增生性瘢痕 通过持续加压使局部毛细血管受压，数量减少，内皮细胞破碎，从而造成瘢痕组织局部的缺血、缺氧，而缺血、缺氧又可抑制胶原纤维的产生、加速胶原纤维的降解，使胶原纤维结构重组而平行排列，从而抑制瘢痕增生和促进瘢痕成熟。

5. 预防下肢静脉曲张　针对从事久坐或久站工作人员，通过压力治疗可预防下肢静脉曲张的发生。针对已经患有下肢静脉曲张的患者，通过压力治疗可明显改善症状。

6. 预防关节挛缩和畸形　通过压力治疗控制瘢痕增生及挛缩，同时可预防和治疗因瘢痕增生和挛缩而导致的关节挛缩和畸形。

考点提示　压力治疗的作用。

四、不良反应及处理

1. 皮肤破损　在进行压力治疗时压力衣会对局部产生摩擦，导致皮肤破损、水泡或溃烂。产生水泡时可给予抽取液体处理，当有破损或溃烂时局部利用纱布保护创面，当破损严重或有明显感染时给予解除压力。

2. 肢体水肿　主要是肢体近端压力较大而影响远端血液回流而导致，出现肢体水肿现象时及时检查压力衣的使用情况，及时检测压力衣各部分的压力分布并进行调整。

3. 皮肤异常感觉　在最初使用压力衣时可能会出现局部瘙痒或过敏等现象，在选择材料时避免选择过敏的材料，或在压力衣下加层绵布以预防过敏现象。局部瘙痒等不适现象不做特殊的处理，如症状明显给予对症处理。

4. 其他　特殊部位及特殊人群（如儿童）进行治疗时，出现畸形及影响发育等情况，为了更可能预防畸形的出现，局部可使用支架或矫形器等辅助设备。对于特殊人群需定期及时检查加压部位及压力衣的压力分布和使用情况，及时进行调整矫正。

考点提示　压力治疗的不良反应及处理。

五、适应证与禁忌证

（一）适应证

1. 增生性瘢痕　适用于烧伤或各种术后患者，预防关节挛缩和畸形。

2. 水肿　由于各种原因导致的肢体水肿，如偏瘫肢体的肿胀、淋巴回流障碍导致的肿胀、术后水肿等。

3. 截肢后　用于促进残端塑性，防止残端肥大影响假肢应用。

4. 长期卧床患者　预防下肢深静脉血栓形成。

5. 久坐或久站者　预防下肢静脉曲张的发生。

6. 增生性瘢痕所致的挛缩　通过控制瘢痕增生可治疗因增生性瘢痕所致的关节畸形及挛缩。

（二）禁忌证

1. 治疗部位有感染性创面　此时加压不利于创面愈合，甚至导致感染扩散。

2. 下肢深静脉血栓　加压有使血栓脱落的危险，可能导致肺栓塞或脑栓塞。

3. 脉管炎急性发作　此时加压会加重局部缺血，加重症状，甚至造成坏死。

六、应用原则

压力治疗的应用应遵循"一早，二紧，三持久"的原则。

（一）一早

一早，即早期应用。在创面愈合后尽早开始创面部位进行压力治疗。有研究指出，治疗开始的越早，效果就越好。

（二）二紧

二紧，即保持合适的压力（有效压力）。在患者可耐受及不影响患肢血液循环的情况下，可给予尽可能大的压力。理想压力为25mmHg左右，在肢体远端微血管压力在10～40mmHg。整个加压过程中不可以出现局部缺血、眩晕等现象。

（三）三持久

三持久，即应给予长久性、持续性压迫治疗，包括不间断加压和长期加压。不间断加压，原则上实行每天 24 小时连续加压，即使在更换压力垫及清洗皮肤时，每次解除压力时间不得超过 30～60 分钟。长期加压，压力治疗时间持续至瘢痕成熟，通常需要 1 年左右，有的需要更长时间。

第二节　压力衣的制作

扫码"学一学"

利用专门的压力衣布料和制作工具，根据需加压的肢体形态及需加压的位置，通过精准的计算和测量，制成需加压部位的压力衣物，如压力头套、压力上衣、压力手套、压力裤等。具有患者穿戴舒适、合身、压力大小可量身控制等优点。

一、常用工具与材料

（一）常用工具和设备

主要包括缝纫机、加热炉、刀（裁纸刀、剪刀、剪线刀）、尺（直尺、软尺、蛇尺）、恒温水箱、热风枪、钳等。压力衣制作常用工具和设备如图 11-4 所示。

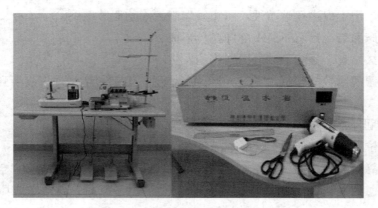

图 11-4　压力衣制作常用工具和设备

1. 缝纫机　用于缝制压力衣和固定带，常用直线和"之"字形缝线的缝纫机。

2. 加热炉　用于压力垫的加热塑性，温度可达 1400℃左右，若无加热炉也可用电熨斗或热风枪替代。

3. 刀　包括剪刀、裁纸刀和剪线刀。剪刀主要用于剪压力布、魔术贴、弹力带等；剪线刀用于剪缝线；裁纸刀主要用于在压力垫上割出缺口以保证合身且不影响活动。

4. 尺　包括软尺、直尺和蛇尺。软尺用于测量肢体的围度；直尺用来画图；蛇尺用于画拇指（鱼际）部分的纸样。

5. 支架制作工具　包括恒温水箱、热风枪和钳等。

（二）常用材料

1. 绷带加压法材料　主要有弹力绷带，自粘绷带，筒状绷带，硅酮弹力绷带，纱布等，如图 11-5 所示。

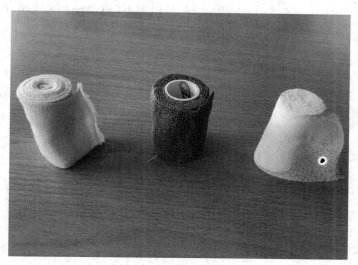

图 11-5　绷带加压法材料

2. 压力衣制作材料　主要有压力布，拉链，魔术贴，线等，如图 11-6 所示。

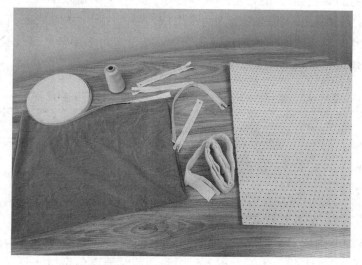

图 11-6　压力衣制作材料

3. 压力垫制作材料　主要有海绵，塑胶海绵，硅酮锗喱，胶水等。

4. 支架制作材料 主要有低温热塑板材，魔术贴，钢丝，螺丝等。

二、制作步骤

（一）确定压力衣样式

根据患者损伤部位、瘢痕大小及性别、年龄等选择压力衣的样式，大致可分为压力上衣、压力裤、压力手套、压力袜及压力面罩等。

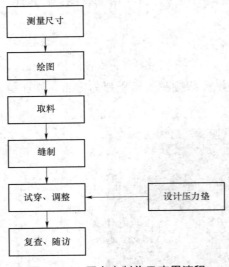

图 11-7 压力衣制作及应用流程

（二）设计制作及应用

压力衣的制作及应用过程（图 11-7）一般包括测量、计算、画图、裁剪、缝制、试穿与调整以及随访等步骤。

1. 测量 压力衣需要量身制作才能保证最合适的压力，因此准确的测量非常重要。需用皮尺准确测量出瘢痕部位的肢体标志位的周径和压力衣需要覆盖部位的长、宽等。测量时先将皮尺固定于肢体待测部位测量长度，然后用皮尺每隔 5cm 测量一次周径，并记录。如遇到标志性或特殊的部位（如关节、肌肉饱满处）均需测量并记录，一直测量到超过瘢痕上下各 5cm 处。测量时需注意皮尺应紧贴皮肤，避免过松或过分牵拉。

2. 计算及画图 根据所需压力衣的样式和压力大小，在测量的数据基础上计算出压力材料所需的尺寸，然后再绘出裁剪图。要实现预定的压力，取料制作时所需要的尺寸应比实际测量的尺寸小。临床上压力衣产生的张力通常通过缩减率（$n\%$）来控制。确定压力衣的样式后，按照一定的缩减率缩减尺寸。

因此，实际绘图的尺寸通过以下公式计算：$L=X/(1+n\%)$，L 代表产生所需张力的计算值；X 代表实际的测量尺寸；$n\%$ 代表缩减率。常用缩减率选择见（表 11-1）。例如，制作前臂套时，某一点测得的周径为 20cm，需产生中等压力，拟采用缩减率为 15%，则压力布的尺寸为 20/（1+15%）=17.4cm，因前臂套为两片组成，则每片尺寸为 8.7cm。但还要注意的是，在计算压力布尺寸时，应预留出边距供缝制锁边。初学者可多留一些，一般留 3~5mm，制作技术熟练的治疗师可少留一些，一般留 2~3mm。

表 11-1 常用缩减率选择（我国香港职业治疗师协会推荐）

缩减率（$n\%$）	实际压力	适用范围
0~5%	最小压力	婴幼儿
5%~10%	低压力	儿童
15%~20%	中等压力	成人
15%（双层）	高压力	活跃、增生的瘢痕

3. 裁剪 将图纸固定于平铺的压力布上（布料的横纹为延伸的方向），临摹出图样，然后按图样进行裁剪。要注意，在压力布上画图和裁剪时要避免牵拉布料。并且注意布料的弹力方向应与加压部位长轴垂直。

4. 缝制 布料裁剪好之后，用缝纫机或锁边机进行缝制及锁边。压力手套及压力袜应区分左右。

5. 试穿与调整 压力衣缝制完成后，应先让患者进行试穿，检查压力是否满足需求，如压力不理想需调整，可在压力衣上做好标记，再作调整。同时，询问患者试穿时的感受，如有无受压感，是否影响关节活动，并观察局部皮肤组织有无血液循环障碍。试穿后，脱下按标记对压力衣进行修改，直到达到理想的压力要求，再教会患者穿戴压力衣的正确方法。

6. 交付使用 患者学会正确穿脱压力衣后，即可将压力衣交付患者使用。需嘱患者定期复查，并教会患者压力衣的使用及保养方法，告知患者使用压力衣的各种注意事项。为了方便病人清洁、洗涤，常规至少同一规格做两套，交替使用，穿戴一段时间后，由于张力逐渐降低，应给予更换。

7. 随访 压力衣交付给患者后，应根据患者病情预约时间定期进行随访。必要时对压力衣进行调整或重新制作。针对瘢痕患者，开始时至少 2 周随访一次，待瘢痕稳定后可延长为 1 月随访一次。

（三）注意事项

1. 压力衣设计制作方面

（1）根据患者损伤部位、瘢痕大小及性别、年龄进行设计制作。

（2）应选择积极的颜色以增加患者对压力治疗的积极性和自信心，有助于患者重新融入社会环境。

（3）压力衣设计应至少能覆盖瘢痕区域外 5cm 范围。

（4）选择压力衣样式尽量考虑环状水平方向施压。

（5）关节附近或跨关节损伤部位，压力衣长度应延伸过关节，避免关节运动时压力衣滑脱。

（6）在压力衣缝制过程中，应避免太多的接缝。在特定区域可加双层或使用尼龙搭扣固定等，以减少压力衣的牵拉。

（7）对于皮肤受剪切力而感觉不适的患者，可使用柔软面料或使用压力垫或里衬。

（8）皮肤对纯合成的压力布料过敏而无法穿戴压力衣的患者，应考虑换用其他方法。

（9）截肢的肢体末端必须按照残端形状对压力衣进行封闭缝制，必要时可配合硅胶贴膜。

2. 压力衣的穿戴方面

（1）未愈合的伤口穿压力衣之前，应用敷料覆盖。

（2）穿压力衣之前可用油膏和止痒霜剂、洗剂擦洗，以预防瘢痕搔痒和皮肤破损等问题。但对多数人而言，适当的压力可明显减轻瘢痕处搔痒。

（3）穿压力衣时可通过放置衬垫预防水疱。如有水疱发生，应保持干净并用非黏性无菌垫盖住，一般无需停止使用压力衣。只有当水疱破损后伤口感染时才停止使用。

（4）压力衣需 24 小时穿戴。洗澡和涂润肤油时，可除去压力衣，但应在半小时内穿回。

（5）穿脱时避免过度抻紧或拉拽压力衣。

3. 压力衣保养方面

（1）压力衣应每日清洗、替换。最好在清洗前先浸泡 1 小时，再清洗。

（2）清洗时选用中性洗衣液清洗，避免机洗和过分拧绞，晾晒时注意平放阴干，避免暴晒和悬挂。

（3）压力衣应于室温下自然风干，切勿用熨斗熨烫或直接暴晒。

（4）定期复诊，检查压力衣的压力与治疗效果。如压力衣变松，应及时进行收紧处理或更换新的压力衣。一般每隔2～3个月需重新定做，以保持所需压力，直至6～18个月瘢痕成熟。

三、常用压力衣

（一）压力头套

1. 适应证 头面部及下颌部较大面积烧伤或其他原因所致瘢痕。

2. 特点 由左右两片缝合而成，形状近似于瓜皮帽，可对头面部提供有效的压力，测量及画纸样比较复杂但缝制容易。

3. 样式 有全头套（图11-8）和猴脸套（图11-9）两种。

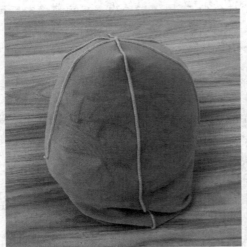
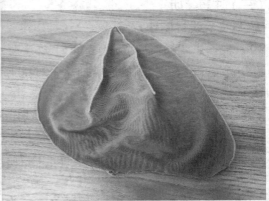

图11-8 全头套

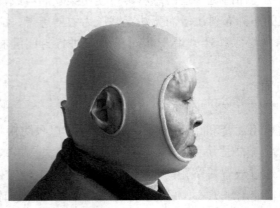

图11-9 猴脸套

4. 使用注意事项 开始穿戴时间不宜过长，可从每天8小时开始，逐渐增加至12小时直至24小时，如需留出眼、口鼻位置则可在相应位置裁出，注意开口应小于实际尺寸，需配合压力垫及支架使用以增加治疗效果并预防面部畸形。

5. 制作方法

（1）测量数据（表 11-2）

表 11-2　压力头套测量数据

测量数据	缩减率
a. 前额围度（眉上）	5%～10%
b. 枕周围度（下唇正下方）	5%～10%
c. 下巴至颈部的转折点距离	0%
d. 颈围	5%～10%
e. 头顶正中到前额的距离	0%
f. 头顶正中到后侧额围度的距离	0%
g. 头顶正中到额的围度侧方 1/3 的位置的距离	0%
h. 头顶正中到额的围度侧方 2/3 的位置的距离	0%
i. 对角线周长（从下巴到头顶中心）	5%～10%

（2）全头套图纸绘制（图 11-10）

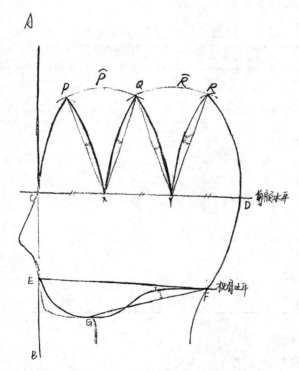

图 11-10　全头套图纸绘制

①画垂直线 AB 和水平线 CD，其中 CD=1/2 前额周长。CD=1/2a。

②确定 X、Y，将 CD 分成三等分。CX=XY=YD。

③分别以 X、Y 为圆心，（g-1cm）、（h-1cm）位半径画弧，相交于 Q 点，另外画弧线 ^P 和^R。XQ=g-1cm、QY=h-1cm。

④以前眉中心点为圆心，画弧线与^P 相交于 P，使弧线 CP=e-1cm。

⑤以前额围度的后侧中心点为圆心，画弧线与^R 相交于 R，使弧线 RD=f-1cm。

⑥画弧线^PX、^QX、^QY、^RY，距离他们各自相应的直线最大距离是 1cm。

⑦放置网格线（头部轮廓），使鼻子朝前根据 C 和 E 分别在前额水平和枕骨水平。圆滑的连接 CEG。

⑧在枕骨水平画 EF。EF=1/2b

⑨光滑地连接 DF。

⑩在 Z 距离 GF 大约 1cm 的位置画 GZF。ZF=1/3GF

⑪光滑地连接 CEG，根据阴影突出特色。

（二）压力上衣

1. 适应证　躯干烧伤或其他原因所致瘢痕，腋部或前臂近端靠近肩部瘢痕。

2. 特点　压力上衣由前后两片和袖子组成，测量及画纸样相对复杂但缝制容易，压力较难控制到理想范围。

3. 注意事项　因肩关节活动时影响腋部压力的大小，所以为了控制腋部瘢痕应同时使用 "8" 字带，用于肩部瘢痕时衣服拉链应有足够长度以保证肩部有足够的压力。

4. 样式　有长袖、中袖、短袖、无袖（背心）压力上衣。

5. 制作方法

（1）测量数据　见表 11-3。

表 11-3　压力上衣测量数据

测量数据	缩减率
a. 领围	10%～15%
b. 左、右肩宽	0%～5%
c. 前侧两肩宽	10%～15%
d. 后侧两肩宽	10%～15%
e. 第一圈躯干围度	10%～15%
f. 每隔 5cm 往下的躯干围度	10%～15%
g. 腰围	10%～15%
h. 髋围	10%～15%
i. 第一圈臂围	10%～15%
j. 每隔 5cm 往下的臂围	10%～15%
k. C7 到第一圈躯干围度的长度	0%
l. 肩部到第一圈臂围的长度	0%

（2）上衣的图纸绘制（图 11-11）

1）上衣身体部位图纸绘制

①画垂直线 OA。

②在 OA 上标记 B（第一圈躯干围度），E（腰围），A（髋围），并在相应水平画 CD，FG，HI。OB=k；BC=BD=e/4；EF=EG=g/4；AH=AI=h/4。

2）上衣后面片图纸绘制

①标记 OJ 和 OK。OJ=d/2-b；OK=1cm。

②画^KLJ（L 为该弧线的转折点），^KLA+^PRQ=1/2a。

③连接 DL。

④标记 N，N=1/4DL 且距离 DL2.5cm 垂直长度。

⑤光滑地连接 LND（形成衣服后面片的衣袖部分）。

⑥延长 LND 至 LNDD′（以释放腋下的压力）。DD′=1.5cm；D′=距离 BD 垂直长度 1cm。

⑦光滑地连接 D′G。

⑧连接 GI。

3）上衣前面片图纸绘制

①标记 OP 和 OQ。OP=c/2－b；OQ=7.5cm（成人）；OQ=4 或 5cm（小孩）。

②画^PRQ（R 为该弧线的转折点），PR=1/3OQ。

③连接 CR。

④标记 M，M=1/4RC 且距离 CR 垂直长度为 2.5cm。

⑤光滑地连接 RMC（形成衣服前面跑的衣袖部分）。

⑥延长 RMC 到 RMCC′（以释放腋下压力），CC′=1.5cm；C′=距离 BC 垂直长度 1cm。

⑦光滑地连接 C′F。

⑧连接 FH。

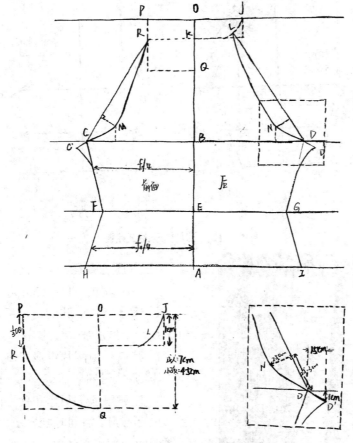

图 11－11　上衣身体部位图纸绘制

4）上衣袖子图纸绘制（图 11－12）

①画垂直线 OS。

②标记 O′（第一圈臂围水平）。

③画 CT 和 DT，CO′=DO′=O′T=i/4。

④标记 X，XT=1/3O'T。

⑤画垂直线 XX′，X′T=1。

⑥以 X′为圆心，b 为半径画弧。

⑦以 C、D 为圆心，CR、DL 为半径画弧。衣袖的 CR 和 DL=身体的 CR 和 DL。

⑧根据 PR 和^LJ 的长度确定 R、W、L 的位置。RW=^PR；WL=^LJ。

⑨连接^RMC 和^LND。

⑩延长 RMC 到 RMCC′和 LND 到 LNDD′。CC′=DD′=1.5cm。

⑪分别连接 C′U 和 D′U。C′和 D′=距离 CO′和 DO′1cm。

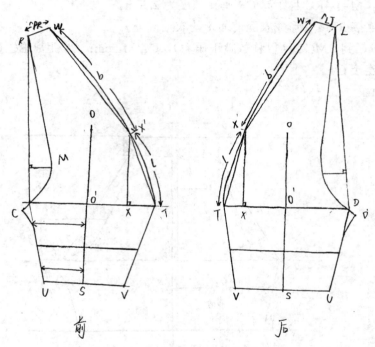

图 11-12 上衣袖子图纸绘制

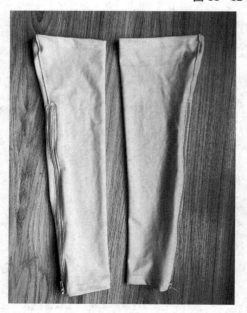

图 11-13 压力臂套

（三）压力臂套

压力臂套如图 11-13 所示。

1. 适应证 上肢烧伤、手术或其他原因所致瘢痕，上肢肿胀，上肢截肢残端塑形。

2. 特点 由两片组成，制作容易，穿戴方便，压力易于控制。

3. 注意事项 制作和使用时需注意：①如手部也有瘢痕，需同时配合压力手套一起使用；②臂套的长度应覆盖瘢痕以外 3～5cm；③跨关节的臂套需加长 5cm 左右，以防关节运动时臂套滑脱。

（四）压力手套

1. 适应证 各种原因所致手部瘢痕，手部肿胀。

2. 特点　压力手套由手背、手掌、拇指以及手指侧面的贴布组成，易于测量及画纸样但缝制困难。压力手套是最为常用的压力衣。

3. 注意事项　为方便穿戴，最好加拉链，且拉链最好放于手掌尺侧以减少对手部活动的影响，指尖暴露以便观察血运情况，关注指蹼和虎口的瘢痕状况，必要时可以增加压力垫。

4. 制作方法

（1）测量数据　见表 11-4。

表 11-4　压力臂套测量数据

测量数据	缩减率
a. 掌横纹周长	10%
b. 腕横纹周长	10%
c. 大鱼际纹周长（拇指外展）	10%
d. 大鱼际纹指大拇指近节指骨的距离	0%
e. 第一掌骨的长度	0%
f. 近侧指间关节周长	0%
g. 远侧指间关节周长	0%
h. 手指的长度	0%

（2）压力手套计算方法

1）三角片　成人为 1.3cm（图纸上以 1cm 算），小孩为 1cm（图纸上以 0.7cm 算），手部水肿者为 1.3～1.8cm（图纸上以 1～1.5cm 算，0.3cm 为缝合留空隙）。

2）手指宽度　I/F 和 L/F 为 1/2（f-三角片的宽度），1/2（g-三角片宽度）；M/F 和 R/F 为 1/2（f-2 三角片宽度），1/2（g-2 三角片宽度）。大拇指宽度计算，成人为 1/2f，1/2g；小孩为 1/2f，1/2g。

（3）压力手套图纸绘制

1）压力手套手指和手掌部分（图 11-14）

①在纸上画出虎口、掌纹和腕纹的相应位置。

②画垂直线 AB，将 M/F 一分为二在 C。

③从 C 画中指的长度 h，与 AB 相交于 D。

④以 D 为中心点画与 AB 垂直长度为 1/2g 的线段。

⑤连接中指与第二、第三指蹼。

⑥根据第二、第三指蹼画出 I/F、R/F 的宽度。

⑦根 M/F 一样画 I/F，R/F 和 L/F 其他手指。

⑧在第三网格下以 E 为中心点在远侧掌纹水平画 1/2a。

⑨画垂直线 EF，EF 平行于 AB 并将手掌和前臂一分为二。

⑩在相应水平画 1/2b 和前臂围度，其中心点在 EF 上。

⑪填入测量数据已形成手套的轮廓。

2）压力手套拇指洞部分

①I/F 底部的桡侧 1/3 处向下画垂直线并与远侧掌纹相交在 X。在 AB 上标记 Y 点，其距离腕横纹垂直距离为 1cm。

②连接 XY。

③画一个泪珠形状的洞，其边缘不超过 EF 且以 XY 为中心线（洞的周长<参考的 C）。

3）压力手套拇指部分（图 11－15）

①画一条直线 PQR。PQ=大拇指远侧指节到 MPJ=h；QR=e－1cm（成人），QR=e－0.5（小孩），QR=e（婴儿）。

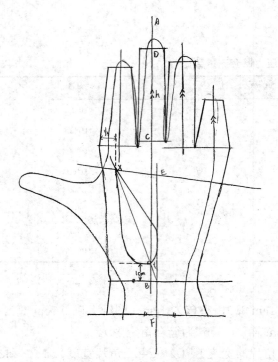

图 11－14　压力手套手指和手掌部分　　图 11－15　压力手套拇指部分

②画 PS，QT。PS=1/2g；QT=1/2f。

③从手的轮廓画出第一指蹼并光滑地连接 STU。TU=大鱼际到拇指近节指骨的距离－1cm（成人）；TU=大鱼际到拇指近节指骨的距离－0.5cm（小孩）。

④连接^RU。^RU=1/2（拇指洞的周围+0.3cm）；^RU=1/2（C+0.3cm）（0.3cm 用于缝合）。

（五）压力裤

1. 适应证　臀部、会阴部、下肢瘢痕加压，控制下肢肿胀。

2. 特点　由两个前片和两个后片缝合而成，制作相对简单。

3. 注意事项　会阴部常需配合压力垫使用且外加橡皮筋以保证有效的压力，臀部应根据体型进行适当调整，尤其是女性，避免压力导致臀部下垂。

4. 制作方法

（1）测量数据　见表 11－5。

表 11－5　压力裤测量数据

测量数据	缩减率
a. 腰围	10%～15%
b. 臀围	10%～15%

续表

测量数据	缩减率
c_1. 腰部到臀部（沿着侧面曲线）	0%
c_2. 腰部到臀部（沿着背面曲线）	0%
d. 第一圈大腿围度	10%～15%
e. 距离第一圈每隔 5cm 围度	10%～15%
f. 膝部围度	10%～15%

（2）压力裤图纸绘制

1）裤子图纸绘制（图 11－16）

①画垂直线 OA（作为臀部和腿的中线）。

②画 DE（腰部），BC（第一圈腿围）在相应的水平。DO=OE=1/8a；BA=AC=1/4d。

③以 OA 的延长线为中线画裤管。

④光滑地连接 DB。

⑤在 DB 上标记 F，F 为臀围水平。

⑥画 FG 在臀围的相应水平。FG=1/4b

⑦前面片

i. 延长 DE 到 Q。EQ=1.5cm（成人）；EQ=1cm（小孩）

ii. R 在 C 的侧方 1cm。CR=1cm

iii. 光滑地连接 QGR。

⑧后面片

i. 在 DE 上标记 V。VE=EQ=1.5cm（成人）；VE=EQ=1cm（儿童）；CS=2cm。

ii. GV 延长至 T。$TV=c_2-c_1$

iii. 光滑地连接 TVGS。

iv. 以光滑地弧线连接 DT，靠近 T 的时候接近水平。

⑨分别从 R、S 光滑地画至裤管。

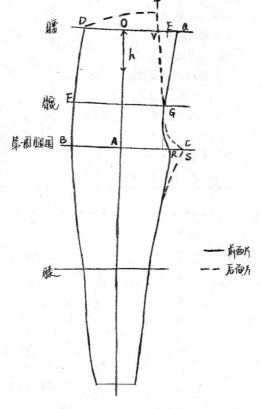

图 11－16 裤子图纸绘制

（六）压力腿套

1. 适应证 烧伤、外伤或手术所致下肢瘢痕，下肢肿胀，下肢静脉曲张的预防和治疗，下肢截肢残端塑形，下肢深静脉血栓的预防。

2. 特点 由两片组成，制作容易，使用方便，压力易于控制，加压效果好。

3. 注意事项 膝关节处应使用压力垫和外部橡皮筋以保证有效的压力，如压力较大，远端亦应加压，大腿部分应有足够的长度以防止步行时压力腿套下滑。

（七）压力袜

1. 适应证 烧伤、外伤或手术所致小腿下部、足踝部瘢痕，足部肿胀，下肢静脉曲张的预防和治疗，下肢深静脉血栓的预防。

2. 特点 由左右两片或足底部、前部和后部三片组成。测量及缝制容易，但画纸样较为复杂。

3. 制作方法

（1）测量数据　见表 11-6。

表 11-6　压力袜测量数据

测量数据	缩减率
画出脚和脚底的轮廓	
PO=距骨头	10%
RS=前踝	10%
数据	
a. 距骨头的弧长	10%
b. 前踝的弧长	10%
在腿的侧面垂直贴一个胶带	
c. 每隔 5cm 的小腿周长	10%
d. 最窄一圈的围长	10%
e. 前踝的半周弧长	10%
f. 后踝的半周弧长	10%
（e+f=踝部周长）	
g. 最窄的和踝部的距离长度	0%

（2）压力袜足底片图纸绘制（图 11-17）

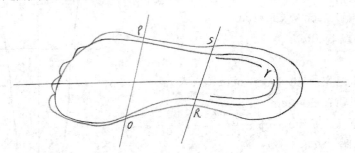

图 11-17　压力袜足底片图纸

①按百分比画出 PQ、RS。

②测量脚跟中部到第二脚趾的长度并按百分比缩减。

③绘制缩减后的脚底片（脚趾的长度没有缩减）。

④画出 ^RS 的长度。^RS=r

（3）压力袜后面片图纸绘制（图 11-18）

①画垂直线 OA。

②标记 N（最窄的水平），M（踝部水平），并画出 OB，NC，MD。OB=1/4c；NC=1/4d；MD=1/2f。

③延长 MD 到 E，使 ME=脚后跟长度的一半。ME=1/2^RS；ME=1/2r。

④测量 DE，CD。DE=x，CD=z。

（4）压力袜前面片图纸绘制（图 11-19）

①画垂直线 OA。

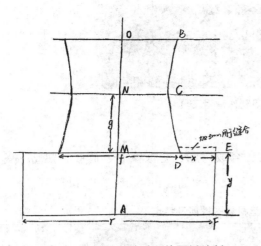

图 11-18 压力袜后面片图纸绘制   图 11-19 压力袜前面片图纸绘制

②标记 N（最窄水平），M′（调整后的踝部水平）。NM′=g-1cm（成人）；NM′=g-0.5cm（小孩）；NM′=g（婴儿）。并画出 OB，NC，M′KH，KH=X，M′KH=1/2e。OB=1/4c；NM′=1/4&M′KH=1/2e。

③标记 K。M′K=1/2e-x。

a. 以 K 为圆心，x 为半径画弧。KH=DE=x

b. 以 C 为圆心，CD 为半径画弧与步骤 a 相交于 H。CH′=CD=z。

④连接 CH。

⑤延长 M′KH 到 G，使 M′KHG=前踝周长的一半。M′KHG=1/2b；KG=y。

⑥将缩减的足底片放进图纸中，使 RS 和 K′M′K 在一条直线上。

⑦在 PQ 水平测量 a。UT=a。

⑧光滑地连接^LUTG′使之比^RQPS 长大约 1～2cm。

（5）压力袜后面片图纸绘制。

①回到压力袜后面片（图 11-17），根据前面片测量 y，画 EF。EF=y=KHG。

②连接 AF，完成压力袜图纸绘制。AF=ME。

考点提示 ▷ 压力衣的制作步骤及常用压力衣。

扫码"学一学"

第三节 压力垫的制作

由于人体形状不规则，有些部位难以均匀施压，如耳前、耳后、鼻或口周围、指蹼、女性的胸部等部位，这些部位的压力治疗单靠压力衣并不能解决问题，需要配合使用压力垫以保持凹面，甚至平面瘢痕均匀受压。

压力垫是指加于压力衣（或绷带）与皮肤之间，用以改变瘢痕表面曲度或填充凹陷部位，以集中压力在所需的部位的物品。

一、常用工具与材料

（一）常用工具

热风枪、剪刀、裁纸刀、胶水等，如图 11-20 所示。

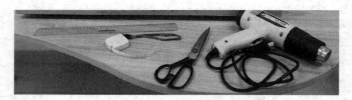

图 11-20　压力垫制作常用工具

（二）制作材料

压力垫常用的材料有海绵、泡沫、塑性铰、合成树脂、合成橡胶、硅胶、热塑板等。常见的压力垫材料的性能及特点见表 11-7。

表 11-7　常见的压力垫材料的性能及特点

材料	特点	质地	使用率	应用
泡沫	硬度较差，易成形	软	较常用	填充间隙
合成树脂	易成形，但透气性差	中等	最常用	广泛应用于轮廓曲折较少的部位
弹性胶	呈液态，光滑	软	较常用	面部，多轮廓曲折部位
热塑板	质韧	硬	常用	凸起部位，塑形后可保护原部位形状及轮廓

二、制作步骤

1. 设计　根据需要加压的部位、形状和需施加压力大小，确定所需压力垫类型，选取合适的材料。

2. 画图　用透明塑料覆盖于瘢痕之上，画出瘢痕的形状并确定压力垫的大小和形状。画图取样时注意压力垫应超出瘢痕边缘 3～5mm，以确保压力能够施加于整个瘢痕区域。

3. 取材　将确定好的形状、大小画于压力垫材料上，进行取材。

4. 成型　通过加热塑形或打磨出所需形状。

5. 调整　如遇胯关节的问题，则需在压力垫表面切割出缺口以保证关节的正常运动。

6. 试穿　检测压力垫在压力衣中的表现，及时调整压力。

7. 交付使用　如无不适，教会病人使用方法和注意事项后即可交付使用。

三、注意事项

1. 未愈合的创面禁止使用压力垫。

2. 对于增生性瘢痕，压力垫大小必须跨过瘢痕边缘 3～4mm；对于瘢痕疙瘩，为了避免向外生长应跨过边缘 5～6mm。

3. 损伤面积较大的部位，可将压力垫分开处理或选择性压迫。

4. 骨性突起处应避免使用压力垫，如尺桡骨茎突，以防压力过大造成的皮肤破溃。对于凹陷区域的瘢痕应将其填充并确保压力垫紧贴瘢痕。

5. 对于跨关节的压力垫应用，可在压力垫上做"V"形划槽处理，以适用各关节活动范围。

6. 压力垫应经常清洗，保持干净清爽。由于其透气性差，长时间使用要注意观察，避免出现过敏和湿疹的现象。

7. 儿童应用压力垫时，尤其是颜面部，要密切关注其生长发育的问题，及时复诊。

四、常用压力垫

（一）头颈部压力垫

头面部包括颈部由于形状不规则，在对需要的部位提供良好的压力的同时，要减少对鼻子、耳朵及下颌的压力，一般均需要使用压力垫。

1. 面部压力垫主要用于增加面部瘢痕的压力，而减轻鼻部和眼部的压力。

2. 鼻部压力垫主要用于鼻翼两侧，以增加局部凹陷部位的压力。

3. 下颌部压力垫可用于增加口唇下方局凹陷部位的压力。

4. 耳部压力垫用于防止耳郭部位瘢痕的增生。

5. 颈部压力垫用于增加颈部瘢痕的压力。

（二）躯干压力垫

躯干部位常用的压力垫有：胸部压力垫、背部压力垫、腋下压力垫和肩部压力垫。

1. 胸部压力垫　主要用于女性的两乳房之间，从剑突到腋窝水平的瘢痕加压。如图 11-21 所示。

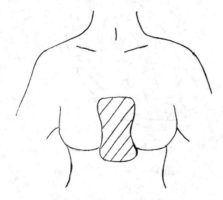

图 11-21　胸部压力垫

2. 背部压力垫　主要用于增加两肩胛骨之间和脊柱沟的压力。如图 11-22 所示。

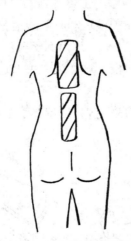

图 11-22　背部压力垫

3. 腋下压力垫　腋窝瘢痕增生会影响肩关节的活动度，需用压力垫以增加腋下的压力，防止瘢痕增生，如图 11-23 所示。

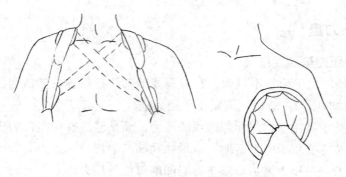

图 11－23　腋下压力垫

4. 肩部压力垫　主要用于填平肩部的凹凸不平，增加肩部的压力，可配合"8"字肩带使用。如图 11－24 所示。

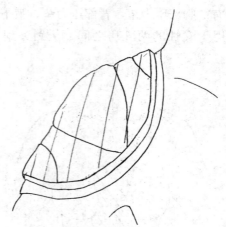

图 11－24　肩部压力垫

（三）上肢压力垫

上肢压力垫主要包括肘部前侧瘢痕压力垫和肘部后侧瘢痕压力垫。

1. 肘部屈侧瘢痕压力垫（**图 11－25**）　压力垫的外表面需要被切开，使弯曲凹槽凸向肘关节折痕，以加强肘关节运动时压力垫与上臂和前臂的贴合。制作时需在肘关节屈曲 30°下成型。压力垫长度要足够，以便在关节运动时能覆盖整个瘢痕。

2. 肘部伸侧瘢痕压力垫（**图 11－26**）　可由两部分组成，即手臂和前臂部分。需在压力垫的外表面切割出与肘关节水平的凹槽，这样可在关节运动时提高贴合度。

（四）手部压力垫

手部压力垫主要包括：手背压力垫、V－型带、手掌压力垫和腕部压力垫。

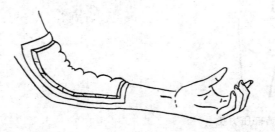

图 11－25　肘部屈侧瘢痕压力垫

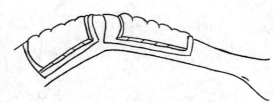

图 11－26　肘部伸侧瘢痕压力垫

1. 手背压力垫（图11-27）　主要用于手背部的瘢痕，可用两层压力垫以保证压力，需配合压力手套使用。

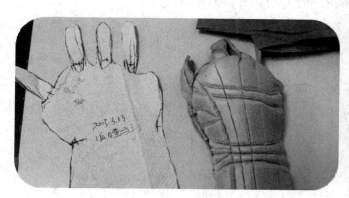
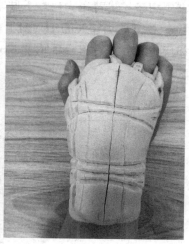

图 11-27　手背压力垫

2. V-型带（图11-28）　可由橡皮筋制成，主要用于指蹼间的瘢痕加压，防止指蹼粘连。

3. 手掌压力垫（图11-29）　由于手掌是凹陷部位，需用压力垫填平凹处以保证手掌处的瘢痕压力。

4. 腕部压力垫（图11-30）　主要用于跨过腕关节的瘢痕，需要切凹槽保证腕关节的活动。

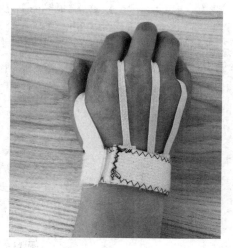

图 11-28　V-型带

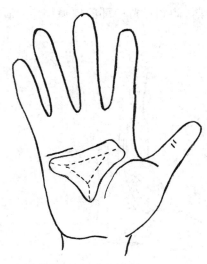

图 11-29　手掌压力垫

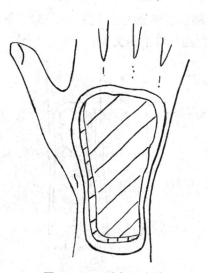

图 11-30　腕部压力垫

（五）下肢压力垫

下肢常用压力垫有臀部压力垫、膝部压力垫、踝部前侧压力垫、踝部后侧压力垫、踝侧方压力垫、足背压力垫。下肢常用压力垫均需要注意处理凹槽以不影响关节活动。

1. 臀部压力垫（图11-31） 主要用于臀部瘢痕的加压。以填充凹面，形成凸面，用以增加压力，并需在折叠处增加6mm的楔子以打破瘢痕的连续性。

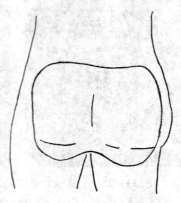

图11-31 臀部压力垫

2. 膝部压力垫（图11-32） 主要用于膝前部的瘢痕加压，可使用软填充物以保护膝盖后部免于磨损。

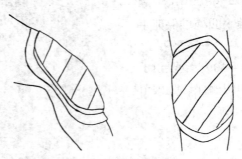

图11-32 膝部压力垫

3. 踝部前侧压力垫（图11-33） 主要用于踝背侧到足背中部的瘢痕加压，需用多层压力垫以保证足够的压力。

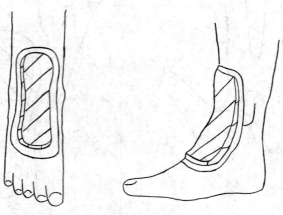

图11-33 踝部前侧压力垫

4. 踝部后侧压力垫（图 11-34）　主要用于踝部后侧的瘢痕加压，必须要填平凹陷处以保证足够的压力。

5. 踝侧方压力垫（图 11-35）　主要用于涉及内外踝的瘢痕加压，填平凹陷，增加压力。

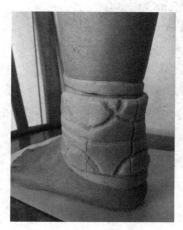
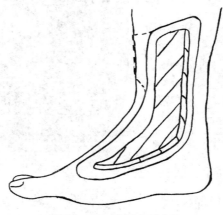

图 11-34　踝部后侧压力垫　　　　　　图 11-35　踝侧方压力垫

6. 足背压力垫（图 11-36）　主要用于增加足背甚至脚趾的瘢痕压力，如脚趾有瘢痕，需注意脚趾间的瘢痕压力。

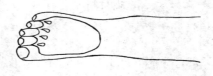

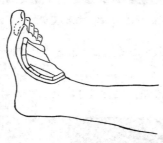

图 11-36　足背压力垫

考点提示　▶ 压力垫的常用部位和特点。

五、支架

支架是用热塑板材或材料制成的支托物，一般置于压力衣或压力垫下面。主要作用是防止压力衣引起的畸形，以保持肢体或躯干处于正常的结构形态，利于治疗部位的正常功能。常用于额面部、口腔、耳朵、鼻部、颈部及手部等部位。支架的制作材料以热塑板材为主，制作方法和矫形器的制作方法一致。

1. 口部支架　用于预防和治疗小口畸形（图 11-37）。

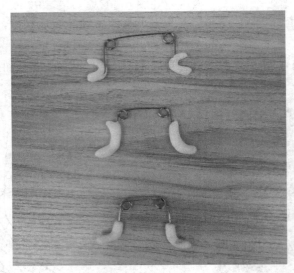

图 11-37　口部支架

2. 鼻部支架　用于保护鼻部形态，防止局部持续压力而引起塌陷（图 11-38）。

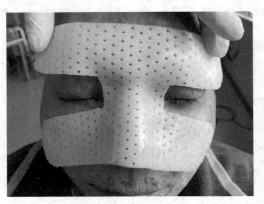

图 11-38　鼻部支架

3. 颈部支架　用于保护颈部稳定，防止局部压力不同导致两侧不对称及畸形发生，而影响颈部功能。

4. 下颌部支架　用于保护下颌部，防止变形造成畸形（图 11-39）。

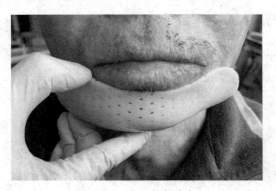

图 11-39　下颌部支架

5. 耳部支架　用于防止耳部位置不当和头部粘连及防止耳部畸形。

6. 手部支架　用于保护手部的各结构处于功能位置，以防止畸形而影响手的功能活动。

考点提示　临床常用支架。

本 章 小 结

　　本章主要讲述了压力治疗的基本知识、压力衣服的制作及压力垫的制作，通过学习，希望同学们对压力治疗有系统的了解，基本掌握压力治疗的基本知识，对临床常用压力衣、压力垫的制作过程有详细的了解，在临床工作中学会对简单的压力衣进行修改及制作的能力。在编写过程参考了相关内容，在学术不断进步的过程中还需要进一步的研究，不断提高压力治疗的学术地位。

自 测 题

扫码"练一练"

一、单项选择题

1. 烧伤患者康复期，出院 1 月后自觉所穿的压力衣不适时，建议
　　A. 停止穿压力衣　　　　　　　　　　B. 减少每日穿压力衣的时间
　　C. 只在自觉舒适时穿　　　　　　　　D. 检测压力衣的压力，进行调整
　　E. 无需处理坚持穿压力衣

2. 瘢痕时压力治疗原则上每天应穿多长时间
　　A. 18 小时　　　　B. 24 小时　　　　C. 12 小时　　　　D. 6 小时
　　E. 10 小时

3. 目前预防和治疗肥厚性瘢痕最有效的方法是
　　A. 药物治疗　　　B. 作业治疗　　　C. 支具　　　　　D. 压力治疗
　　E. 手术治疗

4. 压力治疗作用包括
　　A. 治疗深静脉血栓　　　　　　　　　B. 使增生性瘢痕消失
　　C. 治疗下肢静脉曲张　　　　　　　　D. 预防瘢痕过度增生
　　E. 治疗关节畸形

5. 关于绷带加压法说法正确的是
　　A. 由远端向近端缠绕　　　　　　　　B. 由近端向远端缠绕
　　C. 每圈间无需相互重叠　　　　　　　D. 使用过程中无需更换
　　E. 缠绕末端呈环状缠绕

6. 压力治疗的禁忌证包括
　　A. 下肢水肿患者　　　　　　　　　　B. 长期卧床患者
　　C. 下肢深静脉血栓　　　　　　　　　D. 增生性瘢痕
　　E. 长期站立工作者

7. 压力治疗的理想压力为
　　A. 15mmHg　　　　B. 20mmHg　　　　C. 25mmHg　　　　D. 30mmHg
　　E. 40mmHg

8. 压力衣制作原则正确的是

    A. 压力衣设计范围刚好覆盖瘢痕即可

    B. 压力衣在关节附近的设计应到达关节部位，无需延伸过关节

    C. 在制作压力衣时应避免太多的接缝

    D. 压力衣施压尽量纵向加压

    E. 截肢患者制作压力衣时只需要和残端形状一致即可，无需配合贴膜

9. 压力衣使用过程应注意

    A. 患者穿戴不适时应立即停止压力衣的使用

    B. 压力衣每天只需要穿几个小时即可

    C. 压力衣时可和普通衣服一起使用洗衣机进行清洗

    D. 试穿压力衣时应询问患者感受，检查关节活动及肢体血运情况

    E. 以上均正确

10. 关于压力裤的说法正确的是

    A. 由一个前片和一个后片缝合而成   B. 由两个前片和两个后片缝合而成

    C. 会阴部不可以使用压力垫   D. 制作比较复杂

    E. 治疗下肢静脉曲张

11. 压力治疗的作用机制不包括：

    A. 重塑瘢痕中的胶原纤维   B. 治疗瘢痕内的炎症反应

    C. 减少瘢痕中的血液循环和水肿   D. 减少胶原的合成率

    E. 增加瘢痕的消散率

12. 下列压力衣制作流程除了

    A. 了解病史   B. 测量   C. 讨论   D. 试穿

    E. 调整

13. 常用支架不包括

    A. 鼻部支架   B. 口部支架   C. 手部支架   D. 下颌部支架

    E. 躯干支架

14. 使用压力垫时应注意

    A. 压力垫和瘢痕大小一致即可，无需过大

    B. 损伤面积大的部位，不可用压力垫

    C. 骨性突起部位应避免使用压力垫

    D. 压力垫可胯关节使用

    E. 儿童使用压力垫时应注意关注其发育的因素

15. 临床不属于常用压力衣有

    A. 压力头套   B. 压力手套   C. 压力袜   D. 压力裤

    E. 躯干压力套

二、思考题

1. 压力治疗预防和治疗增生性瘢痕的作用机理是什么？

2. 压力衣的制作及应用过程包括哪些步骤？

（焦　龙）

第十二章

社区与家庭环境改造

学习目标

1. **掌握** 社区及家庭环境改造基本概念，社区及家庭环境评定及环境改造方法。
2. **熟悉** 社区及家庭环境改造流程。
3. **了解** 社区及家庭环境改造策略。
4. 学会根据患者的具体情况开展合适的社区及家庭环境改造。
5. 具有环境评定及改造的基本思维和素质，能够与患者及家属良好沟通，开展健康教育。

第一节 概 述

案例讨论

【案例】

患者，男，41 岁，半年前突发车祸，双下肢截肢，经治疗康复后，在院熟悉轮椅生活，双上肢肌力五级，目前经医生建议回家生活。

【讨论】

1. 为了患者更加适应生活，出院前我们需要对患者进行哪些方面的评定？
2. 患者家庭需要进行哪些方面的改造？

2001 年世界卫生组织 WHO 发布的中文版《国际功能、残疾和健康分类》的观点认为，残疾人的参与限制和活动受限是由于残疾人功能和结构的损伤和环境障碍交互作用的结果。残疾人某些功能结构通过康复可以得到改善，而一些损伤是无法改善的，为了解决残疾人的困难，我们可以对社区及家庭环境进行改造，适应患者的残疾或发挥其本身最大的潜能，从根本上解决他们的活动参与困难。习近平同志也特别的关心残疾人这个特殊群体，2019 年 5 月 19 日发表了"全面建成小康社会，残疾人一个也不能少"的要求。为此有必要对残疾人本身及其生活的环境进行评估及改造，提高他们的生活质量，更好地享受生活。

扫码"学一学"

一、基本概念

（一）社区

1. 社区定义　社区是社会学的一个基本概念，起源于拉丁语为共同的东西和亲密的伙伴。我国将社区定义为：聚居在一定范围内人们所组成的社会生活共同体。有地缘性、人缘性、社会性三个基本特征。

2. 社区的构成要素

（1）有一定地域　即社区成员生存的地理位置和自然环境。

（2）有一定的人口数量　即人口的数量、密度、结构。

（3）有特定文化　如共同的价值观、传统习惯、生活方式及制度等。

（4）经济基础　具有维持社区居民物质文化生活的服务设施。

（5）其他　有一定的社会关系及其互动关系；有不同社区组织。

3. 社区服务　即为社区单位及居民提供各种服务。

（1）为老年提供服务　开办各种类型的老年活动中心，开展有利于老年人的文体活动，方便老年生活，提高其生活质量。

（2）提高社会保障　对社区收入的家庭提供社会保障及救助，落实低保政策。

（3）为残疾人服务　为残疾人提供就业安置服务，医疗康复服务，基本生活服务及婚介服务。

（4）为青少年服务　为青少年提供各种健康有益的文体活动场所，组织开展各种有益健康的活动。

（5）安全防范服务　根据需要建造社区安全防范设施，如电子防盗监控系统，楼宇对讲系统。成立社区志愿者组成的治安巡逻队。

（二）家庭

家庭指婚姻关系、血缘关系或收养关系基础上产生的，亲属之间所构成的社会生活单位。家庭是幸福生活的一种存在。

（三）环境

环境，即个体生活背景外部或外在世界的所有方面，以直接或间接的方式影响个人生存的一切事物综合。

（四）社区环境

患者回归家庭及社区后赖以生存的周围空间、人工环境、生态环境、人文环境等，即自然环境与社会环境的总称。

（五）无障碍环境

20 世纪初，人道主义呼唤，建筑学界出现了一种新的建筑设计方法——无障碍设计，遵循以人为本的理念，旨在用现代技术建设改造环境，为残疾人、老年人提供行动方便与安全的空间。

近年来，我国政府大力推进无障碍环境建设，各级政府以及各部门加大了对无障碍环境建设的资源投入，无障碍环境建设的范围更加广泛、水平显著提高。

1. 无障碍设施　保障残疾人、老年人、孕妇、儿童等社会成员出行安全和使用便利，在道路、建筑、居住区等建设工程中配套的服务设施。包括无障碍通道、电梯、平台、房间、洗手间盲文标志等。

2. 无障碍环境　指在任何环境里进行任何活动都没有障碍，是保障残疾人、老年人、儿童、伤病人等社会特殊群体独立自主、安全出行、平等参与社会生活的重要条件，是为全社会成员提供通行安全和使用便利的重要措施。包括物质环境无障碍、信息和交流无障碍。无障碍环境基本要求为：①可及性，可达、可进、可用；②安全舒适；③符合使用者特性；④能够提升残疾人的能力。

考点提示　无障碍环境基本要求。

知识拓展

无障碍设施的有关术语

1. 盲道　人行道上铺设的一种固定形态的地面砖，使视残者产生不同的脚感，诱导视残者向前行走和辨别方向到达目的地。

2. 无障碍入口　不设置台阶的入口。

3. 无障碍电梯　适合各类残疾者使用的电梯。

4. 无障碍厕所　公共厕所设置的，可供轮椅进入及转弯，设有坐便器及安全扶手的厕所。

二、环境的分类

按环境属性，环境可分为物理环境和社会环境两方面。

（一）物理环境

物理环境包括自然环境、人工建造的环境和物件。

1. 自然环境　未经人工改造的，或者仿造的自然环境。如山川河流、天空、湖泊，包括季节更替和天气变化。

2. 人工建造环境　人为建造的，用于容纳、活动、分隔、拥有的场所以及连接这些场所的设施，如住房、工厂、仓库、学校、街道等。

3. 物件　又可分为自然物件和人工物件。自然物件包括自然界中有生命和无生命的东西如植物、动物、砂石等；人工物件包括家具、事物、衣服、书本、工具、机器和交通工具等。

（二）社会环境

社会环境包括社团组织和作业方式。

1. 社团组织　是指一群规律性的集结的人，提供和委派以一定的角色给每个个体，并营造执行这些角色所需的氛围和设定一些行为准则。社团组织又可分为非正式社团组织和正式社团组织。非正式社团组织包括家庭、定期朋友聚会、在社区参加兴趣小组；正式的社团组织包括学校中的班级，工作中的团队。

2. 作业方式　是指文化习俗对作业活动的规定，有典型的或正确的方式去进行这些活动。文化因素为作业活动提供了具体的程序、结果和判断变现的标准。

三、环境改造流程

环境改造指针对道路和建筑设施方面的无障碍改造。进行改造时通常需要遵循以下流程。

（一）详细分析社区、家庭环境及患者的功能情况

了解患者的功能状况，详细分析，对社区及家庭环境进行改造，方便患者活动。

（二）分析活动受限的环境方面因素，进行阶梯化环境改造

首先，考虑患者活动变化，适应环境。其次，考虑物品位置变化解决问题。再次，考虑通过辅助器具解决活动问题。最后，考虑物理结构的改变。

（三）出具环境改造方案

确定了改造方法后需出具具体的环境改造方案，如需进行物理结构改变，还需出具专业图纸，并标记清楚需要改造的位置、大小、具体要求等信息。

（四）实施改造计划

根据图纸对患者的生活环境进行改造。需要物理结构改变的一般需要家属自行邀请专业的施工队伍进行。

（五）再评估

改造结束后需要再次评估，确保患者的使用安全，对患者进行适应性训练，待其掌握后交付使用。

（六）随访

定期进行随访，了解患者的使用情况和独立生活情况。

第二节　家庭环境改造

扫码"学一学"

人类生活于社会中，患者回归家庭、重返社会时康复医学的最终目标。因此家庭及社区环境氛围，直接或间接地关系到患者生存质量的好坏。所以，我们应当对患者所处的家庭及社区进行评定改造，保障患者享受正常生活。

一、家庭环境无障碍要求

扫码"看一看"

家庭环境的无障碍要求主要参考国家住房和城乡建设部，国家质量监督检验检疫局2015年颁布的《无障碍设计规范》（GB 5073—2012）

（一）餐客厅

最少轮椅能够在餐客厅自由通过，并能做方向的转动，保持餐客厅的整洁，不能随便堆放物品（如图 12−1a）。餐桌的高度可以使轮椅进入，低于患者坐于轮椅上肩部以下 15～20cm。电插座高度应该高于 50cm，开关高度不高于 120cm（如图 12−1b）。室内最好设置温度控制器，对于体温调节障碍者，室温非常重要，如脊髓损伤患者和烧伤患者。

（二）卧室

卧室要有 150cm×150cm 足够的空间方便患者轮椅自由转动。书桌、衣柜、床之间的过道应不少于 105cm 的空间，能够让轮椅通过。

1. 床　床的高度不应高于患者膝关节，最好患者座位时双脚平放于地面为宜，并放于靠墙或墙角位置。床垫要坚固、舒适，应在床边设置台灯、电话以及必要的药品。

2. 门　门应设计成滑动门或折叠门，把手应为手柄式的较为合适，门扇开启净宽度不少于 80cm。

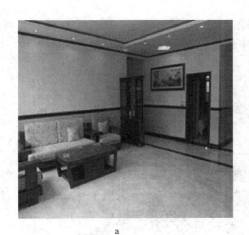
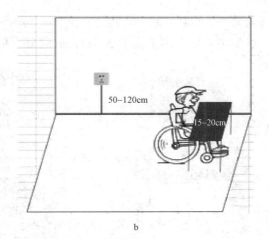

图 12-1　餐客厅设计

3. 衣柜　衣柜内部挂衣横杆的高度距离地面 132cm，壁柜挂钩距地面高度为 100～140cm 之间，深度不超过 60cm，为方便轮椅患者取挂衣物，衣柜内横搁板距地面不高于 114cm，如图 12-2 所示。

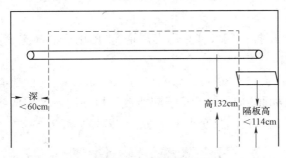

图 12-2　衣柜结构

(三) 卫生间

卫生间面积不小于 200cm×200cm，采用坐式大便器，门口与坐便器之间不小于 120cm 的距离，内部应有 80cm×110cm 以上的轮椅旋转面积。

1. 门　卫生间门应该向外开放，功能障碍者一旦发生意外，外面人容易施救，而不至于轮椅或助行器等挡在门口，外面人无法开启。

2. 坐便器　马桶式坐便器，坐便器高度一般在 40～48cm 为宜，座厕一侧或双侧应安装安全扶手，扶手高 70cm，两侧扶手距离 80cm，垂直高度为 140cm，扶手可以固定也可移动，方便轮椅患者使用。如图 12-3 所示。

3. 洗浴　洗浴区域方便轮椅旋转，放置 45cm 高的专用洗浴座椅（如图 12-4），如果使用浴盆，高度应与轮椅坐高相仿，并配置转移板，方便患者使用。放水开关应不高于 70cm。

4. 洗手盆　洗手盆最低处应高于 69cm，

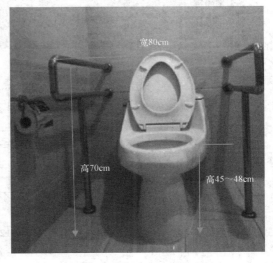

图 12-3

269

保证轮椅患者进出，水池深度10cm即可（如图12-5）；水龙头最好采用长手柄便于患者清洗；镜子中心应在离地面105～115cm高处，以便轮椅患者使用。

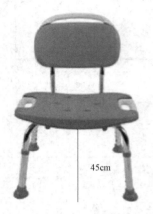

图12-4 洗浴座椅

45cm

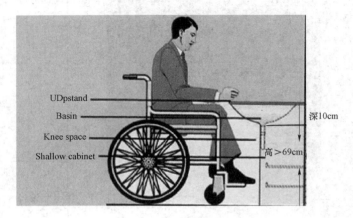

图12-5 洗手盆

UDpstand
Basin
Knee space
Shallow cabinet
深10cm
高>69cm

（四）厨房

厨房应进行无障碍设计，布置在入室门附近，尽量有直接采光和自然通风，空间面积至少150cm×150cm。

1. 厨房门 最好采用推拉门（多采用上滑道），门扇开启净宽度不少于80cm，不设门槛或门槛高度小于2.5cm。

2. 操作台 高度宜为75～80cm，深度宜为50～60cm，台面应有利于将重物从一个地方转移到另一个地方（如图12-6）。桌子应能使轮椅使用者膝盖放到桌下，其高度最好可调节。吊柜高度应小于120cm，深度小于25cm。

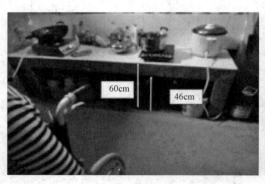

60cm 46cm

a

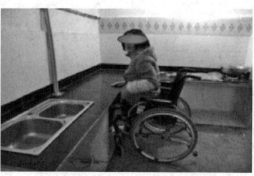

b

Counter top
Knee space
500-600
500-600
650min
750-800
c

图12-6 厨房

a. 改造前 b. 改造后 c. 厨房标准尺寸

3. 其他　燃气阀门应放在轮椅患者能够够到的地方；应设置排烟装置，炉灶应设安全防火、自动灭火及报警装置；应购买不同患者专用的切菜板，方便患者使用。

（五）活动区域

户内门厅轮椅通行通道宽度不应小于 150cm，通往卧室、起居室、厨房、卫生间等主要过道宽度不应小于 120cm。门的宽度必不小于 85cm。墙体转角部位宜做成圆角或切角，在过道一侧或两侧应设高 80～85cm 的扶手。阳台宽度不应小于 150cm，阳台与居室地面高度差不应大于 1.5cm，并以斜坡过渡；还应设置可升降的晾、晒衣服设施等。

（六）地面

1. 室内地面平整，宜选用不滑及不松动的材料。
2. 地板不应打蜡及放置地毯，保证患者转移畅通无阻。
3. 供视力残疾者使用的出入口、地面，宜铺设有触感提示的地面块材或涂刷色彩鲜明的提示图标。

（七）通道

1. 门　最好采用自动门或趟门，门锁高度和开启的力度要在使用者能力范围内。

2. 门口　不宜有门槛，方便患者出入，门扇开启后门口的净宽不得小于 80cm。

3. 通道　通道容易进出路面平坦，没有或少台阶，设置扶手，通道中无障碍物，光线充足，照明良好。

4. 斜坡　长度与高度之比应大于 12:1，表面防滑处理，两侧安装扶手。

（八）电梯与楼梯

1. 电梯　大小至少 150cm×150cm，门宽不少于 80cm，电梯迎面应安装镜子，以方便残疾人观看自己进出是否完成。

2. 楼梯　楼梯至少有 120cm 的宽度，台阶高度小于 16cm，深度大于 28cm，两侧均应有 65～85cm 高的扶手，梯面需进行防滑处理。

（九）走廊

供轮椅出入的走廊应有 120cm 宽，单拐步行时通道宽为 70～90cm，双拐步行时需 90～120cm。顺利通过一台轮椅和一个人行走的走廊至少需宽 140cm，轮椅旋转 90° 所需空间至少为 135cm×135cm，以一轮为中心旋转 180° 时需要 170cm×170cm 空间；偏瘫患者用轮椅和电动轮椅旋转 360° 时需有 210cm×210cm 空间，转 90° 需有 150cm×180cm 的空间。

考点提示　家庭环境无障碍要求。

二、家庭环境改造策略及方法

（一）家庭环境改造策略

1. 家庭资源　充分利用家庭资源，整合家庭空间，合理设计，辅助功能障碍患者活动，为患者制作或购买方便生活的工具供其利用，增加独立生活的机会。

2. 辅助器具　当患者由于功能受限而影响在家庭环境进行日常活动时，在物理环境改造前，需先考虑是否可以通过辅助器具解决问题。如步行不稳者，可以通过使用手杖提高步行安全性；听觉障碍患者可通过闪光门铃判断客人的到来；视觉障碍患者可通过使用助视器完成日常活动。

3. 活动调整　由于患者体力、关节活动度、感觉能力和认知能力的下降，应当考虑对作业活动实施的步骤进行改造，治疗师可以从作业活动的以下几方面考虑。

（1）简化活动 作业活动的复杂程度与活动所需的技巧水平有关，如果患者无法完成整个作业活动，可以进行调节以适合患者的功能状况。如穿带纽扣的衬衫时，可以先将纽扣扣上，作为套头衫穿上。

（2）安排流程 为即将进行的活动编排好流程，事先设定好活动需要的功能、步骤、时间等，规范活动并记录，对有认知障碍的患者进行反复练习。使得作业活动步骤清晰明了，有利于患者操作。如将正确的穿衣流程记录下来，遵照步骤反复强化练习，使其习惯化，动作自然。

（3）调节结果 降低对活动完成质量和数量的要求。如根据患者活动能力，穿衣活动中不一定要求把全部的纽扣扣好，进餐时可以剩饭，穿鞋时可以自己穿一只，家人辅助穿一只等。

（4）节省体力 尽量采用合适的姿势，正确的活动方法及使用辅助技术，减少体能的消耗，尤其对于心肺功能差的患者有良好作用。如对于老年人或腰部损伤的患者，不必弯腰穿鞋，用鞋拔子辅助穿鞋；高处取物体，不必举手踮脚，可以站在凳子或梯子上取物；需移动物体时，不必抬起重物，可以在地面拖动或推动，期间可以休息停顿。

（5）注重协作 必要时采取合作的方式进行活动，既减少了体力消耗又增加了乐趣。如挪动桌椅、准备食物等可以多人合作完成。

4. 物理环境

（1）非房屋结构改造 对家庭物品进行重新布局，对于那些可能对患者活动不利的物品、家具进行整理以腾出更多的空间方便患者日常的生活活动，提高活动安全性。

（2）房屋结构改造 通过改造增加患者活动的安全性及可出入性。当然在改造时一定要考虑患者及家属的喜好及文化背景，考虑费用承担问题，根据患者病情及转归，考虑改造是长期的还是临时的。如增加入室口斜坡、修补不平地面、增加楼梯扶手等。

（二）家庭环境改造方法

1. 门口 改造方法包括：①有台阶的去除台阶，改为斜坡，门外留有至少 150cm×150cm 平台（图 12-7）；②有门槛的去除门槛或加装斜坡；③门口太窄可适当减少轮椅宽度或加宽门口。

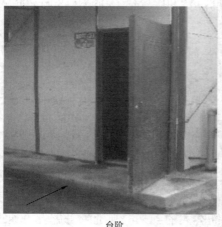 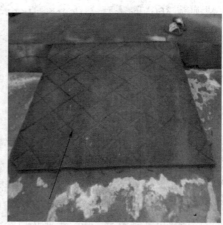

台阶　　　　　　　　　　　　　　　　斜坡

图 12-7 台阶改造

2. 厕所　改造方法包括：①门口太窄，可适当减少轮椅宽度或加宽门口；②有台阶或高度差应去除台阶或高度差或增加小坡度；③蹲厕可使用座便椅或安装坐厕及扶手；④无法转移可进行力量练习及转移技巧训练。

3. 洗澡间　改造方法包括：①花洒高度过高，应降低高度或更换高度可调的花洒；②耐力不足，无法完成全过程的可使用洗澡椅坐位洗澡。

4. 室内通道　改造方法包括：①地面有障碍的应去除地毯等障碍物；②通道太长通过有困难，应加装扶手；③太窄，如有物品应调整通道两侧物品位置或加宽通道。

5. 卧室　改造方法包括：①门太窄，应适当减少轮椅的宽度或加宽门口；②床边空间不足，轮椅转移困难的，更换大一点的房间，也可调整床的位置或适当减少床的宽度；③衣柜高度不合适使用辅助器具如拾物器，衣柜内可加装高度可调的下拉式衣架（如图 12-8）。

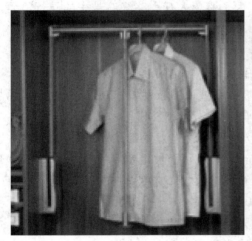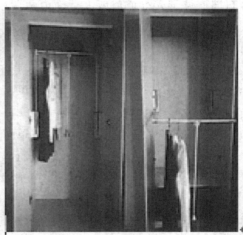

图 12-8　下拉式衣架

6. 厨房　改造方法包括：①门及通道太窄，应适当减少轮椅宽度或加宽门口；②洗菜盆无法靠近的，其下方应留空以使轮椅上腿部可进入；③工作台无法靠近的，其下应留空一个轮椅可进入部分的位置；④橱柜太高可使用升降橱柜（图 12-9）。

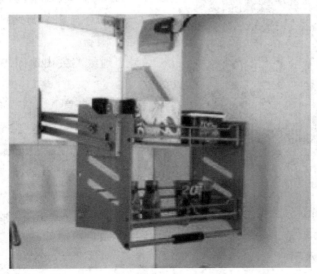

图 12-9　升降橱柜

7. 其他 改造方法包括：①安全问题应进行预防跌倒教育和安全教育；②室内光线合理，物品合理摆放；③去除地面障碍，保持地面干净、干燥，厨房卫生间、洗澡间地面防滑处理；④卧室、厕所、洗澡间等处安装紧急呼叫按钮或铃。

第三节　社区环境改造

一、社区环境无障碍要求

（一）缘石坡道

缘石坡道位于人行道口或人行横道两端，为了避免人行道路缘石带来的同行障碍，方便行人进入的一种坡道。

（1）缘石坡道应平整、防滑。

（2）缘石坡道口与车行道口间尽量不要有高度差，如有应<1cm。

（3）坡度应符合以下规定：①全宽式单面坡缘石坡道的坡度≤1:20；②三面坡缘石坡道正面及侧面的坡度≤1:12；③其他形式的缘石坡道的坡度≤1:12。

（4）宽度应符合以下规定：①全宽式单面坡缘石坡道的宽度应于人行道宽度相同；②三面坡缘石坡道正面坡道宽度≥120cm；③其他形式的缘石坡道的坡口宽度≥150cm。

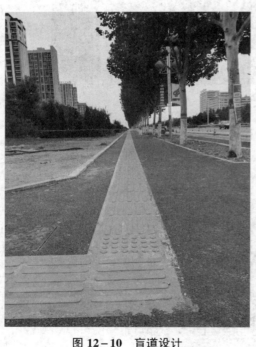

图 12-10　盲道设计

（二）盲道

人行道上铺设的一种固定形态的地砖，使视觉障碍患者产生盲杖触觉及脚感，引起视觉障碍者向前行走和辨别方向以达到目的地的通道，如图 12-10 所示。

（1）盲道应连续铺设，避开障碍物（树木、电线杆等），其他设施不应占用盲道。

（2）颜色宜与相邻道路地面形成对比，一般采用中黄色。

（3）盲道纹路突出地面 0.4cm 高，并进行防滑处理。

（三）轮椅坡道

（1）轮椅坡道的净宽度≥100cm，无障碍出入口的轮椅坡道净宽度≥120cm。

（2）轮椅坡道起点、终点和中间休息平台的水平长度≥150cm。

（3）轮椅坡道的高度超过 30cm，且坡度基石>1:20 时，应在两侧设置扶手。

（4）轮椅坡道应平整、防滑、无反光。（如图 12-11）

（四）无障碍出入口

（1）公共建筑应设无障碍出入口，设置电梯的居住建筑应至少设置 1 处无障碍出入口，通过无障碍通道直达电梯厅；未设置电梯的居住建筑当设置无障碍住房时应设置无障碍出入口。

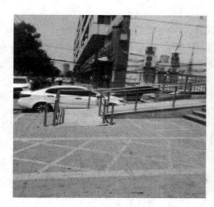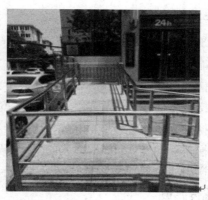

图 12-11 轮椅坡道示意图

（2）无障碍出入口地面平整、光滑，上方设挡雨棚。

（3）建筑物无障碍出入的门厅、过厅如设两道门，门扇同时开启时两扇门间距≥150cm。

（4）除平坡出入口外，在门完全开启的状态下，建筑物无障碍出入口的平台的净深度≥150cm。

（5）平坡出入口的地面坡度≤1:20，当场地条件比较好时，不宜大于1:30。

（五）无障碍通道、门

（1）室内通道宽度≥120cm，室外通道宽度≥150cm，人流较多或较集中的大型公共建筑的室内走道宽度≥180cm。

（2）无障碍通道应连续，地面平整、防滑、反光小或无反光，并不宜设置厚地毯。

（3）无障碍通道的门最好使用自动门，不宜采用旋转门或弹簧门，门锁高度和开启的力度要符合患者的能力水平；也不宜采用玻璃门，若用玻璃门应该有醒目的提示标志，门口不应该有门槛，门扇应便于开关。

（4）自动门开启后通行宽度≥100cm，其他门口净宽度≥80cm，有条件时最好≥90cm。

（六）无障碍楼梯、台阶

（1）无障碍楼梯宜采用直线形楼梯，两侧均应设扶手，踏面应平整防滑或在踏面前缘设防滑条；踏面和踢面的颜色宜有区分和对比。

（2）公共建筑楼梯的踏步宽度≥28cm，踏步高度≤16cm，如图12-12所示。

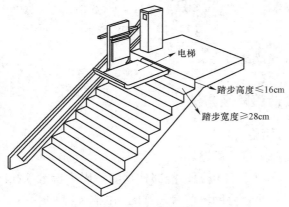

图 12-12 楼梯高度

（3）三级及三级以上台阶需要在两侧设扶手，上下两端的第一台阶应与其他台阶颜色或材质上有明显区别，以便提醒使用者注意，台阶的踏步应防滑。

（七）无障碍电梯

公共建筑内设有电梯时至少设置 1 部无障碍电梯，设置电梯的居住建筑每居住单元至少设置 1 部能直达户门层的无障碍电梯。

（1）候梯厅深度≥150cm，电梯门洞宽≥90cm。

（2）电梯外呼叫按钮和电梯内按钮的高度在 90～110cm 之间。

（3）电梯最小规格深度≥140cm，宽度≥110cm。

（4）电梯轿厢门宽≥80cm，轿厢三面应设 85～90cm 高度的扶手。

（5）电梯内应有层面显示装置和语言提示装置。

（八）轮椅席位

（1）轮椅席位应设在便于到达疏散口及通道的附近，不得设在公共通道范围内，旁边应设 1:1 的陪护席位。

（2）每个轮椅席位面积不应小于 110cm×80cm。

（3）通往轮椅席位的通道宽度不应小于 120cm。

（4）轮椅席位地面平整、防滑，边缘处安装栏杆或栏板。

（九）无障碍停车位

（1）公共建筑总停车数在 100 辆以下时应设置不少于 1 个无障碍机动车停车位，100 辆以上时应设置不少于 1% 的无障碍机动车停车位。

（2）无障碍机动车停车位应设在通行方便、行走路线最短的位置。

（3）无障碍机动车停车位的地面应涂有停车线、轮椅通道线和无障碍标志。

（4）无障碍机动车停车位的一侧应设宽度不小于 120cm 的通道，共轮椅使用者直接进入人行道和到达无障碍出入口。

（十）无障碍标志

常用的无障碍标志如图 12－13 所示。

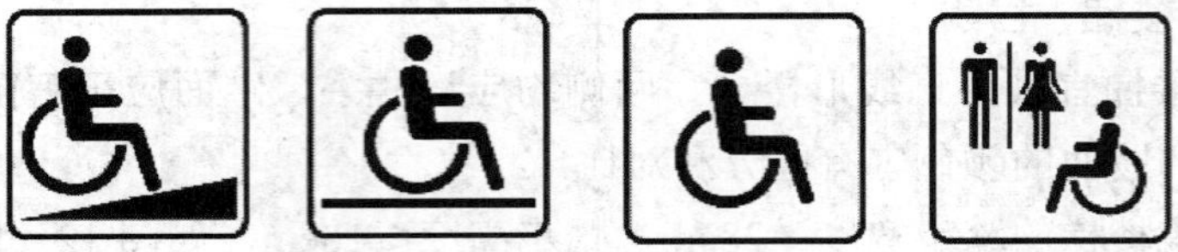

无障碍坡道　　　无障碍通道　　　无障碍服务窗口　　　无障碍卫生间
位置标志　　　　位置标志　　　　位置标志　　　　　　位置标志

图 12－13　无障碍标识

考点提示▶ 社区环境改造的要求。

二、社区环境改造策略及方法

（一）社区环境改造策略

社区环境改造需要考虑以下问题。

1. 社区资源　充分利用社区资源，能够使功能障碍患者融入社区，增加社区无障碍环境及设备，组织各方面志愿者协助出门有困难的功能障碍者外出等。

2. 辅助器具　当患者由于功能的受限而影响在社区环境下进行日常生活时，应考虑使用必要的辅助器具，如步行障碍者使用拐杖（单足、四足、腋拐）、轮椅、助行器等，需要进行较远距离活动的可使用电动轮椅。视觉障碍患者可使用导盲犬、导盲杖；听觉障碍患者可使用导听犬。

3. 活动调整　由于患者体力、耐力、移动能力的下降，应当考虑对作业活动实施的步骤进行改造，同居住环境改造一样，治疗师同样可以从简化作业活动、预定活动流程、调节活动结果、节省体力技术、注重活动协作等方面进行考虑。

4. 功能训练　社区内部增加强化功能训练的仪器设备，尤其是肌力、耐力、平衡、功能性移动能力训练，通过功能的改善来减少环境的限制。

5. 技巧训练　在社区内部对功能障碍患者进行技巧和适应性训练，掌握省力、转移、活动技巧，掌握外出的基本常识和技巧，如出门前少喝水并提前排尿排便，过马路请求别人帮忙的技巧等。

6. 健康教育　教育功能障碍患者及家属正确认识疾病和残疾，克服畏惧心理。同时对周围居民进行教育，让他们正确对待功能障碍人士，真心关爱而不是好奇、议论等。

7. 物理环境改造　必要时参照无障碍设计原则，结合功能障碍患者的功能情况进行物理环境改造，包括改台阶为斜坡，较小斜坡角度，门口马路设置减速标志和减速带等。

（二）社区环境改造方法

1. 户外活动　常见障碍及改造方法如下。

（1）无法过台阶　改造方法有：①进行过台阶障碍专门训练，包括轮椅过台阶；②去除台阶或改为斜坡；③加装扶手。

（2）无法通过陡斜坡或长斜坡　改造方法有：①进行耐力训练或过斜坡训练；②改陡斜坡为缓斜坡；③长斜坡中间建设休息平台，变成多个段斜坡。

（3）路面不平、打滑　改造方法有：①修整路面，进行防滑处理；②使用拐杖或轮椅，尤其是适合农村环境的轮椅。

（4）无休息区　改造方法：设立简易休息长凳或座椅。

（5）大小便控制不好但室外无卫生间　改造方法有：①出门前排空大小便；②外出前少喝水；③使用纸尿裤并及时更换。

2. 外出购物及买菜　常见障碍及改造方法如下。

（1）路途较远　改造方法有：①进行耐力训练；②使用拐杖、轮椅或电动轮椅。

（2）无法乘坐扶手电梯　改造方法有：①选用升降电梯；②进行扶手电梯使用训练；③请求家人或其他工作人员协助。

（3）道路、通道不符合无障碍设计　改造方法有：①与有关部门协商，增加无障碍设施或进行无障碍改造；②进行功能强化训练、技巧训练，如轮椅过台阶技巧。

（4）无法提物品　①使用购物车或购物袋；②轮椅下加物品袋，腿上放物品筐；③拿大件物品时请家人协助或用送货服务。

3. 外出用餐　常见障碍及改造方法如下。

（1）道路、通道不符合无障碍设计　改造方法同"外出购物及买菜"。

（2）餐厅地面湿滑　改造方法有：①请工作人员处理地面；②使用拐杖或轮椅。

（3）餐桌无法靠近　换桌面下空的餐桌或选择可靠近桌面的餐厅。

4. 休闲活动　常见障碍及改造方法如下。

（1）路途及无障碍环境　同"外出购物及买菜"处理。

（2）门口或通道较窄　改造方法有：选用较窄轮椅，练习过窄门技巧。

（3）无轮椅专用坐位　改造方法有：转移至靠边的普通坐位，必要时请求帮助。

5. 去银行或办理其他事物　常见障碍是柜台过高，其改造方法有：①寻找无障碍前台；②使用高度可升降轮椅；③请求工作人员协助。

本 章 小 结

　　社区及家庭环境改造是医院康复服务的一项重要延伸，也是实现"人人享有康复"不可或缺的手段。在患者出院时我们就应该根据患者的功能状况以及家庭社区情况，为患者提供家庭及社区改造建议，能为患者因地制宜的制定出家庭及社区环境改造方案。因此我们不仅要学会各种作业治疗手段，还需要掌握环境改造的方法，并具有一定的社会生活知识和日常生活经验，提升患者独立生活能力，提高生存质量。在环境改造过程中我们一定根据无障碍环境设计要求严格实施，创造更多的机会给患者去融入环境、享受生活。

扫码"练一练"

自 测 题

一、单项选择题

1. 家庭环境改造中电插座的高度至少为
   A. 30cm　　　　　B. 40cm　　　　　C. 50cm　　　　　D. 60cm
   E. 70cm

2. 家庭环境改造中卧室中轮椅能够自由转动的空间至少为
   A. 150cm×150cm　　　　　　　　B. 100cm×100cm
   C. 100cm×150cm　　　　　　　　D. 120cm×120cm
   E. 120cm×150cm

3. 卫生间改造中坐便器旁扶手高度为
   A. 40cm　　　　　B. 50cm　　　　　C. 60cm　　　　　D. 70cm
   E. 80cm

4. 洗手盆镜子中心离地面的高度
   A. 100～110cm　　B. 105～115cm　　C. 110～115cm　　D. 105～120cm
   E. 100～115cm

5. 洗手盆深度一般距离
   A. 10cm　　　　　B. 15cm　　　　　C. 20cm　　　　　D. 25cm
   E. 5cm

6. 家庭改造中卧室门的宽度最少
   A. 70cm　　　　　B. 80cm　　　　　C. 90cm　　　　　D. 95cm
   E. 100cm

7. 厨房改造中操作台高度宜为
   A. 70～75cm　　　B. 70～80cm　　　C. 75～85cm　　　D. 75～80cm
   E. 80～85cm

8. 环境改造中台阶的高度应小于
   A. 14cm　　　　　B. 15cm　　　　　C. 16cm　　　　　D. 17cm

E. 18cm

9. 环境改造中台阶的深度应大于
   A. 25cm   B. 26cm   C. 27cm   D. 28cm
   E. 30cm

10. 走廊中轮椅以一轮为中心旋转180°时需要的空间为
    A. 135cm×135cm   B. 150cm×150cm   C. 170cm×170cm   D. 140cm×140cm
    E. 210cm×210cm

11. 通道斜坡的长度与高度之比应大于
    A. 10:1   B. 11:1   C. 12:1   D. 13:1
    E. 14:1

12. 缘石坡道口与车行道口间如有高度差，高度差最高为
    A. 0.5cm   B. 1cm   C. 1.5cm   D. 2cm
    E. 2.5cm

13. 无障碍出入口的轮椅坡道净宽度至少
    A. 100cm   B. 110cm   C. 120cm   D. 130cm
    E. 140cm

14. 电梯外呼叫按钮和电梯内按钮的高度
    A. 80～90cm   B. 85～95cm   C. 80～100cm   D. 90～110cm
    E. 100～110cm

15. 厨房操作台改造中深度宜为
    A. 40～50cm   B. 45～55cm   C. 50～60cm   D. 55～60cm
    E. 60～65cm

16. 患者活动区域过道一侧或两侧的扶手高度
    A. 60～65cm   B. 65～70cm   C. 70～75cm   D. 75～80cm
    E. 80～85cm

17. 单拐步行时走廊的宽度为
    A. 70～90cm   B. 75～85cm   C. 80～90cm   D. 90～100cm
    E. 100～110cm

18. 双拐步行时走廊的宽度为
    A. 70～90cm   B. 75～85cm   C. 80～90cm   D. 90～120cm
    E. 100～110cm

19. 走廊中轮椅以一轮为中心旋转360°时需要的空间为
    A. 135cm×135cm   B. 150cm×150cm   C. 170cm×170cm   D. 140cm×140cm
    E. 210cm×210cm

二、思考题

1. 请简述环境改造的流程。

2. 请阐述无障碍设施建设的意义。

（刘福泉）

实训指导

实训一　作业治疗评定

【实训目的】

1. 掌握作业表现评定（COPM 量表）、活动分析与作业分析的方法。
2. 熟悉作业治疗访谈的方法及注意事项。
3. 了解 COPM 量表的临床应用，活动分析与作业分析的应用。

【实训场所与物品】

1. **实训场所**　医院康复医学科或作业治疗实训室。
2. **实训物品**　加拿大作业表现测量表（COPM 量表）、活动分析表、作业分析表、纸、笔等。

【实训内容】

1. 作业治疗访谈。
2. 作业表现评定。
3. 活动分析与作业分析。

【实训步骤】

1. 教师讲解示教：实训室结合医院现场教学。演示作业治疗访谈、COPM 量表、活动分析与作业分析的实施方法，规范操作。
2. 同学角色扮演，进行模拟练习，熟练各种作业治疗评定的操作技能，教师进行指导。
3. 在医院选择案例，学生以小组为单位，进行实习操作，教师进行指导。
4. 分组讨论分析评定结果，并汇报，师生点评。
5. 教师总结。

【注意事项】

1. 医院见习案例需详细了解病史，并与患者进行沟通与解释，取得配合。
2. 学生课前预习，熟悉作业治疗访谈的内容方法、COPM 量表的步骤内容、活动分析表、作业分析表的内容。
3. 做好结果记录和总结。

实训二 治疗性作业活动

【实训目的】

1. 掌握常用治疗性作业活动的治疗作用。
2. 熟悉常用治疗性作业活动的活动设计和实施方法。
3. 了解常用治疗性作业活动的临床应用和注意事项。

【实训场所与物品】

1. 实训场所 医院康复医学科或作业治疗实训室。

2. 实训物品 各类治疗性作业活动视频资料。治疗性作业活动常用工具及材料：木工工具、金工工具、制陶工具及材料；编织工具、剪纸工具、插花工具、折纸工具等手工艺制作工具；各种乐器（如电子琴、口琴、吉他、笛子、手鼓等）、画笔、文房四宝、画纸、颜料、调色盒、画夹等；花盆、铁锹、花剪、花铲、水桶、喷壶、营养土、园林植物、种子、肥料等；各类球（篮球、排球、羽毛球、乒乓球、网球等）、球台、球拍等；棋（象棋、围棋、跳棋、飞行棋等）、扑克牌、麻将、电脑及配套硬件、游戏盘、游戏机、操作手柄、游戏软件等。

【实训内容】

1. 生产性活动
（1）木工作业
（2）金工作业
（3）手工作业 手工编织作业、十字绣作业、剪纸作业、剪贴画作业等。

2. 娱乐休闲活动
（1）音乐作业
（2）绘画作业
（3）体育活动
（4）园艺活动
（5）游戏活动 电脑游戏、跳棋、牌类等。

【实训步骤】

1. 教师讲解示教 观看各类治疗性作业活动视频，实训室结合医院现场教学。介绍或演示代表性的治疗性作业活动的设计和实施，并解释其治疗作用。

2. 同学角色扮演 进行模拟练习，熟练治疗性作业活动设计和实施的操作技能，并体验其治疗作用，教师进行指导。

3. 实习操作 在医院选择案例，学生以小组为单位，进行实习操作，教师进行指导。

4. 讨论并汇报 分组讨论，并汇报治疗性作业活动的设计方案及治疗作用，师生点评。

5. 总结 教师总结。

【注意事项】

1. 医院见习案例需详细了解病史，并与患者进行沟通与解释，取得配合。
2. 学生课前预习，熟悉各种治疗性作业活动的设计原则及实施方法。
3. 做好实践记录和总结。

实训三　感觉与运动障碍的作业治疗

【实训目的】

1. 掌握感觉脱敏技术、感觉再教育技术的操作方法。
2. 熟悉各种运动功能障碍的作业治疗活动选择与设计。
3. 了解各种运动功能障碍的作业治疗活动设计与实施的注意事项；感觉脱敏技术、感觉再教育技术的注意事项。

【实训场所与物品】

1. 实训场所　医院康复医学科或作业治疗实训室。
2. 实训物品　常用作业治疗活动相关工具和材料；常用作业治疗设备；棉丝、布类、砂纸、各种豆类、果仁、陶粒、软木塞、各种刷子、按摩用品、振动器等各种不同程度刺激的物品。

【实训内容】

1. 改善运动功能的作业治疗
（1）增强肌力的作业治疗。
（2）改善关节活动范围的作业治疗。
（3）增强耐力的作业治疗。
（4）改善协调性的作业治疗。
（5）改善平衡功能的作业治疗。
（6）缓解肌张力的作业治疗。
2. 改善感觉功能的作业治疗
（1）感觉脱敏技术。
（2）感觉再教育技术。

【实训步骤】

1. 教师讲解示教　实训室结合医院现场教学。演示各种运动障碍的作业活动选择和设计方法，感觉脱敏技术和感觉再教育技术的操作方法，规范操作。
2. 同学角色扮演　进行模拟练习，熟练操作技能，教师进行指导。
3. 实习操作　在医院选择案例，学生以小组为单位，进行实习操作，教师进行指导。
4. 讨论、汇报　分组讨论，汇报不同感觉或运动障碍患者的作业治疗方案，师生点评。

5. 总结　教师总结。

【注意事项】

1. 医院见习案例需详细了解病史，并与患者进行沟通与解释，取得配合。

2. 学生课前，复习回顾常用代表性治疗性作业活动的治疗作用及实施方法；预习熟悉各种运动功能障碍的作业活动选用原则，感觉脱敏技术和感觉再教育的训练原则。

3. 做好实践记录和总结。

实训四　认知功能障碍的作业治疗

【实训目的】

1. 掌握注意障碍和记忆障碍的作业治疗方法。

2. 熟悉注意障碍和记忆障碍训练的注意事项。

3. 了解临床常见的注意障碍和记忆障碍。

【实训场所与物品】

1. 实训场所　医院康复医学科或作业治疗实训室。

2. 实训物品　纸、铅笔、手电筒、录音机、摇铃、秒表等。

【实训内容】

1. 注意障碍的作业治疗。

2. 记忆障碍的作业治疗。

【实训步骤】

1. 教师讲解示教　实训室结合医院床边教学。演示各种注意障碍和记忆障碍的作业治疗方法，规范操作。

2. 同学角色扮演　进行模拟练习，熟练操作技能，教师进行指导。

3. 实习操作　在医院选择案例，学生以小组为单位，进行实习操作，教师进行指导。

4. 讨论、汇报　分组讨论，汇报针对案例制定的作业治疗方案，师生点评。

5. 总结　教师总结。

【注意事项】

1. 医院见习案例需详细了解病史，并与患者进行沟通与解释，取得配合。

2. 学生课前预习，熟悉注意障碍和记忆障碍的表现及作业治疗方法。

3. 做好实践记录和总结。

实训五　知觉功能障碍的作业治疗

【实训目的】

1. 掌握各种知觉功能障碍（失认症、失用症、躯体构图和视觉辨别障碍等）作业治疗方法。
2. 熟悉各种知觉功能障碍的临床表现及评定方法。
3. 了解各种知觉功能障碍的康复管理原则及方案。

【实训场所与物品】

1. 实训场所　医院康复医学科或作业治疗实训室。

2. 实训物品　照片、颜色图片、拼板、拼图、各种质地的材料、砂纸、硬币、积木、涂色图画、训练用卡片、各种几何图形、火柴棍、木钉盘、必要的生活自助具、轮椅、各种日常用品等；训练用纸、笔、计算机辅助训练系统等。

【实训内容】

1. 失认症的作业治疗

（1）视觉失认

（2）听觉失认

（3）触觉失认

（4）单侧忽略

2. 失用症的作业治疗

（1）运动性失用

（2）意念运动性失用

（3）意念性失用

（4）结构性失用

（5）穿衣失用

3. 躯体构图障碍的作业治疗

（1）左右分辨障碍

（2）躯体失认

（3）手指失认

4. 视觉辨别障碍的作业治疗

（1）图形－背景分辨困难

（2）空间定位障碍

（3）空间关系障碍

（4）地形定向障碍

（5）物体恒常性识别障碍

（6）距离与深度辨认障碍

【实训步骤】

1. 教师讲解示教　实训室结合医院现场教学。演示各种知觉功能障碍的评估和作业治疗方法，规范操作。

2. 同学角色扮演　进行模拟练习，熟练操作技能，教师进行指导。

3. 实习操作　在医院选择案例，学生以小组为单位，进行实习操作，教师进行指导。

4. 讨论、汇报　分组讨论本组案例的评估结果，制定作业治疗方案，并汇报，师生点评。

5. 总结　教师总结。

【注意事项】

1. 医院见习案例需详细了解病史，并与患者进行沟通与解释，取得配合。

2. 学生课前预习，熟悉各种知觉功能障碍的临床表现、评定方法、治疗所需物品、治疗方法及康复管理的原则和设置方法，预先设计好好实践流程，以便见习实践的顺利实施。

3. 做好实践记录和总结。

实训六　感觉统合障碍的作业治疗

【实训目的】

1. 掌握常见感觉统合障碍的评定及作业治疗方法。

2. 熟悉与感觉统合障碍患儿进行有效沟通的技巧。

3. 了解常用感觉统合作业治疗用具的种类、用途和特异性。

【实训场所与物品】

1. 实训场所　医院感觉统合治疗室或作业治疗实训室。

2. 实训物品　常用感觉统合功能评定表，感觉统合训练器材，如：滑梯、吊缆、圆桶吊缆、旋转浴盆、跳跳床等；计算机辅助的图、动画、语音及音乐等多媒体系统，多感官互动训练系统、孤独与多动症训练系统等。

【实训内容】

1. 感觉统合评估

（1）行为观察

（2）功能评估

2. 感觉统合治疗技术

【实训步骤】

1. 教师讲解示教　实训室结合医院现场教学。演示各种感觉统合障碍评估及作业治疗方法，规范操作。

2. 同学角色扮演　进行模拟练习，熟练操作技能，教师进行指导。

3. 实习操作 在医院选择案例，学生以小组为单位，进行实习操作，教师进行指导。

4. 讨论、汇报 分组讨论本组案例感觉统合功能评估结果，进行临床推理制定作业治疗方案，并汇报，师生点评。

5. 总结 教师总结。

【注意事项】

1. 医院见习案例需详细了解病史，并与患儿及患儿家长进行沟通与解释，取得配合。注意保护患者隐私。

2. 学生课前预习，熟悉各种感觉统合障碍的临床表现、评定方法和代表性的感觉统合活动。

3. 做好实践记录并总结。

实训七　日常生活活动训练

【实训目的】

1. 掌握日常生活活动训练的方法。
2. 熟悉日常生活活动训练中的注意事项。

【实训场所与物品】

1. 实训场所 医院康复医学科或作业治疗 ADL 训练室。

2. 实训物品 所需衣物，洗漱用品，餐具，转移用具、衣物及洁具、一般家庭生活设施，如炊具、餐具、清洁工具、家电等，必要的生活自助具、辅助用具，模拟家居环境。

【实训内容】

1. 自我照顾性 ADL 训练

（1）穿衣训练　穿脱开襟上衣、穿脱套头衫、穿脱裤子、穿脱鞋袜。

（2）修饰训练　梳头、刷牙、洗脸。

（3）进食训练　饮水、吃食物。

（4）如厕训练　轮椅和坐便器之间的转移。

（5）洗澡训练　轮椅和洗澡椅以及浴缸的转移。

2. 转移活动训练

（1）翻身训练　偏瘫患者翻身训练、截瘫患者翻身训练。

（2）卧坐转移训练　偏瘫患者卧坐训练、截瘫患者卧坐训练。

（3）床椅转移训练　偏瘫患者床椅转移训练、截瘫患者床椅转移训练。

（4）坐站转移训练　偏瘫患者坐站转移训练、截瘫患者坐站转移训练。

【实训步骤】

1. 课前预习 课前观看视频和 PPT 以及电子教材，熟悉操作方法，记录存在的疑惑点。

2. 课中教师讲解示教　结合视频，教师进行实训内容的讲解和示教，尤其是对学生疑惑点的讲解。

3. 实习操作　同学分组操作，情景模拟，熟练操作技能，教师进行指导。

4. 纠错　教师抽查学生操作，纠正操作错误。

5. 总结　学生提问，师生互动，教师总结。

【注意事项】

1. 学生课前需完成线上预习任务，总结自己存在的问题。

2. 学生课前预习，熟悉各种日常生活活动训练的流程和方法。

3. 操作过程中，需具备人文关怀，注意沟通和保护患者安全。

4. 医院见习需详细了解见习案例病史，并与患者进行沟通解释，取得配合。注意保护患者隐私。

5. 做好实践记录并总结。

实训八　职业活动训练

【实训目的】

1. 掌握工作分析的基本方法。

2. 熟悉案例访谈的技巧和注意事项。

3. 了解常见工作岗位的工作内容和形式。

【实训场所与物品】

1. 实训场所　医院康复医学科或作业治疗实训室。

2. 实训物品　常用工作分析表及评定工具。

【实训内容】

1. 案例访谈。

2. 工作分析。

【实训步骤】

1. 教师讲解示教　实训室结合医院现场教学。演示案例访谈和工作分析的方法，规范操作。

2. 角色扮演　同学两人一组角色扮演，选定某工作岗位进行模拟分析练习，熟练操作技能，教师巡回指导。

3. 实习操作　在医院选择案例，学生以小组为单位，进行实习操作，教师进行指导。

4. 讨论、汇报　分组讨论，并汇报案例访谈和工作分析情况，师生点评。

5. 总结　教师总结。

【注意事项】

1. 见习案例需详细了解病史，并与患者进行沟通与解释，取得配合。

2. 学生课前预习，熟悉访谈内容和工作分析常用方法。

3. 做好实践记录并总结。

实训九　辅助技术

【实训目的】

1. 掌握自助具、助行器、轮椅的选配方法。

2. 熟悉各种自助具的使用、节省体能技术方法、轮椅处方的制定。

3. 了解市售的自助具、轮椅的种类和价格。

【实训场所与物品】

1. 实训场所　医院康复医学科或作业治疗实训室。

2. 实训物品　各类自助具、助行器和轮椅；卷尺或皮尺、测量记录表、适配检查表等；自助具和低温矫形器制作工具和材料；病例资料。

【实训内容】

1. 自助具的选配和使用。

2. 节省体能技术。

3. 助行器、轮椅的选配和使用。

4. 低温矫形器的制作。

【实训步骤】

1. 教师讲解示教　实训室结合医院现场教学。演示各种自助具、助行器、轮椅的选配和使用方法，节省体能技术的指导要点，演示一种低温矫形器的制作过程。

2. 同学角色扮演　进行模拟练习，掌握自助具、助行器、轮椅的使用方法，节省能技术的指导。

3. 操作　学生分组（4~5人一组），针对具体案例进行自助具、助行器或轮椅的选配，或设计和制作一种自助具，或制作一种低温矫形器。

4. 汇报　作品展示汇报，学生互评，教师点评。

5. 总结　教师总结。

【注意事项】

1. 见习案例需详细了解病史，并与患者进行沟通与解释，取得配合。

2. 学生课前预习，熟悉常用自助具、助行器、轮椅的种类及适用对象，熟悉常用低温矫形器的结构和制作流程，熟悉脑卒中、脊髓损伤、脑瘫等患者的主要功能障碍特点。

3. 操作前，要对学生进行工具使用培训，防止因工具使用不当受伤。

4. 做好实践记录并总结。

实训十 压力治疗

【实训目的】

1. 掌握压力衣、压力垫的制作流程。

2. 熟悉常见压力衣、压力垫的制作方法。

3. 了解压力衣、压力垫的使用和保养方法的指导。

【实训场所与物品】

1. 实训场所 医院康复医学科或作业治疗实训室。

2. 实训物品 缝纫机、加热炉、刀（裁纸刀、剪刀、剪线刀）、尺（直尺、软尺、蛇尺）、恒温水箱、热风枪、钳等；弹力绷带，自粘绷带，筒状绷带，硅酮弹力绷带，纱布等；压力布，拉链，魔术贴，线等；海绵，塑胶海绵，硅酮锗喱，胶水等；低温热塑板材，魔术贴，钢丝，螺丝等；纸、笔等。

【实训内容】

1. 绷带加压法。

2. 压力衣制作、使用和保养。

3. 压力垫制作和使用。

【实训步骤】

1. 教师讲解示教 实训室结合医院现场教学。演示各种绷带加压的方法，演示一种压力衣、压力垫的制作过程。

2. 操作 学生分组，每 2 名学生为一小组，按要求相互进行绷带加压操作练习，进行压力衣、压力垫的制作，并模拟进行使用及保养的方法指导。教师巡回查看，随时解答学生实训过程中遇到的各种问题。

3. 实习操作 在医院选择案例，学生以小组为单位，进行实习操作，教师进行指导。

4. 讨论、汇报 分组讨论，并进行作品展示汇报，师生点评。

5. 总结 教师总结。

【注意事项】

1. 见习案例需详细了解病史，并与患者进行沟通与解释，取得配合。

2. 学生课前预习，熟悉绷带加压种类、压力衣和压力垫制作原则和流程。

3. 操作前，要对学生进行工具使用培训，防止因工具使用不当受伤。

4. 做好实践记录并总结。

实训十一 社区与家庭环境改造

【实训目的】

1. 掌握社区及家庭环境评定和环境改造的方法。
2. 熟悉社区及家庭无障碍环境要求。
3. 了解社区及家庭环境改造策略。

【实训场所与物品】

1. 实训场所 社区、患者家中。

2. 实训物品 卷尺或皮尺、量角器等测绘用具、环境评定记录表、国际和国家无障碍设计标准、纸、笔、轮椅等。

【实训内容】

1. 家庭环境改造。
2. 社区环境改造。

【实训步骤】

1. 教师讲解示教 社区及见习案例患者家庭现场教学。演示社区和家庭环境评定和环境改造方案设计过程。

2. 分组练习 学生分组（4~5 人一组），针对具体案例进行社区及家庭环境的评估，设计环境改造方案，教师指导。

3. 汇报、点评 各组汇报环境评估情况，展示环境改造方案，师生点评。

4. 总结 教师总结。

【注意事项】

1. 见习案例需详细了解病史，并与患者进行沟通与解释，取得配合。

2. 学生课前预习，熟悉社区及家庭无障碍环境标准要求，环境评估的内容及环境改造的流程。

3. 做好实践记录并总结。

附　　录

附录一　活动分析记录表

1. 作业

患者作业范畴： 亚类

☐ADL

☐IADL

☐教育

☐工作

☐游戏

☐休闲

☐社会参与

2. 对象和属性要求

3. 空间需求

4. 社会需求

5. 顺序和时间

（1）

（2）

（3）

（4）

（5）

（6）

（7）

（8）

（9）

（10）

（11）

（12）

（13）

（14）

（15）

6. 身体功能需求

身体功能	需求程度			如何使用
	无	小	大	
特殊心理功能				
高级认知：判断、概念形成、元认知、执行功能、实践、认知灵活性、洞察力				
注意力：持续的注意力和专注；选择性的、分散的和转移的注意力				
记忆：短期记忆、工作记忆和长期记忆				
知觉：对听觉、触觉、视觉、嗅觉、味觉、前庭和本体感觉的辨别				
思维：控制和内容的思维，意识到现实，逻辑和连贯的思维				
顺序复杂的运动：调节运动产生的速度，响应，质量和时间				
情绪：情绪的调节和范围，情绪的适当性				
自我与时间的体验：情感的适宜性与范围、身体意象、自我概念				
一般心理功能				
意识：意识和警觉，清醒状态的清晰和连续性				
定位：对人和自我、地点、时间和他人的定位				
意识：意识和警觉，清醒状态的清晰和连续性				
气质与个性：外向、内向、随和、认真；情绪稳定；经验的开放性；自我表达；信心；动机；自我控制和冲动控制；食欲				
能量和动力：动力，冲动控制，食欲				
睡眠：生理过程				
感觉功能				
视觉：视觉质量、视力、视觉稳定性、视野				
听觉：声音的探测和辨别，对声音的位置和距离的感知				
前庭觉：位置，平衡，安全的运动对抗重力				
味觉：苦、甜、酸、咸的特性				
嗅觉：感知气味和气味				
本体感觉：对身体位置和空间的感知				
触觉：被触摸的感觉，触摸各种纹理				

续表

身体功能	需求程度			如何使用
	无	小	大	
痛觉：局部和全身疼痛感觉				
温度和压力：热觉，施加在皮肤上的力感				
神经肌肉骨骼和运动相关功能				
关节活动度：关节活动范围				
关节稳定性：关节的结构完整性				
肌肉功能				
肌力：肌肉力量				
肌张力：肌肉紧张的程度				
肌肉耐力：维持肌肉收缩				
运动功能				
运动反射：由伸展动作自动引起的肌肉的非随意反射				
无意识运动反应：姿势、身体调整和支持反应				
自主运动控制：眼－手－眼－足协调，双侧一体化，过中线，精细大运动控制，动眼神经控制				
步态模式：用于走路的动作				
心血管、血液、免疫和呼吸系统功能				
心血管系统：血压、心率和节律				
血液和免疫系统				
呼吸系统：呼吸的速度、节奏和深度				
心血管和呼吸系统的附加功能：身体耐力，耐力，有氧能力				
声音和讲话：消化、代谢和内分泌系统；生殖系统的功能				
语音和演讲：节奏和流畅，替代发声功能				
消化、代谢和内分泌系统				
泌尿生殖系统：泌尿、生殖和生殖功能				
皮肤及相关结构功能				
皮肤：保护和修复				
头发和指甲				

7. 运动肌肉分析

肌肉	参与程度		
	未使用	低	大
肩关节屈曲			
肩关节伸展			
肩关节外展			
肩关节内收			
肩关节内旋			
肩关节外旋			
肘屈曲			

肌肉	参与程度		
	未使用	低	大
肘伸展			
前臂旋前			
前臂旋后			
腕屈曲			
腕背伸			
拇指屈曲			
拇指内收			
指屈曲			
指伸展			
躯干前屈			
躯干伸展			
躯干旋转			
下肢			

8. 身体结构需求

分类	身体结构	是否必需（如是，请检查）
神经系统	额叶	
	颞叶	
	顶叶	
	枕叶	
	中脑、间脑	
	基底节、	
	小脑	
	脑干	
	颅神经	
	脊髓	
	脊神经	
	脑脊膜	
	交感神经系统	
	副交感神经系统	
眼、耳和相关结构	眼球：结膜、角膜、虹膜、视网膜、晶状体、玻璃体	
	眼周结构：泪腺、眼睑、眉、眼外肌	
	外耳结构	
	中耳结构：鼓膜、咽鼓管、听骨	
	内耳结构：耳蜗、前庭迷路、半规管、内耳道	
语音和言语结构	鼻结构：外鼻、鼻中隔、鼻窦	
	口腔结构：牙齿、牙龈、硬腭、软腭、舌、唇	
	咽结构：鼻咽和口咽	
	喉部结构：声带	

294

续表

分类	身体结构	是否必需（如是，请检查）
心血管系统	心：心房、心室	
	动脉	
	静脉	
	毛细血管	
免疫系统	淋巴管	
	淋巴结	
	胸腺	
	脾脏	
	骨髓	
呼吸系统	气管	
	肺：支气管树，肺泡	
	胸廓	
	呼吸肌：肋间肌，膈肌	
消化、代谢和内分泌系统	唾液腺	
	食管	
	胃	
	肠：小肠和大肠	
	胰腺	
	肝	
	胆及导管	
	内分泌腺：垂体、甲状腺、甲状旁腺、肾上腺	
泌尿生殖系统	泌尿系统：肾、输尿管、膀胱、尿道	
	盆底结构	
	生殖系统结构：卵巢、子宫、乳腺和乳头、阴道和外生殖器、睾丸、阴茎、前列腺	
与运动有关的结构	颅骨	
	面部骨骼	
	颈部区域的骨骼	
	头部和颈部的关节	
	肩部区域的骨骼	
	肩部区域的关节	
	肩部区域的肌肉	
	上臂的骨骼	
	肘关节	
	上臂肌肉	
	上臂韧带和筋膜	
	前臂骨骼	
	腕关节	
	前臂肌肉	

续表

分类	身体结构	是否必需（如是，请检查）
与运动有关的结构	前臂韧带和筋膜	
	手部骨骼	
	手和手指关节	
	手部肌肉	
	手部韧带和筋膜	
	骨盆区骨骼	
	骨盆区关节	
	骨盆区肌肉	
	骨盆区韧带和筋膜	
	大腿骨骼	
	髋关节	
	大腿肌肉	
	大腿韧带和筋膜	
	小腿骨骼	
	膝关节	
	小腿肌肉	
	小腿韧带和筋膜	
	踝足骨骼	
	踝、足和趾关节	
	踝足肌肉	
	踝足韧带和筋膜	
	颈椎脊柱	
	腰椎脊柱	
	骶椎脊柱	
	躯干肌肉	
	躯干韧带和筋膜	
表皮及相关结构	皮肤区域：头、颈、肩、上肢、盆腔、下肢、躯干、背部	
	皮肤腺体结构：汗液、皮脂腺	
	指甲结构：指甲、脚趾甲	
	毛发结构	

9. 表现技能需求

表现技能	需求程度				技能运用的例子
	无	低	中	高	
运动技能					
排列					
稳定					
姿势					
到达					

续表

表现技能	需求程度				技能运用的例子
	无	低	中	高	
弯曲					
抓握					
操作					
协调					
移动					
举起					
行走					
转运					
调整					
流畅					
耐力					
速度					
程序化技能					
节奏					
注意					
关注					
选择					
使用					
操纵					
询问					
启动					
连续					
顺序					
终止					
搜索/定位					
收集					
组织					
复原					
导航					
注意/反应					
调整					
适应					
获益					
社会交往技能					
方法/启动					
结论/脱离					
产生演讲					
姿势示意					

续表

表现技能	需求程度				技能运用的例子
	无	低	中	高	
流畅说话					
转向					
看					
放置自我					
触					
控制/管理					
提问					
回应					
提示					
表达情感					
不同意					
感谢					
转换					
时间反应					
时间持续					
轮流					
匹配语言					
阐明/澄清					
认可和鼓励					
移情					
关注					
适应					
获益					

附录二　作业分析表

根据对您有意义的作业完成以下作业分析。

1. 作业

患者作业范畴：　　　　　　　　　　　　　　亚类

□ ADL

□ IADL

□ 教育

□ 工作

□ 游戏

□ 休闲

□ 社会参与

2. **与参与有关的价值观、信仰和心灵**

3. **背景和环境：说明每个方面因素如何支持或限制参与该作业**

背景	支持	限制
文化		
个人		
世俗		
价值观		
物理		
社会		

4. **表现模式：这个作业的部分有以下哪些要素？（勾选所有适用项）**

模式	描述
使用习惯	
支配性习惯	
常规	
仪式	
角色	

5. **对象和属性要求**

6. **社会需求**

7. **顺序和时间**

（1）

（2）

（3）

（4）

（5）

（6）

（7）

（8）

（9）

（10）

（11）

（12）

（13）

（14）

（15）

8. 运动肌肉分析

肌肉	参与程度		
	未使用	低	大
肩关节屈曲			
肩关节伸展			
肩关节外展			
肩关节内收			
肩关节内旋			
肩关节外旋			
肘屈曲			
肘伸展			
前臂旋前			
前臂旋后			
腕屈曲			
腕背伸			
拇指屈曲			
拇指内收			
指屈曲			
指伸展			
躯干前屈			
躯干伸展			
躯干旋转			
下肢			

9. 身体功能需求

身体功能	需求程度			如何使用
	无	小	大	
特殊心理功能				
高级认知：判断、概念形成、元认知、执行功能、实践、认知灵活性、洞察力				
注意力：持续的注意力和专注；选择性的、分散的和转移的注意力				
记忆：短期记忆、工作记忆和长期记忆				
知觉：对听觉、触觉、视觉、嗅觉、味觉、前庭和本体感觉的辨别				
思维：控制和内容的思维，意识到现实，逻辑和连贯的思维				
顺序复杂的运动：调节运动产生的速度，响应，质量和时间				
情绪：情绪的调节和范围，情绪的适当性				
自我与时间的体验：情感的适宜性与范围、身体意象、自我概念				
一般心理功能				
意识：意识和警觉，清醒状态的清晰和连续性				
定位：对人和自我、地点、时间和他人的定位				
意识：意识和警觉，清醒状态的清晰和连续性				
气质与个性：外向、内向、随和、认真；情绪稳定；经验的开放性；自我表达；信心；动机；自我控制和冲动控制；食欲				
能量和动力：动力，冲动控制，食欲				
睡眠：生理过程				
感觉功能				
视觉：视觉质量、视力、视觉稳定性、视野				
听觉：声音的探测和辨别，对声音的位置和距离的感知				
前庭觉：位置，平衡，安全的运动对抗重力				
味觉：苦、甜、酸、咸的特性				
嗅觉：感知气味和气味				
本体感觉：对身体位置和空间的感知				
触觉：被触摸的感觉，触摸各种纹理				
痛觉：局部和全身疼痛感觉				
温度和压力：热觉，施加在皮肤上的力感				
神经肌肉骨骼和运动相关功能				
关节活动度：关节活动范围				
关节稳定性：关节的结构完整性				
肌肉功能				
肌力：肌肉力量				
肌张力：肌肉紧张的程度				
肌肉耐力：维持肌肉收缩				
运动功能				
运动反射：由伸展动作自动引起的肌肉的非随意反射				

身体功能	需求程度			如何使用
	无	小	大	
无意识运动反应：姿势、身体调整和支持反应				
自主运动控制：眼–手–眼–足协调，双侧一体化，过中线，精细大运动控制，动眼神经控制				
步态模式：用于走路的动作				
心血管、血液、免疫和呼吸系统功能				
心血管系统：血压、心率和节律				
血液和免疫系统				
呼吸系统：呼吸的速度、节奏和深度				
心血管和呼吸系统的附加功能：身体耐力，有氧能力				
声音和讲话；消化、代谢和内分泌系统；生殖系统的功能				
语音和演讲：节奏和流畅，替代发声功能				
消化、代谢和内分泌系统				
泌尿生殖系统：泌尿、生殖和生殖功能				
皮肤及相关结构功能				
皮肤：保护和修复				
头发和指甲				

10. 身体结构需求

分类	身体结构	是否必需（如是，请检查）
神经系统	额叶	
	颞叶	
	顶叶	
	枕叶	
	中脑、间脑	
	基底节、小脑	
	脑干	
	脑神经	
	脊髓	
	脊神经	
	脑脊膜	
	交感神经系统	
	副交感神经系统	
眼、耳和相关结构	眼球：结膜、角膜、虹膜、视网膜、晶状体、玻璃体	
	眼周结构：泪腺、眼睑、眉、眼外肌	
	外耳结构	
	中耳结构：鼓膜、咽鼓管、听骨	
	内耳结构：耳蜗、前庭迷路、半规管、内耳道	

分类	身体结构	是否必需（如是，请检查）
语音和言语结构	鼻结构：外鼻、鼻中隔、鼻窝	
	口腔结构：牙齿、牙龈、硬腭、软腭、舌、唇	
	咽结构：鼻咽和口咽	
	喉部结构：声带	
心血管系统	心:心房、心室	
	动脉	
	静脉	
	毛细血管	
免疫系统	淋巴管	
	淋巴结	
	胸腺	
	脾脏	
	骨髓	
呼吸系统	气管	
	肺:支气管树,肺泡	
	胸廓	
	呼吸肌:肋间肌,膈肌	
消化、代谢和内分泌系统	唾液腺	
	食管	
	胃	
	肠:小肠和大肠	
	胰腺	
	肝	
	胆及导管	
	内分泌腺:垂体、甲状腺、甲状旁腺、肾上腺	
泌尿生殖系统	泌尿系统:肾、输尿管、膀胱、尿道	
	盆底结构	
	生殖系统结构:卵巢、子宫、乳腺和乳头、阴道和外生殖器、睾丸、阴茎、前列腺	
与运动有关的结构	颅骨	
	面部骨骼	
	颈部区域的骨骼	
	头部和颈部的关节	
	肩部区域的骨骼	
	肩部区域的关节	
	肩部区域的肌肉	
	上臂的骨骼	
	肘关节	
	上臂肌肉	
	上臂韧带和筋膜	

分类	身体结构	是否必需（如是，请检查）
与运动有关的结构	前臂骨骼	
	腕关节	
	前臂肌肉	
	前臂韧带和筋膜	
	手部骨骼	
	手和手指关节	
	手部肌肉	
	手部韧带和筋膜	
	骨盆区骨骼	
	骨盆区关节	
	骨盆区肌肉	
	骨盆区韧带和筋膜	
	大腿骨骼	
	髋关节	
	大腿肌肉	
	大腿韧带和筋膜	
	小腿骨骼	
	膝关节	
	小腿肌肉	
与运动有关的结构	小腿韧带和筋膜	
	踝足骨骼	
	踝、足和趾关节	
	踝足肌肉	
	踝足韧带和筋膜	
	颈椎脊柱	
	腰椎脊柱	
	骶椎脊柱	
	躯干肌肉	
	躯干韧带和筋膜	
表皮及相关结构	皮肤区域：头、颈、肩、上肢、盆腔、下肢、躯干、背部	
	皮肤腺体结构：汗液、皮脂腺	
	指甲结构：指甲、脚趾甲	
	毛发结构	

11. 表现技能需求

表现技能	需求程度				技能运用的例子
	无	低	中	高	
运动技能					
排列					

续表

表现技能	需求程度				技能运用的例子
	无	低	中	高	
稳定					
姿势					
到达					
弯曲					
抓握					
操作					
协调					
移动					
举起					
行走					
转运					
调整					
流畅					
耐力					
速度					
程序化技能					
节奏					
注意					
关注					
选择					
使用					
操纵					
询问					
启动					
连续					
顺序					
终止					
搜索/定位					
收集					
组织					
复原					
导航					
注意/反应					
调整					
适应					
获益					
社会交往技能					
方法/启动					
结论/脱离					

续表

表现技能	需求程度				技能运用的例子
	无	低	中	高	
产生演讲					
姿势示意					
流畅说话					
转向					
看					
放置自我					
触					
控制/管理					
提问					
回应					
提示					
表达情感					
不同意					
感谢					
转换					
时间反应					
时间持续					
轮流					
匹配语言					
阐明/澄清					
认可和鼓励					
移情					
关注					
适应					
获益					

参考答案

第一章

一、单项选择题

1. D 2. C 3. B 4. A 5. C 6. A 7. D 8. B 9. D 10. A 11. D 12. D 13. A
14. C 15. E

第二章

一、单项选择题

1. D 2. C 3. D 4. D 5. D 6. E 7. B 8. D 9. A 10. C 11. D 12. B 13. B
14. D 15. A

第三章

一、单项选择题

1. C 2. C 3. E 4. D 5. B 6. D 7. E 8. C 9. D 10. E 11. C 12. A 13. D
14. C 15. D

第四章

1. B 2. A 3. C 4. D 5. A 6. E 7. C 8. E 9. A 10. E 11. B 12. E 13. E
14. A 15. B

第五章

一、单项选择题

1. B 2. D 3. D 4. E 5. B 6. B 7. A 8. C 9. C 10. B 11. C 12. E 13. A
14. E 15. C

第六章

一、单项选择题

1. A 2. C 3. C 4. E 5. E 6. C 7. A 8. E 9. E 10. C

第七章

一、单项选择题

1. A 2. C 3. A 4. B 5. A 6. D 7. C 8. D 9. B 10. C

第八章

一、单项选择题

1. E 2. A 3. A 4. E 5. B 6. A 7. E 8. C 9. B 10. D

第九章

1. B 2. D 3. E 4. E 5. C 6. B 7. D 8. B 9. D 10. A 11. A 12. E 13. E
14. D 15. C

第十章

一、单项选择题

1. C 2. B 3. E 4. B 5. A 6. D 7. A 8. C 9. C 10. D

第十一章

一、单项选择题

1. D 2. B 3. D 4. D 5. A 6. C 7. C 8. C 9. D 10. B 11. B 12. C 13. E
14. D 15. E

二、思考题

1. 通过持续加压使局部毛细血管受压，数量减少，内皮细胞破碎，从而造成瘢痕组织局部的缺血、缺氧，而缺血、缺氧又可抑制胶原纤维的产生、加速胶原纤维的降解，使胶原纤维结构重组而平行排列，从而抑制瘢痕增生和促进瘢痕成熟。

2. 压力衣的制作及应用过程一般包括测量、计算、画图、裁剪、缝制、试穿与调整以及随访等步骤

第十二章

1. C 2. A 3. D 4. B 5. A 6. B 7. D 8. C 9. D 10. C 11. C 12. B 13. C
14. D 15. C 16. E 17. A 18. D 19. E

参考文献

［1］ The American Occupational Therapy Association. Occupational Therapy Practice Framework：Domain & Process，3rd Edition ［J］. *American Journal of Occupational Therapy*，2014，62（6）：625-683.

［2］ Schell B A，Gillen G，Scaffa M，et al. Willard and Spackman's Occupational Therapy ［M］. *Lippincott Williams & Wilkins*，2013.

［3］ 胡军. 作业治疗学 ［M］. 北京：中国中医药出版社，2017.

［4］ 窦祖林. 作业治疗学 ［M］. 北京：人民卫生出版社，2013.

［5］ 李奎成. 作业疗法 ［M］. 广州：广东科技出版社，2009.

［6］ 薛漪平. 生理疾病职能治疗学 I 评估理论与技巧 ［M］. 台北：禾枫书局，2016.

［7］ 励建安. DeLisa 物理医学与康复医学理论与实践 ［M］. 北京：人民卫生出版社，2013.

［8］ 陈小梅. 临床作业疗法学 ［M］. 2 版. 北京：华夏出版社，2013.

［9］ 何成奇. 康复技能培训丛书：作业治疗技能操作手册 ［M］. 北京：人民卫生出版社，2017.

［10］ 中国卫生部. 中国康复医学会. 常用康复治疗技术操作规范（2012 年版）. 北京：中国妇女出版社，2012.

［11］ 胡大海，易南，朱雄翔. 实用烧伤康复治疗学 ［M］. 北京：人民卫生出版社，2015.

［12］ 吴宗耀. 烧伤康复学 ［M］. 北京：人民卫生出版社，2015.

［13］ 吴军，唐丹，李曾慧平. 烧伤康复治疗学 ［M］. 北京：人民卫生出版社，2015.

［14］ 中国住房和城乡建设部，国家质量监督检验检疫总局. 无障碍设计规范（GB 50763—2012）. 北京：中国建筑工业出版社，2012.